Emergency ECG
fast reading

急诊心电图
快速阅读

主　编　蔚百彦　寇峰军

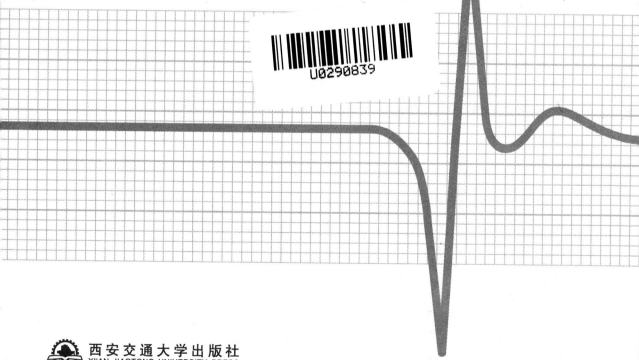

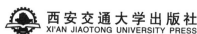

西安交通大学出版社
XI'AN JIAOTONG UNIVERSITY PRESS

内容简介

　　《急诊心电图快速阅读》是蔚百彦和寇峰军共同编著的急诊和急救心电学的专著。该书主要针对急诊科和院前急救医生,以工作实践的需要为支点,为急诊医生撰写的,内容均来自急诊科和院前急救患者及其他急救机构诊治患者的医生,与急诊和院前急救密切相关。全书分四篇三十三章。内容涉及正常心电图、异常心电图、各种疾病心电图。本书内容丰富,图文并茂,文字简略,通俗易懂,可供急诊医师和临床医护人员学习参考。亦可作为医学院校学生的参考书籍。

图书在版编目(CIP)数据

急诊心电图快速阅读/蔚百彦,寇峰军主编.—西安:
西安交通大学出版社,2012.7
ISBN 978-7-5605-3926-3

Ⅰ.①急… Ⅱ.①蔚… ②寇… Ⅲ.①急诊-心电图
Ⅳ.①R540.4

中国版本图书馆 CIP 数据核字(2011)第 073225 号

书　　名	急诊心电图快速阅读
主　　编	蔚百彦　寇峰军
责任编辑	赵文娟
出版发行	西安交通大学出版社
	(西安市兴庆南路 10 号　邮政编码 710049)
网　　址	http://www.xjtupress.com
电　　话	(029)82668357　82667874(发行中心)
	(029)82668315　82669096(总编办)
传　　真	(029)82668280
印　　刷	陕西奇彩印务有限责任公司
开　　本	787mm×1092mm　1/16　印张 18　字数 398 千字
版次印次	2012 年 7 月第 1 版　2012 年 7 月第 1 次印刷
书　　号	ISBN 978-7-5605-3926-3/R·167
定　　价	38.00 元

前　言

　　心电图是院前急救，急诊科及急救监护时最常用的诊断检查工具，能够对常见的绝大多数疾病提供最有价值的诊断信息。但对心电图检查的临床意义，并非所有的临床医师都能全面了解，更谈不上应该如何根据检查结果做一些相应的处理。有些急诊医师见到异常心电图，病情又危急，不做任何处理，急忙转往医院或收入住院，患者在途中发生室性心动过速、心室颤动或心脏骤停，由此引起的医疗纠纷，也屡见不鲜。为了帮助院前和急诊科大夫以及基层医疗单位医务人员提高对异常心电图的识别和处理能力，编者查阅了国内外近代心电学和临床心血管疾病学的相关资料与文献，并结合自身从事急诊急救工作编著了《急诊心电图快速阅读》一书。该书共分四篇三十三章，插图200余幅，内容包括正常心电图、各种异常心电图、心血管疾病常见临床症状和体征的心电图表现、常见心血管疾病的心电图表现、心血管常用药物和电解质对心电图的影响等。

　　该书深入浅出，通俗易懂，可供急诊、急救和临床医护人员学习参考。亦可作为医学院校学生的参考书籍。由于水平所限错误在所难免，望同行们批评指正。

目　录

第一篇　正常心电图

第一章　十二导联心电图:导联及心电轴 ……………………………………… (1)

　　一、心电图导联 ……………………………………………………………… (1)

　　二、电路连接方式 …………………………………………………………… (2)

　　三、导联轴 …………………………………………………………………… (3)

　　四、常规导联的划分 ………………………………………………………… (5)

　　五、常用附加导联附加 ……………………………………………………… (5)

第二章　正常心电图 ……………………………………………………………… (6)

　　一、心电图的命名及生理意义 ……………………………………………… (6)

　　二、心电图正常值 …………………………………………………………… (7)

　　三、心电图测量 ……………………………………………………………… (10)

　　四、平均心电轴 ……………………………………………………………… (12)

第三章　心电图波形正常变异 …………………………………………………… (15)

　　一、早期复极综合征 ………………………………………………………… (15)

　　二、运动员心脏综合征 ……………………………………………………… (16)

　　三、持续性幼年(稚)型 T 波 ……………………………………………… (17)

　　四、心血管神经症 …………………………………………………………… (17)

　　五、过度换气性 T 波改变 ………………………………………………… (19)

　　六、$S_1S_2S_3$ 综合征 ……………………………………………………………… (19)

　　七、$Tv_1 > Tv_2$ 综合征 …………………………………………………………… (20)

　　八、胸导联高电压 …………………………………………………………… (21)

　　九、胸导联 R 波递增不良和 R 波逆向递增 ……………………………… (22)

　　十、V_1 导联上 rSr′ ………………………………………………………… (22)

第四章　心电图分析方法和临床应用 …………………………………………… (24)

　　一、心电图分析方法和步骤 ………………………………………………… (24)

　　二、心电图的临床应用 ……………………………………………………… (25)

　　三、影响正常心电图波形的因素 …………………………………………… (26)

第五章　小儿心电图 ……………………………………………………………… (27)

　　一、小儿心电图检测的注意事项 …………………………………………… (27)

　　二、小儿正常心电图 ………………………………………………………… (27)

　　三、小儿异常心电图 ………………………………………………………… (32)

　　四、小儿心律失常 …………………………………………………………… (33)

第二篇　异常心电图

第六章　房室肥大 …………………………………………………………… (36)
　一、心房肥大 ……………………………………………………………… (36)
　二、心室肥大 ……………………………………………………………… (37)
第七章　窦性心律失常 ……………………………………………………… (43)
　一、窦性心律心电图表现 ………………………………………………… (43)
　二、窦性心动过速 ………………………………………………………… (44)
　三、窦性心动过缓 ………………………………………………………… (45)
　四、显著的窦性心动过缓 ………………………………………………… (46)
　五、窦性心律不齐(sinus arrhythmia) …………………………………… (47)
　六、窦房传导阻滞 ………………………………………………………… (49)
　七、窦性停搏 ……………………………………………………………… (51)
　八、病态窦房结综合征 …………………………………………………… (51)
第八章　期前收缩 …………………………………………………………… (56)
　一、概述 …………………………………………………………………… (56)
　二、房性期前收缩 ………………………………………………………… (56)
　三、交界性期前收缩 ……………………………………………………… (58)
　四、室性期前收缩 ………………………………………………………… (60)
　五、特殊类型室性期前收缩 ……………………………………………… (61)
第九章　逸搏与逸搏心律 …………………………………………………… (64)
　一、逸搏 …………………………………………………………………… (64)
　二、逸搏心律 ……………………………………………………………… (65)
　三、逸搏夺获性心律和反复搏动 ………………………………………… (67)
第十章　阵发性室上性心动过速 …………………………………………… (69)
　一、定义 …………………………………………………………………… (69)
　二、室上速的分类 ………………………………………………………… (69)
　三、房室结折返性心动过速 ……………………………………………… (69)
　四、房室折返性心动过速 ………………………………………………… (71)
　五、窦房折返性心动过速 ………………………………………………… (74)
　六、房内折返性心动过速 ………………………………………………… (75)
　七、自律性房性心动过速 ………………………………………………… (76)
　八、加速性交界性心动过速 ……………………………………………… (77)
　九、多源性房性心动过速 ………………………………………………… (78)
第十一章　心房扑动和心房颤动 …………………………………………… (80)
　一、心房扑动 ……………………………………………………………… (80)
　二、心房颤动 ……………………………………………………………… (86)
第十二章　心室扑动和心室颤动 …………………………………………… (92)
　一、心室扑动 ……………………………………………………………… (92)

二、心室颤动 ······ (92)

三、临床意义 ······ (93)

第十三章 室性心动过速 ······ (94)

一、定义 ······ (94)

二、分类 ······ (94)

三、发生机制 ······ (95)

四、心电图表现 ······ (95)

五、特发性室速 ······ (101)

第十四章 房室传导阻滞 ······ (108)

一、一度房室传导阻滞 ······ (108)

二、二度房室传导阻滞 ······ (110)

三、三度房室传导阻滞 ······ (114)

第十五章 室内阻滞 ······ (116)

一、右束支阻滞(right bundle branch block,RBBB) ······ (116)

二、左束支阻滞(left bundle branch block,LBBB) ······ (120)

三、左前分支阻滞(left anterior fascicular block,LAFB) ······ (123)

四、左后分支阻滞 ······ (125)

五、左间隔支阻滞 ······ (125)

六、室内多分支阻滞 ······ (126)

七、不定型室内阻滞 ······ (128)

第十六章 预激综合征 ······ (129)

一、定义 ······ (129)

二、分类 ······ (129)

三、典型预激综合征 ······ (129)

四、其他心室预激综合征 ······ (133)

第十七章 起搏心电图 ······ (136)

一、起搏系统 ······ (136)

二、起搏器的类型和功能 ······ (137)

三、起搏的部位 ······ (139)

四、起搏器的功能与心电图 ······ (139)

五、单腔起搏器及起搏心电图 ······ (141)

六、双腔起搏器及其心电图 ······ (145)

七、起搏器所致心律失常 ······ (150)

第三篇 常见疾病的心电图表现

第十八章 心肌缺血心电图 ······ (153)

一、心肌缺血心电图改变机制 ······ (153)

二、心肌缺血心电图改变 ······ (154)

三、心绞痛 ······ (162)

第十九章 心肌梗死心电图 ·· (165)

一、急性心肌梗死心电图表现 ·· (165)

二、急性心肌梗死的分类 ··· (168)

三、ST 段抬高型急性心肌梗死 ··· (168)

四、非 ST 段抬高急性心肌梗死 ·· (181)

五、特殊类型心肌梗死 ·· (182)

六、心肌梗死合并症 ··· (185)

七、鉴别诊断 ··· (192)

第二十章 心肌炎和心肌病 ··· (195)

一、心肌炎 ··· (195)

二、心肌病 ··· (196)

三、致心律失常性右室发育不良 ·· (201)

第二十一章 心包炎 ··· (202)

一、急性心包炎 ··· (202)

二、慢性缩窄性心包炎 ·· (204)

第二十二章 慢性心脏瓣膜疾病 ·· (206)

一、二尖瓣疾病 ··· (206)

二、主动脉瓣疾病 ·· (208)

第二十三章 慢性肺源性心脏病 ·· (210)

一、心电图表现 ··· (210)

二、心电图诊断标准 ··· (211)

三、临床意义 ··· (212)

四、鉴别诊断 ··· (212)

第二十四章 先天性心脏病 ··· (214)

一、右位心 ··· (214)

二、房间隔缺损 ··· (216)

三、室间隔缺损 ··· (216)

四、法洛四联症 ··· (217)

五、动脉导管未闭 ·· (218)

六、肺动脉瓣狭窄 ·· (219)

七、主动脉瓣狭窄 ·· (220)

第二十五章 长 Q-T 间期综合征 ··· (222)

一、临床特点 ··· (222)

二、心电图表现 ··· (222)

三、诊断标准 ··· (223)

第二十六章 Brugada 综合征 ·· (225)

一、临床表现 ··· (225)

二、心电图表现 ··· (225)

三、特征性心电图的发生机制 ··· (226)

4

四、鉴别诊断 …………………………………………………………………… (226)

第二十七章　其他疾病…………………………………………………………… (228)

一、脑出血 ………………………………………………………………………… (228)

二、胆心综合征 …………………………………………………………………… (229)

三、尿毒症 ………………………………………………………………………… (230)

四、甲状腺功能亢进症 …………………………………………………………… (231)

五、甲状腺功能减退症 …………………………………………………………… (232)

六、原发性甲状旁腺机能亢进 …………………………………………………… (232)

七、甲状旁腺机能减退症 ………………………………………………………… (233)

八、流行性出血热 ………………………………………………………………… (234)

九、流行性脑脊髓膜炎 …………………………………………………………… (234)

十、胸部挫伤 ……………………………………………………………………… (235)

十一、气胸 ………………………………………………………………………… (235)

十二、大量胸腔积液 ……………………………………………………………… (235)

十三、肺栓塞 ……………………………………………………………………… (236)

十四、肺动脉高压 ………………………………………………………………… (236)

十五、类风湿性关节炎 …………………………………………………………… (237)

十六、系统性红斑狼疮 …………………………………………………………… (237)

十七、急性风湿热 ………………………………………………………………… (238)

十八、糖尿病 ……………………………………………………………………… (238)

第二十八章　药物和电解质对心电图的影响…………………………………… (240)

一、洋地黄制剂 …………………………………………………………………… (240)

二、奎尼丁 ………………………………………………………………………… (243)

三、普鲁卡因酰胺 ………………………………………………………………… (243)

四、苯妥英钠 ……………………………………………………………………… (243)

五、普罗帕酮 ……………………………………………………………………… (243)

六、β-受体阻滞剂 ………………………………………………………………… (244)

七、乙胺碘呋酮 …………………………………………………………………… (244)

八、钙离子通道拮抗剂-维拉帕米 ……………………………………………… (244)

九、其他作用于心脏的药物 ……………………………………………………… (245)

十、阿托品 ………………………………………………………………………… (246)

十一、抗精神病药物及锂制剂 …………………………………………………… (246)

十二、三环类抗抑郁药物（TCAs） ……………………………………………… (247)

十三、其他钠通道阻滞剂 ………………………………………………………… (248)

十四、可卡因和其他拟交感神经药 ……………………………………………… (248)

十五、阿霉素 ……………………………………………………………………… (248)

十六、有机磷杀虫药 ……………………………………………………………… (248)

十七、茶碱类 ……………………………………………………………………… (249)

十八、利尿剂 ……………………………………………………………………… (249)

十九、电解质紊乱 ··· （250）

第四篇　心电图技术

第二十九章　心电图其他相关导联 ··· （256）

一、S$_5$ 导联 ··· （256）

二、心房导联 ··· （256）

三、食管导联 ··· （256）

四、头胸导联 ··· （256）

五、FranK 正交导联 ·· （256）

六、VE 导联 ··· （257）

第三十章　动态心电图 ··· （258）

一、适应范围 ··· （258）

二、选择导联 ··· （258）

三、仪器的基本结构 ·· （259）

四、正常动态心电图 ·· （259）

五、分析注意事项 ·· （262）

第三十一章　心电图运动负荷试验 ··· （263）

一、运动负荷试验的生理和病理基础 ··· （263）

二、运动负荷量的确定 ··· （263）

三、心电图运动负荷试验方法 ··· （263）

四、心电图运动负荷试验适应证和禁忌症 ·· （265）

五、运动试验结果的判断 ··· （265）

六、运动试验终止的指证 ··· （266）

第三十二章　心电图药物负荷实验 ··· （267）

一、阿托品试验 ··· （267）

二、普萘洛尔试验 ·· （267）

三、异丙肾上腺素试验 ··· （268）

四、多巴酚丁胺试验 ·· （268）

五、心脏固有心率测定 ··· （268）

第三十三章　经食管心房调搏 ·· （270）

一、操作步骤 ··· （270）

一、适应证和禁忌证 ·· （271）

二、临床应用 ··· （271）

三、并发症 ·· （273）

附录一　正常 P-R 间期的最高限度表 ··· （274）

附录二　自 I,III 导联查心电轴表 ··· （274）

附录三　自 R-R 间期推算心率及 Q-T 时限表 ·· （275）

第一篇 正常心电图

第一章 十二导联心电图:导联及心电轴

一、心电图导联

在人体不同部位放置电极,并通过检查电极与心电图机电流计的正负极相连,这种记录心电图的电路连接方法称为心电图导联。按电极安放位置和连接方法的不同,可组成不同的导联。目前临床上应用的常规 12 导联系统,就是由 Einthoven 创立并被国际广泛通用的导联体系(Lead system)。心电图导联按其导线连接方式的不同可分为双极导联和单极导联。

1. 双极肢体导联即Ⅰ、Ⅱ、Ⅲ导联

(1)Ⅰ导联　左上肢电极连接于心电图机的正极,右上肢电极连于心电图机的负极,组成双极Ⅰ导联,反映了两个电极间的电位差。当左上肢电位高于右上肢时,描记出正向波,右上肢电位高于左上肢时,描记出负向波。

(2)Ⅱ导联　左下肢电极连接于心电图机的正极,右上肢电极连于心电图机的负极,组成双极Ⅱ导联。当左下肢电位高于右上肢时,描记出正向波;反之记录出负向波。

(3)Ⅲ导联　左下肢电极连接于心电图机的正极,左上肢电极连于心电图机的负极,组成双极Ⅲ导联,当左下肢电位高于左上肢时,描记出正向波;反之记录出负向波。

2. 加压单极肢体导联即 aVR 、aVL 、aVF 导联

(1)aVR 导联　正极置于右上肢,左上肢和左下肢导线相连构成负极。

(2)aVL 导联　正极置于左上肢,右上肢和左下肢导线相连构成负极。

(3)aVF 导联　正极置于坐下肢,左、右上肢导线相连构成负极。

3. 胸前导联——反映水平面情况

(1)V_1导联　探查电极置于胸骨右缘第 4 肋间。

(2)V_2导联　探查电极置于胸骨左缘第 4 肋间。

(3)V_3导联　探查电极置于 V_1 导联和 V_2 导联连线中点。

(4)V_4导联　探查电极置于左锁骨中线第 5 肋间。

(5)V_5导联　探查电极置于左腋前线与 V_4 处于同一水平。

(6)V_6导联　探查电极置于左腋中线与 V_4、V_5 处于同一水平。

二、电路连接方式

1. 双极肢体导联

双极肢体导联连接方式如图1-1所示。

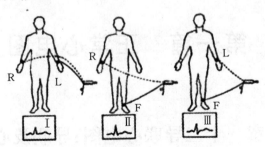

双极肢体导联连接方式示意图

图1-1　双极肢体导联连接方式示意图

2. 加压单极肢体导联

加压单极肢体导联连接方式如图1-2所示。

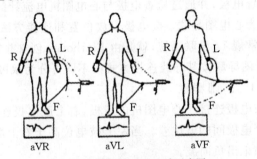

加压单极肢体导联连接方式示意图

图1-2　加压单极肢体导联连接方式示意图

3. 胸前导联

胸前导联连接方式如图1-3所示。

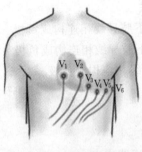

导联	位置
V₁	胸骨右缘4肋间隙
V₂	胸骨左缘4肋间隙
V₃	V₂与V₄的中点
V₄	左锁骨中线与5肋间隙交点
V₅	V₄水平与腋前线交点
V₆	V₄水平与腋中线交点

图1-3　胸前导联

三、导联轴

某一个标准导联正、负电极之间均可画出一假想的连线,称为导联的导联轴。

1. 双极肢体导联的导联轴

双极肢体导联的三个导联轴可连成一个等边三角形(艾氏三角)心脏位于三角形的中心。三角形的三个顶点 R、L、F 分别代表右上肢、左上肢、左下肢。R 与 L 连线代表Ⅰ导联,RL 中点的 R 侧为负,L 侧为正。同理 RF 是Ⅱ导联对导联轴,LF 是Ⅲ导联的导联轴(图1-4)。这三个导联间的关系是:Ⅱ＝Ⅰ＋Ⅲ,即在任何同一瞬间,导联的电压为Ⅰ导联及Ⅲ导联电压的代数和(艾氏定律)。

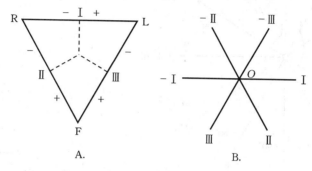

图1-4　双极肢体导联的导联轴

A.由导联轴构成的等边三角形;B.三个导联轴平行移至 O 点时,每个相邻的导联轴以 60°角分开

2. 加压单极肢体导联的导联轴

根据加压单极肢体导联正、负极的连接方法可知,等边三角形的三条角平分线即为三个加压单极肢体导联的导联轴。等边三角形的中心 O 为零电位点(中心电端),以此将每个导联轴分为正、负两段(图1-5),它们之间的关系 aVR＋aVL＋aVF＝0。因为等边三角形的三条角平分线是相隔 120°均匀分开的,每个导联轴的长度又相等,这相当于三个力量相同的人分别站在相隔 120°的等距离之处同时发力,其合力为 0。

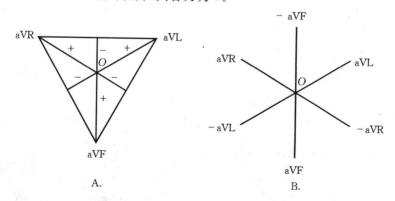

图1-5　加压单极肢体导联的导联轴

A.等边三角形内是三个加压单极肢体导联的导联轴;B.去掉等边三角形后显出三个加压单极肢体导联的导联轴,每个相邻的导联轴以 60°角分开

　　双极肢体导联与加压单极肢体导联的导联轴都位于同一平面（额面），有上下及左右，没有前后。将三个双极肢体导联的导联轴与加压单极肢体导联的导联轴叠加后，得到一个辐射状的几何图形，每个相邻的导联轴以30°角分开，即为额面六轴系统，也为肢体导联的六轴系统（图1-6）。六轴系统用于测定额面心电轴及帮助判断肢体导联心电图的波形。在额面六轴系统中3对导联轴是互相垂直的（图1-7）。如果心电波形在某个导联是最大的，那么与其垂直的导联则是最小的。

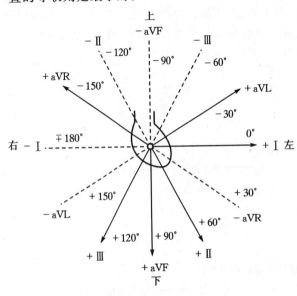

图1-6　额面六轴系统

导联轴正侧以实线表示，负侧以虚线表示，以＋Ⅰ导联为标准，顺时针至－Ⅰ为＋180°，逆时针至－Ⅰ为－180°

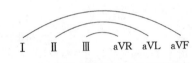

图1-7　曲线连接的是互相垂直的导联

3. 胸导联的导联轴

　　胸导联反映的是水平面（横面）的电位变化，有前后及左右，没有上下，由常规六个胸导联的导联轴构成，即水平面六轴系统，也称为胸导联的六轴系统（图1-8，图1-9）。

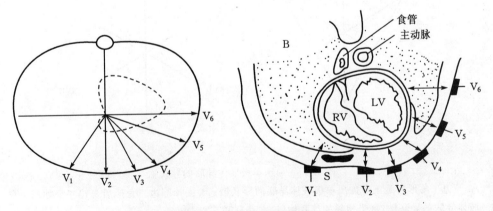

图1-8　胸导联的导联轴

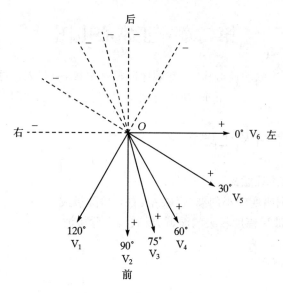

图 1 - 9　水平面六轴系统

四、常规导联的划分

从额面及水平面导联轴的位置将常规导联分为：
(1)右胸导联，III、aVR、V_1、V_2 导联；
(2)左心导联，I、aVL、V_4、V_5、V_6 导联；
(3)下壁导联，II、III、aVF 导联；
(4)过度导联，V_3 导联。

五、常用附加导联附加

1. 附加 $V_3R \sim V_5R$ 导联

将探查电极置于右侧胸壁，相当于 $V_3 \sim V_5$ 导联相对应的部位，无干电极接于中心电端，称为右胸导联。用于右心室肥大或右心室扩张、右心室梗死、右位心、心脏移位等。

2. 附加 V_7、V_8、V_9 导联

将探查电极分别后移至左腋后线、左肩胛线及后正中线，与 V_6 导联在同一水平位，也称为后壁导联。对疑有左心室肥大、心肌梗死或心脏移位等情况，一般导联又不能肯定时，加做这些导联来明确诊断。

3. 上下肋间胸导联

$V'_1 \sim V'_6$ 导联，探查电极分别置于 $V_1 \sim V_6$ 上 1 肋间。$V''_1 \sim V''_6$ 导联，探查电极分别置于 $V_1 \sim V_6$ 上 2 肋间。$V'_1 \sim V'_6$ 导联，探查电极分别置于 $V_1 \sim V_6$ 下 1 肋间。$V''_1 \sim V''_6$ 导联，探查电极分别置于 $V_1 \sim V_6$ 下 2 肋间。

有时需在相邻的两个电极之间加做一个导联如在 $V_3 \sim V_4$ 导联位置之间加做一个导联用 $V_{3\sim4}$ 表示。胸前特殊导联用于心肌梗死、身躯高大、胸廓宽阔的检查者。

第二章　正常心电图

由窦房结发出的一次激动使心房、心室顺序除极和复极，引起人体体表产生一系列电位变化，用心电图机将它们放大、记录下来，便可得到一组相应的波、段和间期。

一、心电图的命名及生理意义

1. 各波群的命名及生理意义
（1）P 波　最早出现幅度较小的波，反映左、右心房除极波。
（2）QRS 波群　P 波后幅度较大的波群，反映心室除极波。
R 波：首先出现的正向波；
Q 波：R 波前的负向波；
S 波：R 波后的负向波；
R′波：S 波后出现的正向波。
若各波振幅＜0.5mV 时可用英文小写字母 q、r、s、r′、s′表示，若振幅＞0.5mV 时可用英文大写字母 Q、R、S、R′、S′表示。
QRS 波群在不同的导联可出现不同形态。常见的 QRS 波群形态及命名如下（图 2－1）。

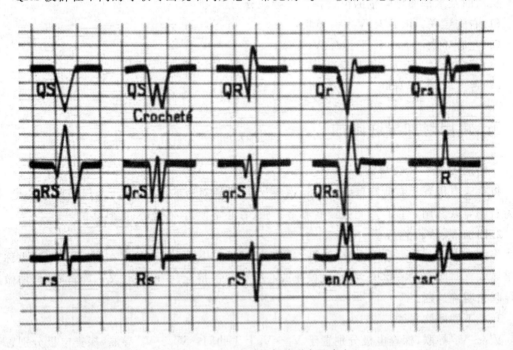

图 2－1　QRS 波群的各种形态及命名

（3）J 点　QRS 波群的终末与 ST 段起始的交接点，代表着心室除极结束及复极开始。
（4）T 波　QRS 波后的波，反映心室快速复极波。
（5）U 波　T 波后的波，反映心室的后继电位，是浦氏纤维复极波。

2. 间期的命名及生理意义

(1)P-R 间期　P 波的起点至 QRS 波群起点的时间,代表心房开始除极至心室开始除极时间。儿童及心动过速时可相应缩短,老年人及心动过缓时可相应延长。(见附录 1)

(2)室壁激动时间(ventricular activation time,VAT)　又称 R 峰时间,是从 QRS 波起点到 R 波顶点垂线的距离。当 R 波出现切迹或 R′波时,以最后的 R 峰为准,其代表激动从心内膜到心外膜下的时间。

(3)S-T 段　QRS 波群终点至 T 波起点间的线段,代表心室的缓慢复极过程。

(4)Q-T 间期　从 QRS 波群起点至 T 波的终点的时间,代表心室除极直至心室复极完毕所需要的时间。

二、心电图正常值

1. P 波

(1)形态　P 波的形态在大部分导联上呈钝圆形,有时可有切迹(图 2-2)。

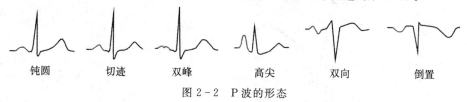

钝圆　　　切迹　　　双峰　　　高尖　　　双向　　　倒置

图 2-2　P 波的形态

(2)方向　Ⅰ、Ⅱ、aVF、$V_4 \sim V_6$ 直立,aVR 倒置,Ⅲ、aVL 直立、平坦、双向、倒置,V_1、V_2 直立、双向、倒置或低平。

(3)时间　正常人 P 波时间<0.12s,一般在 0.06~0.10s 之间。

(4)振幅　肢体导联<0.25mV,胸导联<0.20mV。

Ptf-V_1 即 V_1 导联 P 波的终末电势(P-wave terminal force,Ptf)。当 V_1 导联呈正负双向时,计算方法为其负向部分的电压(mm)和时间(s)的乘积(图 2-3)。正常值>-0.03mm·s,如果 Ptf-$V_1 \leqslant -0.04$ mm·s,见于左房扩大或左房负荷增加。

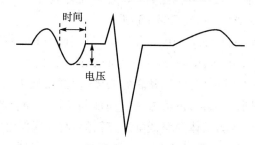

时间

电压

图 2-3　V_1 导联 P 波终末电势的时间与电压测量

2. P-R 间期

心率在正常范围时,P-R 间期为 0.12~0.20s。在幼儿及心动过速情况下,P-R 间期相应缩短。在老年人及心动过缓的情况下,P-R 间期可延长,但一般<0.22s。

3. QRS 波群

(1)时间　正常成年人 QRS 时间<0.12s,多数在 0.06~0.10s。

(2)R 峰时间　R 峰时间又称室壁激动时间(VAT),是从 QRS 波群起点到 R 波顶点垂线的距离(图 2-4)。当 R 波出现切迹或 R′波时,以最后的 R 波峰为准,代表激动从心内膜到心外膜下的时间。正常成人 R 峰时间在 V_1、V_2 导联<0.01~0.03 s,V_5、V_6 导联<0.05 s。

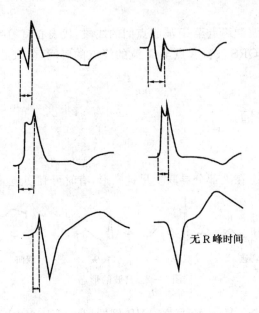

无 R 峰时间

图 2-4　各种波形的 R 峰时间测量方法

(3)QRS 波群形态和振幅

在胸导联,正常人 V_1、V_2 导联呈 rS 型,V_5、V_6 导联呈 qR、qRs、Rs 或 R 型,正常人胸导联 V_1~V_6 导联 R 波逐渐增高,S 波逐渐变小,V_1 的 R/S<1;V_5 的 R/S>1;V_3 或 V_4 导联,R 波 S 波振幅大体相等(图 2-5)。

在肢体导联,Ⅰ、Ⅱ、Ⅲ 导联主波向上;aVR 导联主波向下,可呈 QS、rS、rSr′ 或 Qr 型。aVL 与 aVF 导联呈 qR、Rs 或 R 型,也可呈 rS 型。

R_{V_1}<1.0mV;R_{V_5}<2.5mV;R_{aVR}<0.5mV;R_I<1.5mV;R_{aVL}<1.2mV;R_{aVF}<2.0mV;R_I+S_{III}<2.5mV,$R_{II}+R_{III}$<4.0mV;$R_{V_1}+S_{V_5}$<1.05mV,$R_{V_5}+S_{V_1}$<4.0mV(女性<3.5mV)。

六个肢体导联的 QRS 波群电压:肢体导联的 QRS 波群振幅正向波与负向波振幅的绝对值相加≥0.5mV;六个胸导联的 QRS 波群振幅正向波与负向波振幅的绝对值相加≥0.8mV。否则称之为 QRS 低电压,前者为肢体导联低电压,后者为胸导联低电压。

(4)Q 波　除 aVR 导联外,一般正常人的 Q 波振幅<同一导联 R 波的 1/4,时间<0.04s。V_1、V_2 导联不应出现 q 波,但可呈 QS 型。

4. J 点

J 点大多在等位线上,通常随 ST 段的偏移而发生移位。有时可因心室除极尚未完全结束,部分心肌已开始复极导致 J 点上移。还可由于心动过速等原因,使心室除极与心房复极并存,导致心房复极波(Ta 波)重叠于 QRS 波群的后段,从而发生 J 点下移,但 J 点抬高及压低

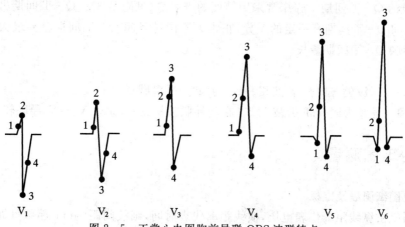

图 2-5　正常心电图胸前导联 QRS 波群特点

从 V_1 到 V_6,R 波逐渐增大,S 波逐渐减小,R/S 增大

均<0.1 mV。

5. ST 段

(1)正常时间<0.15 s;

(2)压低(下移)<0.05 mV(任何导联);

(3)抬高　$V_1 \sim V_2 < 0.3$ mV,$V_3 < 0.5$ mV,$V_4 \sim V_6 < 0.15$ mV。

6. T 波

(1)形态　正常情况下,T 波在 ST 段后出现,呈圆钝较大且占时较长,上升支较缓,下降支陡直,且两支不对称(图 2-6)。

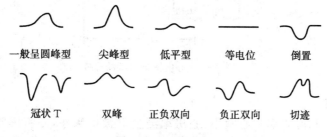

图 2-6　T 波形态

(2)方向　与同一导联 QRS 波群主波方向一致,在Ⅰ、Ⅱ、V_4-V_6向上,aVR 向下。$V_1 \sim V_3$导联可直立、双相、倒置。如果 V_1 导联 T 波直立,$V_2 \sim V_3$ 导联必须直立,若 V_1 导联倒置,$V_2 \sim V_3$ 导联可以倒置。

(3)振幅:不低于同一导联 R 波的 1/10,T 波在胸导联可高达 1.2~1.5 mV。V_1 导联 T 波应<$V_5 \sim V_6$导联 T 波。

7. Q-T 间期

时间　在正常窦性心律为 60~100 次/分时,正常值为 0.32~0.44s,Q-T 间期的时限随着心率的变化而变化。Q-T 间期的测量值必须要用心率校正,形成校正 Q-T_c 间期(Q-T_c)。通常采用 Bazett 公式计算:Q-$T_c = Q-T/\sqrt{R-R}$。Q-T_c 就是 R-R 间期为 1s(心率

60次/分)时的 Q-T 间期。临床常采用简便的查表法(见附录3)。Q-T 间期另一个特点是不同导联之间 Q-T 间期有一定的差异,正常人不同导联间 Q-T 间期差异最大可达 50ms,以 V_2、V_3 导联 Q-T 间期最长。

8.U 波

(1)形态　U 波的方向与 T 波相一致 ,通常呈平滑圆形。

(2)振幅　通常为同导联 T 波 1/2。在胸导联较易见到,尤以 V_3~V_4 导联较为明显。

三、心电图测量

1.心电图纸画线及定标

心电图纸由纵线距离代表电压,横线距离代表时间,细线间距 1mm,粗线间距 5mm,当走纸速度为 25mm/S 时,细线之间距代表 0.04s,粗线之间距离代表 0.2s。当标准电压 1mV＝10mm 时,两条细横线间(1mm)表示 0.1mV,粗横线间距代表 0.5mV(图 2-7)。

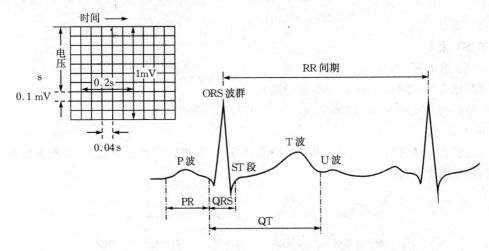

图 2-7　心电图记录纸的组成

2.心率的测量

心率的测量包括心房率和心室率,心房率测量 P 波的频率,心室率测量 QRS 波群的频率。大多数情况下心房率与心室率相等,两者只需计算一个。在心房率不等于心室率的心律失常中,两者需要分别计算。心率的测量法如下:

(1)规则的心率测量法

公式法:测量一个 R-R(或 P-P)间期的秒数,后被 60s 除可得出。计算公式:心率(次/分)＝60/R-R(P-P)间期。

心率尺法:计算 15cm 中有几个 QRS 波群数量,在乘以 10 便可得出。

查表法:以测出的平均 R-R(或 P-P)间期(单位用秒,再乘以 100),在"自 R-R 间期推算心率表"(见附录3)中查出相应的心率。

(2)不规则的心率　计算 6s 内 QRS 波群的数量,再乘以 10,即可得出心率数。

3.各波段时间和电压的测量(图 2-8、2-9)

(1)各波段时间的测量　测量各波时间应自波形起点的内缘到波形终点的内缘。

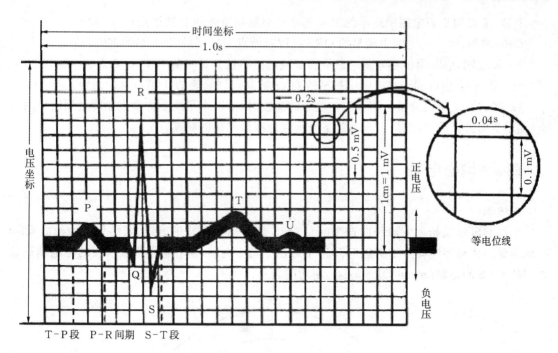

图 2-8 心电图各波段的测量

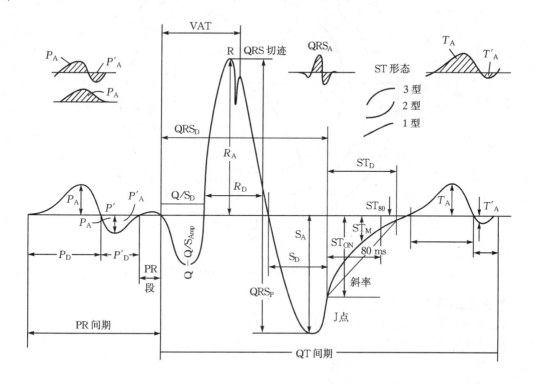

图 2-9 常规心电图振幅和时限的测量方法

A:面积；D:时限；AMP:振幅；P:峰-峰间距；ST$_{ON}$:ST 起点处振幅；ST$_M$:ST 中点处振幅；ST$_E$:ST 终末处振幅；ST$_{80}$:J 点后 80ms 处 ST 振幅；VAT:室壁激动时间；上部阴影部分为 P、QRS、T 波面积测定

P 波:应以同步心电图中最早的 P 波起始点测量到最晚的 P 波终点;

QRS 波群:同步心电图中最早的 QRS 波群起始点测量到最晚的 QRS 波终点;

P-R 间期:应以同步心电图中最早的 P 波起点测量到最早的 QRS 波起点;

Q-T 间期:应以同步心电图中最早的 QRS 波起点到最晚的 T 波终点的间距。

(2)各波段电压的测量　测量正向波形的高度时,应以水平线上缘垂直地测量到波形的顶点;测量负向波形的深度时,以水平线下缘垂直地测量到波的底端。

四、平均心电轴

1.概念

平均心电轴是指心室除极时产生的总 QRS 综合向量所指的方向,其结果即为额面 QRS 平均向量。还可用同样方法测定 P 环和 T 环的平均心电轴,但心电图学上所说的心电轴通常指平均 QRS 心电轴(mean QRS axis),用角度表示。

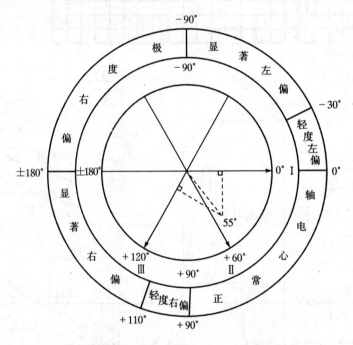

图 2-10　额面 QRS 波群电轴偏移的分类

2.正常值(图 2-10)

(1)正常　0~90°,正常少数人可有轻度左偏,但<-30°;

(2)大致正常　-30°~+90°;

(3)轻、中度右偏　+90°~+120°;

(4)显著右偏　+120°~+180°;

(5)极度右偏(无人区)　-90°~-180°;

(6)轻、中度左偏　0~-30°;

(7)显著左偏　-30°~-90°。

3. 心电轴测定方法

(1)查表法　分别测出Ⅰ导联和Ⅲ导联 QRS 波群电压差值(R 波电压减 Q 波及 S 波),查心电轴表(见附录2)。

(2)目测法　根据Ⅰ导联和Ⅲ导联 QRS 波群的主波方向,初步估计电轴的变化(见表2-1)。

表 2-1　平均心电轴的目测法

心电图形 ＼ 电轴		不偏	右偏	左偏
QRS 主波方向	Ⅰ	⋏	⋎	⋏
	Ⅲ	⋏	⋏	⋎

心电轴正常:Ⅰ与Ⅲ导联中的主波均向上;

心电轴右偏:Ⅰ导联的主波向下,在Ⅲ导联的主波向上;

心电轴左偏:Ⅰ导联的主波向上;在Ⅲ导联的主波向下;

心电轴极度右偏:Ⅰ与Ⅲ导联中的主波均向下。

(3)振幅法　临床上测量心电轴最常用的方法是测量Ⅰ导联和Ⅲ导联 QRS 波群的振幅的代数和,然后将二者数值分别在Ⅰ和Ⅲ导联上画出垂直线,求得两垂直线的交叉点。电偶中心零点与该交叉点相连即为心电轴,该轴与Ⅰ导联轴正侧的夹角即为心电轴的角度(图2-11)。

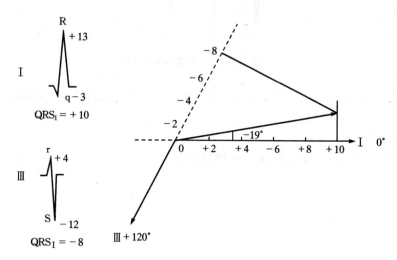

图 2-11　振幅法测定心电轴

Ⅰ导联 QRS 波群代数和为:R-9=0,Ⅲ导联 QRS 波群代数和为:r-s=-8

4. 临床意义

(1)心脏解剖位置　横位心电轴可左偏,<-30°,垂位心电轴可右偏,>+120°,婴幼儿右室比例大,电轴右偏。

(2)心电轴右偏　见于心脏右移、右室肥大、右束支阻滞、左后分支阻滞、左心室肌萎缩或梗死等。

（3）心电轴左偏　　见于心脏左移、左心室肥大、左束支阻滞、左前分支阻滞、右心室萎缩或梗死等。

5.心脏循长轴转位

自心尖朝心底部方向观察，设想心脏可循其本身长轴作顺钟向或逆钟向转位。正常时 V_3 或 V_4 导联 R/S 大致相等，为左、右心室过渡区波形。

（1）顺钟向转位　　正常在 V_3 或 V_4 导联出现的波形转向左心室方向，即出现在 V_5、V_6 导联上（图 2-12）。

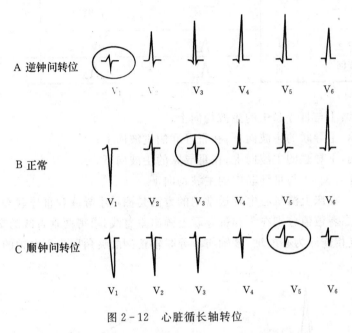

图 2-12　心脏循长轴转位

（2）逆钟向转位　　正常在 V_3 或 V_4 导联出现的波形转向右心室方向，即出现在 V_1、V_2 导联上（图 2-12）。

（3）临床意义

顺钟向转位:可见于右心室肥大。逆钟向转位:可见于左心室肥大。正常人亦可见到。

第三章 心电图波形正常变异

一、早期复极综合征

早期复极综合征是以 J 波和 ST-T 改变为主要表现的心电图综合征,在健康人群发生率约 2.5%～9.1%,占急诊胸痛病人的 13%。

1.心电图表现(图 3-1)

(1)J 波或 J 点抬高,在 V_2～V_5 或 Ⅱ、Ⅲ、aVF 导联最明显;

(2)ST 段抬高,常在 V_2～V_5 及 Ⅱ、Ⅲ、aVF 明显,呈凹面向上,幅度 0.1～0.6mV,最高达 1.0mV 以上,但不伴对应导联 ST 段压低,且 ST 段抬高可持续多年;

(3)R 波降支有切迹或粗顿;

(4)在 ST 段抬高导联 T 波高耸或倒置;

(5)心电图演变:运动试验时 J 波消失或变小,抬高 ST 段可回到基线。高耸的 T 波可恢复正常或倒置 T 波变为直立,如果合并有冠心病,心绞痛发作时,抬高 ST 段可暂时回到基线,症状缓解后恢复原状。变异型心绞痛发作时,ST 段可进一步抬高,T 波更加高耸,同时 QRS

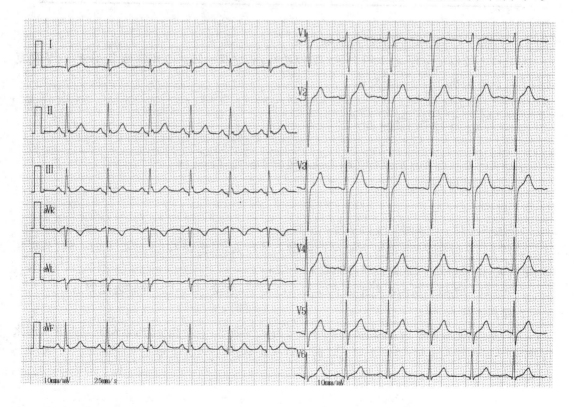

图 3-1 早期复极综合征

男性,26 岁,心电图示:Ⅱ、Ⅲ、aVF 导联、V_2～V_5 导联 J 波或 ST 段凹面向上明显抬高,T 波高耸

波群时限增宽,多数患者合并室性期前收缩。口服心得安或运动后,可使 T 波转为直立。

2. 鉴别诊断

(1)早期复极综合征与急性心肌梗死鉴别　见表 3-1。

表 3-1　早期复极综合征与急性心肌梗死鉴别

	早期复极综合征	急性心肌梗死
临床表现	无	有
24 小时动态心电图变化	无变化	有动态变化
心肌酶谱变化	无心肌损伤的标志物变化	心肌损伤的标记物变化

(2)早期复极综合征与急性心包炎鉴别　见表 3-2。

表 3-2　早期复极综合征与急性心包炎鉴别

	急性心包炎	早期复极综合征
病史	有	无
临床表现	发热、与呼吸和体位有关的胸痛	无
体格检查	心包积液	无

(3)早期复极综合征与变异性心绞痛鉴别

变异性心绞痛发作时,心电图表现 ST 段抬高,随症状的缓解心电图恢复正常,而早期复极综合征患者短期内心电图无变化。

二、运动员心脏综合征

运动员心脏综合征是运动员长期运动心脏发生的适宜性改变。

1. 心电图表现

(1)窦性心动过缓;

(2)房室阻滞　一度和二度房室传导阻滞;

(3)ST-T 改变　ST 段可有轻度凹面向上的抬高,T 波与 QRS 波群方向一致,且振幅高,形状尖,也可见低平、双向或明显倒置的 T 波;

(4)约 10% 的运动员的心电图表现有很深的 Q 波,在 Ⅱ、Ⅲ、aVF 导联表现突出。

2. 鉴别诊断

与心肌炎、冠心病鉴别:运动员心脏综合征有长期锻炼,心功能良好,运动或异丙肾上腺素可使 ST-T 改变为正常,心肌炎和冠心病有临床病史,用异丙肾上腺素不能使 ST-T 改变为正常。

三、持续性幼年(稚)型 T 波

常见于幼儿期和儿童期出现的右胸前导联(V₁~V₄)中的两个或两个以上导联的 T 波倒置,持续存在到青春期。

心电图表现:V₁~V₄导联 T 波倒置,最深达 0.5mV,深吸气使 T 波转为直立(图 3-2)。

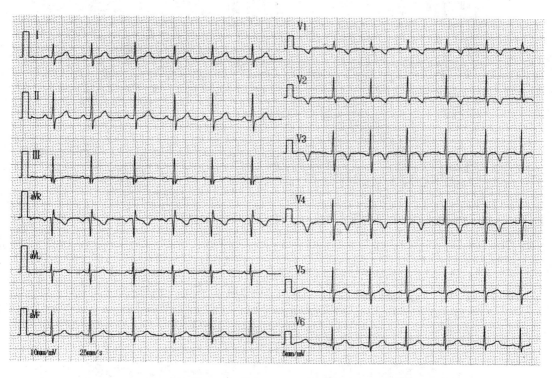

图 3-2　持续性幼年(稚)型 T 波

男性,17 岁。心电图示:窦性心律,心率 96 次/分,V₁~V₄导联 T 波倒置

四、心血管神经症

心电图表现:常见于中青年女性,在 Ⅱ、Ⅲ、aVF 导联上的 T 波低平、倒置。常有自主神经功能紊乱的临床表现。心得安试验可鉴别(图 3-3)。

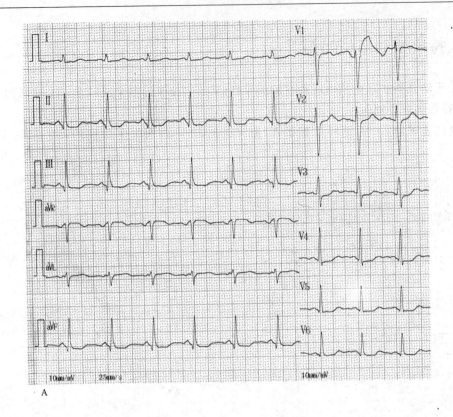

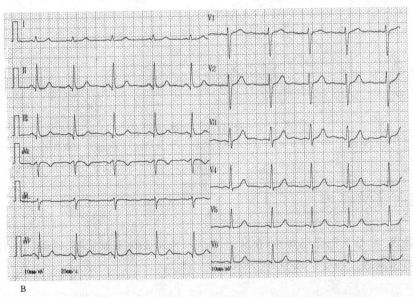

图 3-3 β受体功能亢进

女性,32岁。图 A:窦性心律,心率 98 次/分,Ⅱ、Ⅲ、aVF、V₃～V₆导联 ST 段下移 0.05～0.10mV,Ⅱ、Ⅲ、aVF、V₃～V₆导联 T 波双相。口服普萘洛尔 20mg,60 分钟记录图 B:窦性心律,心率 68 次/分,ST-T 恢复正常

五、过度换气性 T 波改变

　　心电图表现:过度呼吸(数 10 秒)后,可引起交感神经兴奋而在右胸导联上可出现一过性 T 波低平、倒置。服用心得安可防止这种 T 波改变(图 3-4)。

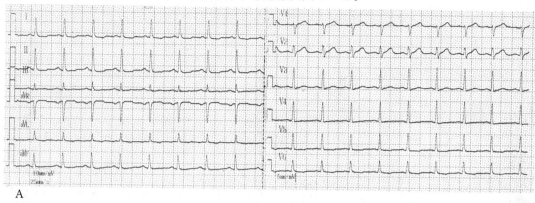

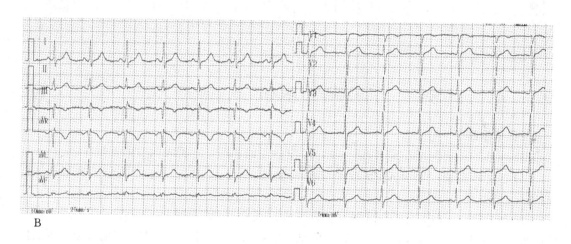

图 3-4　过度换气性 T 波改变

女性,23 岁。因生气出现过度换气.图 A:窦性心律,心率 107 次/分,Ⅰ、Ⅱ、aVF、$V_2 \sim V_6$ 导联 T 波低平;30 分钟记录
图 B:窦性心律,心率 86 次/分,T 波恢复正常

六、$S_1S_2S_3$ 综合征

1. 心电图表现(图 3-5)

　　(1)标准导联Ⅰ、Ⅱ、Ⅲ导联上,QRS 波群均有终末 S 波,且Ⅱ$_s$>Ⅲ$_s$;

　　(2)20%的正常人可出现此图形,并伴有Ⅱ、Ⅲ导联 S≥R,少数人在 3 个标准导联均呈 S≥R 图形;

　　(3)可有不确定电轴即 3 个标准导联均呈 R=S 或 R/S=1,此时 QRS 波群额面电轴无法

测定。

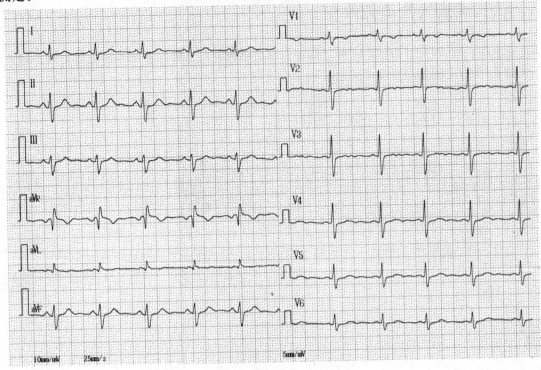

图 3-5　$S_1S_2S_3$ 综合征

男性,30 岁。Ⅰ、Ⅱ、Ⅲ导联上,QRS 波群均有终末 S 波,且Ⅱs＞Ⅲs

2. 鉴别诊断

$S_1S_2S_3$ 综合征可见于正常人,也可见于心电轴左偏和右心室肥大或右束支阻滞。

(1)心电轴左偏　若是 QRS 波群心电轴左偏,则Ⅲs＞Ⅱs;$S_1S_2S_3$ 综合征的图形,Ⅱs＞Ⅲs。

(2)右室肥大或右束支传导阻滞　若是 $S_1S_2S_3$ 综合征,V_1 导联呈 rSr′型,r′＜r,且＜同一导联 S 波,r′振幅＞0.5 mV,如果在 V_1 导联低一肋记录,则 r′消失。而右心室肥大或右束支传导阻滞时,V_1 导联呈 rSR′型,且心电轴右偏,ST-T 改变,S＞0.04s,V_1 导联 R/S＜1。

七、$T_{V_1}＞T_{V_5}$ 综合征

正常人胸壁导联 T 环方位几乎平行于 V_4 导联轴正侧,所以 T_{V_4} 振幅最大。一般情况是 $V_1 \sim V_4$ 导联 T 波振幅逐渐增大,$V_4 \sim V_6$ 导联 T 波振幅逐渐减小。在某些情况下,T 环向量向右前移位,最大向量几乎平行于 V_1 导联轴正侧,T_{V_1} 振幅大于 T_{V_5} 振幅,即 $T_{V_1}＞T_{V_5}$ 综合征(图 3-6)。

$T_{V_1}＞T_{V_5}$,在中年以上的男性患冠心病、高血压、心肌病、左心室肥厚等患者中多见。在青年人,可为正常变异,但应结合临床其他资料进行判断。

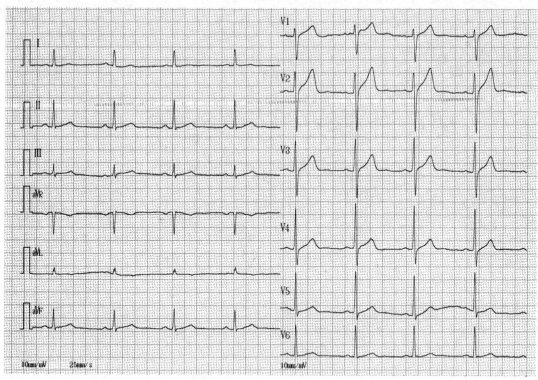

图 3-6　$T_{V_1} > T_{V_5}$ 综合征

八、胸导联高电压

正常人大多数 QRS 波群电压在正常范围,少数正常人 QRS 波群电压可大于或小于其正常范围,属于正常变异。如有些瘦长体型的年轻人,由于胸壁薄,导致 QRS 波群电压尤其是胸导联电压大于正常值,称为胸导联高电压。出现此种情况时,注意与病理性的电压增高相鉴别。

1. 右胸导联高电压

V_1、V_2 导联可出现 R 波电压增高,$R_{V_1} > 1.0$ mV,或 $R_{V_1} + S_{V_5} > 1.05$ mV。

与右心室肥大鉴别:①心电图上右胸导联无 ST-T 改变,也无左、右心房肥大,无心电轴右偏等改变;②临床无引起右心室肥大的病因及相关症状;③辅助检查如胸片、心脏超声等不支持右心室肥大的诊断。

2. 左胸导联高电压

如图 3-7 所示。V_4、V_6 导联可出现 R 波电压增高,R_{V_4}、$R_{V_6} > 2.5$ mV,或 $R_{V_5} + S_{V_1} > 4.0$ mV(女性 >3.5mV)。

与左心室肥大鉴别:①心电图无 ST-T 改变、无心电轴左偏等;②临床无引起左心室肥大的病因;③辅助检查不支持左心室肥大的诊断。

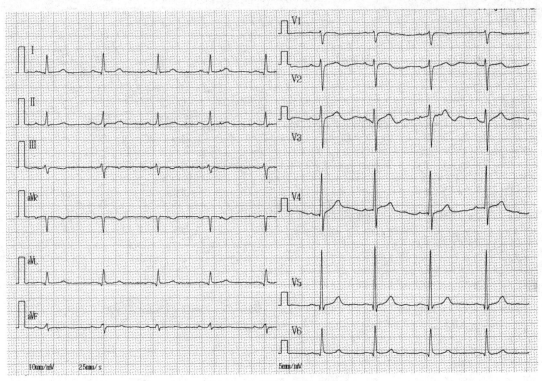

图 3-7　左侧心室高电压

男性,24 岁,心电图:左心室高电压:R_{V_4}、R_{V_6}>2.5mV,R_{V_5} + S_{V_1}>4.0 mV,超声结果:心脏结构正常

九、胸导联 R 波递增不良和 R 波逆向递增

正常人心电图 $V_1 \sim V_5(V_6)$ 导联,R 波是逐渐增高,S 波是逐渐变小,如果 $V_1 \sim V_5(V_6)$ 导联 R 波不能逐导增高,称为 R 波递增不良(图 3-8);如果 S 波逐导降低,则称为 R 波逆向递增。根据 Zema 的诊断标准:①$R_{V_2} \leqslant R_{V_3}$,$R_{V_3}$ <0.3 mV 为 R 波递增不良;②$R_{V_2} < R_{V_1}$ 及(或)$R_{V_3} < R_{V_2}$ 及(或)$R_{V_4} < R_{V_3}$ 及(或)R_{V_4} <0.3 mV 为 R 波逆向递增。R 波递增不良在正常人中发生率 7%,R 波逆向递增在正常人中发生率 1%。二者在病理情况下可见于右心室肥大、左心室肥大和前壁心肌梗死等。

十、V_1 导联上 rSr′

V_1 导联呈 rSr′图形而 QRS 时限小于 0.12s,在 2.4% 的正常人中可见此图形。在 V_{3R} 和 V_{4R} 导联呈此图形者更多见。由于 r′是位于右室流出道室上嵴部位生理性激动延迟引起。

V_1 导联呈 rSr′图形同样可见于右心室肥大或右束支阻滞,其鉴别点为:①正常人一般 r′< r,且小于同一导联 S 波,r′振幅≤0.05 mV,r 波振幅≤0.7 mV;②QRS 时限小于 0.11s;③若在 V_1 导联低一肋间记录,则 r′波消失(图 3-9)。

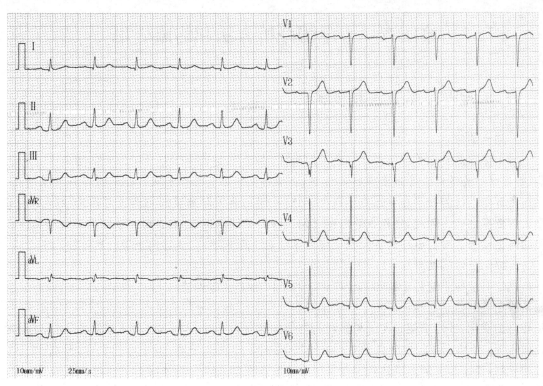

图 3-8　R 波递增不良

心电图示：$R_{V_2} = R_{V_3}$，$R_{V_3} < 0.3 \text{mV}$

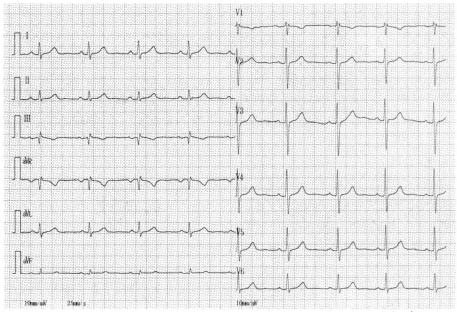

图 3-9　V_1 导联上 rSr′

男性,20 岁,健康查体。V_1 导联呈 rSr′

第四章　心电图分析方法和临床应用

一、心电图分析方法和步骤

1. 结合临床

心电图检测技术本身还存在一定的局限性,并且还受到个体差异等方面的影响。如心肌病、脑血管意外等都会导致出现异常 Q 波,不可轻易诊断为心肌梗死;又如 V₅ 导联电压增高,在正常青年人仅能提示左室高电压现象,而对长期高血压和瓣膜病患者就可作为诊断左心室肥大的依据之一。因此,在检查心电图之前应仔细阅读申请单,必要时应亲自询问病史和作必要的体格检查。对心电图的各种变化应密切结合临床资料,才能得出正确的解释和诊断。

2. 描记技术的要求

描记时应尽量避免干扰和基线漂移。心电图检查应常规描记 12 导联的心电图,以避免遗漏某些重要的信息。描记者应了解临床资料及掌握心电图分析的基本方法。应根据临床需要及心电图变化,决定描记时间的长短和是否加作导联。如可疑有右室肥大或右室心肌梗死时应加作 V₃ᵣ～V₅ᵣ导联;怀疑有后壁心肌梗死应加作 V₇～V₉导联. 对于心律失常,要取 P 波清楚的导联,描记长度最好能达到重复显示有异常改变的周期。胸痛时描记心电图发现有 ST - T 异常改变者,一定要在短期内重复描记心电图,以便证实是否为急性心绞痛发作所致等。

3. 熟悉心电图的正常变异

分析心电图时必须熟悉正常心电图的特点和正常变异,了解一些生理运动对心电图的影响。如 P 波一般偏小无意义;儿童 P 波偏尖;由于体位和节律点位置关系,Ⅲ、aVF 导联 P 波低平或轻度倒置时,只要Ⅰ导联 P 波直立,aVR 导联 P 波倒置,则并非异常;QRS 波群振幅随年龄增加而递减;儿童右室电位常占优势;横位时Ⅲ导联易见 Q 波;瘦长体型的心电图出现"顺钟向转位"时,V₁导联甚至 V₂导联可出现"QS"波形;呼吸可导致交替电压现象;青年人易见 ST 段斜形轻度抬高;有自主神经功能紊乱者可出现 ST 段下移、T 波低平或倒置,尤其女性;体位、情绪、饮食等也可常引起 T 波振幅减低;儿童和妇女 V₁～V₃导联的 T 波倒置机会较多等。

4. 心电图的分析

分析者先将各导联大致浏览一遍,注意 P、QRS - T 各波的有无及其相互之间的关系,波形形态的变化,ST 段的变化,平均心电轴的大概方位。通过上述分析,对大部分单纯的心电图变化即能作出正确的判断。对可疑或界限不明确的地方,可有目的地去做一些必要的测量,以获得较准确间期以及 P 波和 QRS 波群的振幅等。

5. 心电图分析原则

首先抓住基础心律是什么,有无规律 P 波,从窦房结开始,逐层下推。对较复杂的心律失常,首先在一个 P 波比较清楚的导联上找出 P-P 之间的规律;然后观察 QRS 波群形态以及 R-R 之间的规律;最后分析 P 波与 QRS 之间的关系和规律;必要时需借助梯形图。另外,对最后结果,还要反过来看与临床是否有明显不符合的地方,并提出适当的解释。原则上能用一种道理解释的不要设想过多的可能性;应首先考虑多见的诊断,从临床角度出发,心电图诊断要顾及治疗和患者的安全。

6. 梯形图

梯形图是分析复杂心电图,尤其是复杂心律失常的常用方法。可在心电图的下方划上数条横线分别代表窦房结(S)、心房(A)、房室交界区(A-V)和心室(V),另配以适当的符合,例如:加黑圆点表示激动的起源,直线表示激动传导,"⊥"表示传导前向受阻等,"┳"表示逆向传导受阻等。梯形图常用来分析各波群之间的关系和互相影响,简明易懂(图4-1,4-2)。

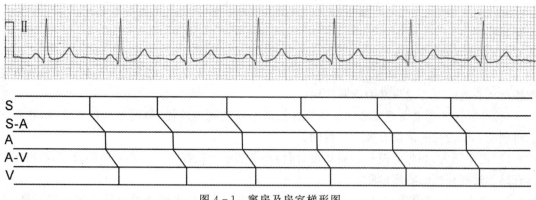

图4-1 窦房及房室梯形图

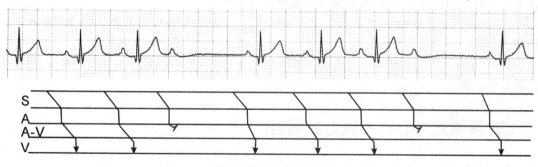

图4-2 梯形图(二度Ⅱ型房室传导阻滞)

二、心电图的临床应用

12导联同步心电图机同时在12导联上描记同一心动周期的心电信号,在许多方面优于单导心电图机,可以同步整体观察和测量12导联同一心动周期的波形,大大提高了心电图各种参数测量的准确性,降低了单导心电图存在的测量偏差,所以目前12导联同步心电图机在临床得到广泛应用。

1. 对心律失常的定位诊断

(1)期前收缩的识别及定位 12导联心电图对室性期前收缩不仅能够作出正确的诊断,还能根据图形进行定位诊断,这样就可识别室性期前收缩是单源、多源(多形)性。

(2)预激综合征的诊断及旁道定位 12导联同步记录的心电图,根据心电图中"δ"的形态判定旁道位置。

(3)室性心律失常射频消融术时起搏标测定位 根据导管起搏心室时同步12导联的QRS波群形态与自发室性心律失常时的QRS波群形态是否一致来协助确定靶点。

2. 鉴别诊断功能

(1)鉴别室上速和室速　根据同步记录的 12 导联心电图,可准确测心动过速时宽 QRS 波群各个波段的参数,判断是否有房室分离现象,作出正确诊断。

(2)室内阻滞诊断的标准化　使用 12 导联同步记录仪,可以精确的测量 QRS 波群,使室内阻滞诊断达到标准化。

3. Q-T 间期离散度

通过 12 导联同步心电图测量 Q-T 间期离散度反映了心电图各导联之间的 Q-T 间期的变异程度。

4. 心电图的临床评价

(1)对各种心律失常和传导障碍的诊断具有肯定的临床价值,迄今没有任何其他检查方法能够替代心电图对心律失常的诊断作用。

(2)特征性的心电图改变和演变史临床诊断心肌梗死最简便、最可靠的检查方法,在临床上对判断心肌梗死的部位有极大的帮助。

(3)房室肥大、心肌劳损和心肌缺血、药物和电解质紊乱都可引起心电图的改变,心电图检查有助于这些疾病的临床诊断。

(4)对于心脏瓣膜活动、心音变化、心肌的功能状态等,心电图虽然不能直接提供诊断,但作为心动周期的时相标记,心电图又是其他检查的重要手段。

(5)心脏电生理检查时,常需要与体表心电图进行同步记录,协助判断电生理现象和辅助诊断。

(6)目前心电图已广泛应用于各种危重病人的抢救、收缩麻醉、用药观察以及航天、登山运动等心电监测。

三、影响正常心电图波形的因素

1. 生理因素

(1)患者的移动,包括不自主(咳嗽、打嗝、发抖、呼吸)和自主(肢体移动)。

(2)电极放置部位的皮肤不能有无污垢或毛发。

(3)被检查者的体位应取仰卧位。不能侧卧或下肢屈曲位记录心电图。

2. 技术因素

(1)操作环境符合要求:室内温度不低于 18℃,相对湿度≤80%。心电图机远离电源和家电。诊查床宽度不低于 80cm。

(2)应用导电膏涂抹于放置电极的皮肤处。

(3)12 导联心电图电极放置的位置应按照国际统一标准。

(4)背部的电极最好使用一次性电极连接导联线。

(5)可疑或急性心肌梗死的患者首次做常规心电图检查时,不仅做 12 导联常规心电图,还要加做 V_{3R}、V_{4R}、V_{5R}、V_7、V_8、V_9,并在胸壁各导联部位用色笔或甲紫于皮肤上作标记,以便动态观察。

(6)怀疑有右位心或右室梗死时,应加做上肢反接后的肢体导联和 V_{3R}、V_{4R}、V_{5R} 导联,心律失常发生时应加做长的 Ⅱ 或 V_1。

(7)为避免心电图波形失真,不用交流电滤波或肌电滤波。

第五章　小儿心电图

一、小儿心电图检测的注意事项

小儿心电图检测方法与成人基本相似,但是由于婴幼儿的特殊性,在检测时应注意以下几点。

(1)婴幼儿的右室占优势,所以给婴幼儿做心电图时应加做 V_{3R} 和(或) V_{4R} 导联。

(2)电极的大小要适合婴幼儿,应用金属电极面积的大小适合婴幼儿手腕和踝部。应用金属钟形吸附电极时,负压的吸力要适中,避免引起皮肤出血。应用粘贴电极时,去电极时不可用力过猛,防止皮肤损伤。

(3)婴幼儿心电图力求在安静状况下记录,也可用哄逗或喂奶过程中捕捉短暂安静的瞬时记录的心电图。

(4)描记婴幼儿心电图应肌肉松弛和仰卧状态,避免躯体扭曲,引起心电导联轴的改变,使心电图失真。

二、小儿正常心电图

小儿正常心电图示如图 5-1、图 5-2 所示。

1. 心率

儿童心率随年龄增长而减慢,新生儿(132±17 次/分)、婴儿(129±17 次/分)、1~6 岁(103±15 次/分)及 7~17 岁(81±12 次/分)。1 岁后各年龄段女性较男性平均约快 3 次/分。到青少年时期达成人水平。

2. P-R 间期

随年龄和心率而变化,与年龄成正比,与心率成反比(表 5-1)。

表 5-1　正常 P-R 间期(单位:ms)

年龄		心率(次/分)					
		70	70~89	90~109	110~129	130~140	>150
0~12 月	低限	90	95	89	83	77	72
	高限	165	161	155	149	143	138
1—6 岁	低限	101	97	91	84	79	74
	高限	167	163	157	150	145	140
7—17 岁	低限	106	102	96	89	84	79
	高限	172	168	162	155	150	145
18—50 岁	低限	118	113	107	101	96	90
	高限	184	179	173	167	162	156
≥50 岁	低限	132	127	121	115	101	104
	高限	198	193	187	181	176	170

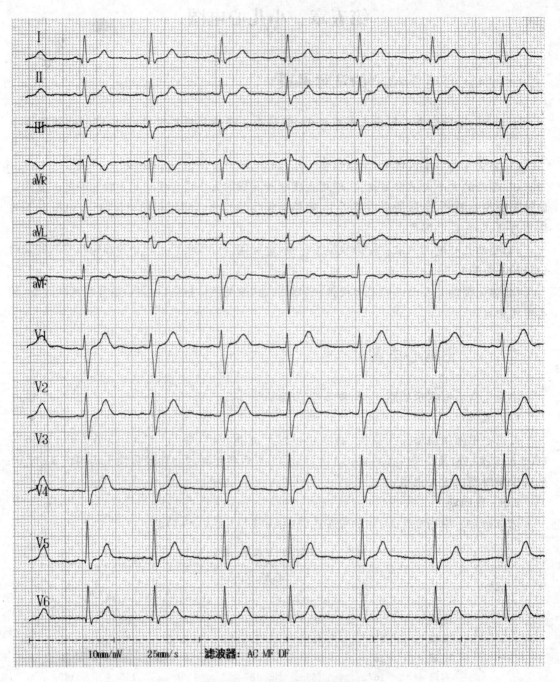

图 5 - 1　10 岁女童正常心电图

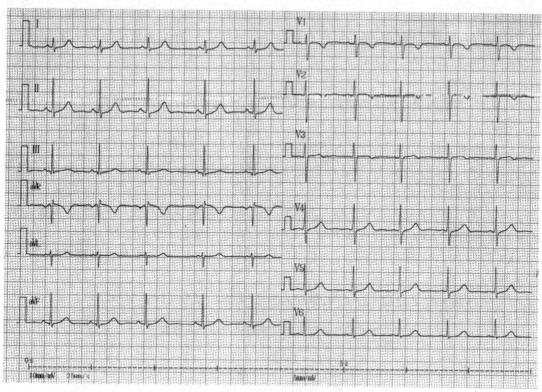

图 5 - 2 10 岁男儿童正常心电图

注意幼年模式，T_{V_1}、T_{V_2}、T_{V_3} 倒置

3. Q - T 间期

受影响的因素较多，但主要是心率，儿童心电图应给出正确的 Q - T 间期（QTc）。出生后前 6 个月，QTc 可长达 0.49s，以后 QTc 绝对不能大于 0.44s，否则为异常（表 5 - 2）。

表 5 - 2 不同 R - R 间期(或 HR)的 QT、QTc 值范围($x\pm s$,s)

R - R(s)	心率(次/分)	Q - T	Q - Tc
0.32—0.42	143—188	0.255±0.017	0.406±0.025
0.43—0.46	130—140	0.269±0.019	0.404±0.027
0.47—0.50	120—128	0.279±0.018	0.401±0.026
0.51—0.56	107—118	0.293±0.019	0.401±0.025
0.57—0.64	94—105	0.312±0.021	0.400±0.026
0.65—0.71	84—92	0.332±0.022	0.402±0.026
0.72—0.77	78—83	0.344±0.021	0.399±0.024
0.78—0.82	73—77	0.356±0.022	0.398±0.025
0.83—0.88	68—72	0.364±0.023	0.394±0.025
0.89—0.97	62—67	0.374±0.023	0.388±0.023
0.98—1.32	45—61	0.388±0.025	0.380±0.023

4．P 波

在Ⅱ最清楚，P_{II}呈直立，偶平坦或双向，时间：婴儿<0.09s，儿童<0.10s；电压：P_{II}<0.25～0.30mV，胸导联<0.2mV。

5．QRS 波群

(1)QRS 波群时限　随年龄增长逐渐延长，但仍比成人短，8 岁及以下者<0.08s，青少年<0.09s。

(2)心电轴右偏，V_1 和 V_2 导联 R/S 比值>1，而 V_5 和 V_6 导联 R/S 比值低。

(3)Q 波　正常婴幼儿 V_1 导联可出现 Q 波，Ⅲ导联振幅较大，婴儿可达 1.0 mV，儿童最高达 0.5mV。

(4)R 波　由于婴幼儿右室优势。出生时 QRS 波群电轴高度右偏，Ⅰ导联 R 波振幅低，甚至无 R 波而呈 QS 型；aVR 导联 R 波>0.5 mV，甚至可超过 1 mV，Q/S<1。

(5)S 波　V_5、V_6 导联 S 波深，S 振幅>R 振幅；V_{4R}、V_{3R} 及 V_1 导联 R 波振幅增高，甚至可超过 3mV。

(6)V_1 导联的 R/S 比值　小儿 V_1 导联的 R/S 比值一般都>1(表 5-3)。

表 5-3　正常儿童 V_1 导联的 R/S 比上限值

年龄	出生～6 天	7 天～6 个月	7～12 个月	1～4 岁	5～13 岁	14～17 岁
R/S 比	5.0	12.0	7.0	3.0	1.5	1.1

(7)R 波和 S 波的综合振幅　是临床常用的诊断心室肥大的指标(表 5-4)。

表 5-4　不同年龄 R 和 S 波复合波上限值(mV)

年龄	性别	R_I+S_{III}	$R_{II}+R_{III}$	$R_{V_1}+S_{V_5}$	$R_{V_5}+S_{V_1}$	$R_{aVL}+S_{V_3}$
新生儿	男	0.70	2.81	4.20	3.16	3.28
	女	0.90	3.05	4.50	3.66	3.48
6 个月～1 岁	男	1.62	3.33	2.97	3.55	2.90
	女	1.92	3.53	2.84	3.74	2.57
1～4 岁	男	1.80	3.47	2.29	3.87	2.70
	女	1.62	3.47	1.80	3.90	2.21
5～9 岁	男	1.65	3.83	1.81	4.44	2.59
	女	1.26	3.23	1.56	4.62	2.31
10～13 岁	男	1.60	3.68	1.60	5.01	2.40
	女	1.83	3.45	1.38	4.65	2.20
14～17 岁	男	1.50	4.07	1.71	4.81	2.76
	女	1.43	3.46	0.99	2.99	1.85

(8)QRS 波群的总振幅　QRS 波群的总振幅是指常规 12 导联 R+S(或 Q，以深者计)振幅总和($\sum$QRS 波群振幅)，为诊断左室肥大的指标。

6. ST

1 岁后小儿 Ⅱ、Ⅲ、aVF 导联 ST 上移<0.1mV，V_1～V_6 导联上移<0.2mV，但胸导联偶有达 0.4mV 者。婴儿特别新生儿，右胸导联 ST 下移<0.05mV。

7. T 波

（1）T 波形态　T 波在 Ⅰ、Ⅱ、V_5 及 V_6 导联直立，aVR 倒置。Ⅲ、aVL、aVF 导联极性不定，少数呈负向或双相。出生 6 天后至 10 岁前 V_1 导联 T 波为负向，出生后 1 个月至 7 岁前 V_1 导联绝不出现直立 T 波。V_2～V_4 导联可直立、倒置或双相，但随年龄增长负向波减少（见图 5-1，5-2）。有些人到成年后 T 波仍然倒置，称之为持续性幼年（稚）型 T 波，有些小儿 V_2、V_4 导联 T 波呈双峰，其形态常表现为第一峰较宽顿，第二峰窄尖（图 5-3），此在小儿属于正常变异。

（2）T 波振幅　新生儿 T 波低平。出生后至 10 岁前，T 波振幅随年龄增加而增加，10～17 岁阶段 T 波振幅变化不大。5 岁后各年龄 T 波振幅平均值均男性<女性。在新生儿额面 Ⅱ、aVF 导联及左胸 V_5、V_6 导联 T 波振幅男性<女性（见图 5-1，5-2）。

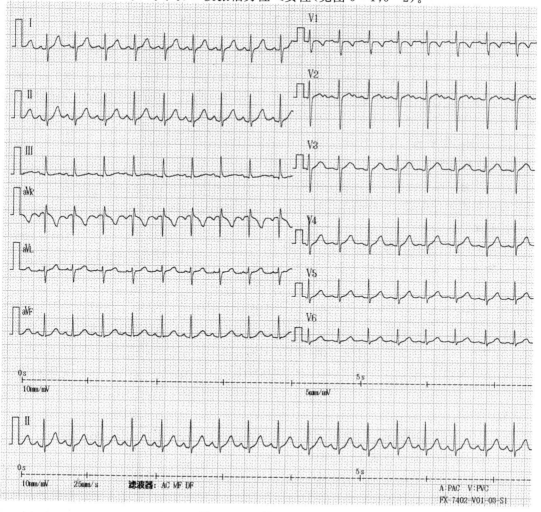

图 5-3　V_2 导联双峰 T 波

男，1 岁。V_2 导联双峰 T 波，其第二峰窄尖

8. U 波

U_{aVR} 倒置,其他各导联 U 波为直立。V_2、V_3 导联出现率最高。

三、小儿异常心电图

1. 心房肥大

(1)左心房肥大心电图表现:

a)P 波时限增宽,婴儿≥0.08s,儿童≥0.10s;P 波有切迹,切迹间距离婴儿≥0.03s,儿童≥0.04s;

b)V_1 导联 P 波正负双向,负向振幅≥0.1mV,或时间≥0.04s,或 V_1 导联 P 波终末电势绝对值<0.02mm·s;

c)Ⅱ导联 P 波时限/PR 段比值增大,正常儿童为 2.0,成人为 2.5。

(2)右心房肥大心电图表现:

a) P 波高耸,以Ⅱ、Ⅲ、aVF 及 V_1 导联最明显,P 波振幅儿童≥0.2mV,新生儿≥0.25mV 为右心房肥大;

b)Ⅱ、Ⅲ、aVF 导联 P 波呈尖峰型,P 电轴<+80°;

c)P-R 段下降,Ⅱ、Ⅲ、aVF 导联较明显,Ta 波明显时将 P-R 段后部压低,使 J 点下移;

d)肢体导联 QRS 波群低电压时,P 波振幅大于同导联 R 波振幅的 1/2,呈尖峰形且 P 电轴<+80°。

(3)双侧心房肥大心电图表现:

a)P 波振幅增大;

b)P 波时限增宽;

有引起双侧心房肥大的病因。

2. 心室肥大

(1)左心室肥大心电图表现(除新生儿外):

a)胸导联:①R_{V_5}、R_{V_6} 振幅增高,<3 岁 R 振幅≥3.0mV,3~13 岁≥3.5mV,13 岁以后的女性≥3.0mV,男性≥3.5mV。R_{V_5}<R_{V_6} 对诊断有意义。②S_{V_1} 振幅增大,<5 岁 S_{V_1}≥2.0mV,5 岁以后 S_{V_1}≥3.0mV。③R_{V_5}+S_{V_1} 振幅 5 岁以下≥4.5mV,5 岁以上≥5.5mV,13 岁以后女性≥4.0mV,男性≥5.5mV。④V_5、V_6 导联 Q 波≥0.5mV。⑤左胸导联 ST 段下移和 T 波倒置。⑥V_5 导联 R 波峰值时间(AVT)≥0.04s。

b)肢体导联:①R_{aVL}≥1.5mV,R_{aVF}≥2.5mV;②$R_Ⅱ$+$R_Ⅲ$≥4.5mV,$R_Ⅰ$+$S_Ⅲ$≥2.0mV;③R_{aVL}+S_{V_3} 男性≥3.0mV,女性≥2.5mV,13 岁以后≥2.0mV;④婴儿心电轴<+30°,儿童心电轴<+0°,一般<-30°。

c)∑QRS 波群振幅:男性≥30.0mV,女性≥27.0mV,13 岁以上女性≥20.0mV。

(2)右心室肥大心电图表现(除新生儿外):

a)胸导联:①V_1、V_{3R} 导联呈 qR、QRS 波群或 R 波型,R 电压不限;②V_1 或 V_{3R} 导联为 RS 波型,1 个月~4 岁 R≥2.5mV,5~17 岁 R≥2.0mV;③V_1 导联 R/S 超过相应年龄的最大值(表 5-3);④V_5 导联 S/R≥1.0;⑤出生后 5 天~6 岁 T_{V_1} 波直立;⑥年长儿童右心前区导联 ST 下移,T 波倒置;⑦V_1 导联 R 波峰值时间(VAT)>0.03s。

　　b)肢体导联：①心电轴右偏≥+120°；②aVR 导联 R/Q 比值≥1.0,或 R≥0.5mV；③P_{II}、P_{V1}高尖,为右室肥大所引起的右心房扩大(除外三尖瓣狭窄和闭锁)；④S_I、S_{II}、S_{III}<同导联 R 波振幅。

　　(3)双侧心室肥大　双侧心室肥大有时因电压相互抵消可无心室肥大的表现,或仅表现一侧心室肥大。下列任何　条均提示双侧心室肥大：

　　a)心电图胸导联分别出现左及右心室肥大的心电图变化；

　　b)胸导联有左心室肥大的表现,但额面 QRS 波群电轴右偏(>+120°)；

　　c)有左心室肥大的明显表现,但 V_5 导联 S>R,aVR 导联 R>Q；

　　d)心电图有确切右心室肥大的表现,但左胸前仍表现正常儿童的高 R 振幅；

　　e)心电图有明显右心室肥大的表现,但在左胸导联和(或)两个以上肢体导联有大的双相 QRS 波群,或在左胸导联和(或) II、III、aVF 导联出现窄而深的 Q 波；

　　f)有右心室肥大的心电图表现,但 V_1 导联 P 波终末电势增大(二尖瓣狭窄除外)。

四、小儿心律失常

1. 窦性心动过速

　　(1)心电图诊断　P 波为窦性,P-R 间期属于正常范围;心率超过以下范围:1 岁以下>150 次/分,1~3 岁>130 次/分,3~6 岁>120 次/分,6 岁以上>100 次/分。可伴有 T 波低平或倒置(图 5-4)。

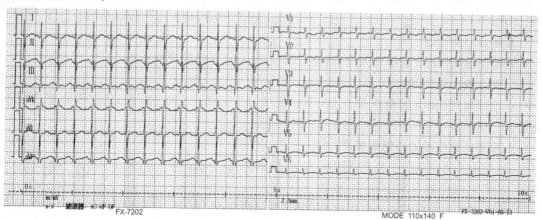

图 5-4　6 个月婴儿窦性心动过速
男,6 个月。窦性心律:心率 176 次/分

　　(2)临床意义　见于发热、出血、贫血、休克、心力衰竭、甲亢、精神紧张、运动、疼痛、恐惧及某些药物等。

2. 窦性心动过缓

　　(1)心电图诊断　P 波为窦性,P-R 间期属于正常范围;心率超过以下范围:1 岁以下<110 次/分,1~3 岁<90 次/分,3~6 岁<80 次/分,6 岁以上<60 次/分(图 5-4)。

　　(2)临床意义　见于高钾血症、心肌疾病、胃肠道疾病、颅内压增高、高血压、咳嗽、某些药物等。

3. 窦性心律不齐

(1)心电图诊断　P波为窦性,P-R间期属于正常范围;P-P间隔不均齐,在一定时间内(5~10s)相差>0.12s(图5-5)。

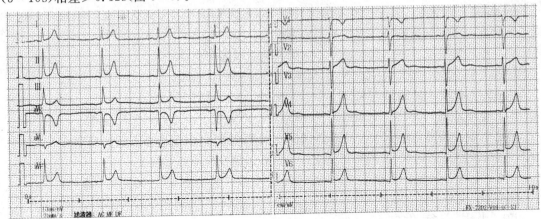

图5-5　10岁儿童窦性心动过缓

男,10岁。心电图示:窦性心律;心率52次/分,窦性心动过缓

(2)临床意义　小儿心律不齐很常见,多数与呼吸有关,属于生理现象。而非呼吸性心律不齐较少见,见于心脏疾病及使用洋地黄者,也可见于健康小儿。

4. 室性早搏

心电图诊断:小儿室性早搏的QRS波群时间≥0.10 s,婴幼儿室性早搏的QRS波群时间≥0.08 s。

5. 室性心动过速

心电图诊断:QRS波群宽大畸形;室性融合波、心室夺获或房室分离。

6. 室上性心动过速

心电图诊断:QRS波群时限正常,节律规则,频率150~300次/分;P波因心率快而不清楚。

7. 束支传导阻滞的心电图表现

(1)右束支传导阻滞　心电图诊断:QRS波群增宽,小儿≥0.10s;婴儿≥0.10s,V_1、V_2导联呈rSR′型;心电轴右偏;ST-T改变。

(2)左束支传导阻滞　心电图诊断:QRS波群增宽,小儿≥0.10s;婴儿≥0.10s;心电轴左偏;V_5、V_6导联呈R型。

(3)束支阻滞临床意义　左束支阻滞多见于器质性心脏病患儿,右束支阻滞可见于器质性心脏病患儿,也可见于健康小儿。

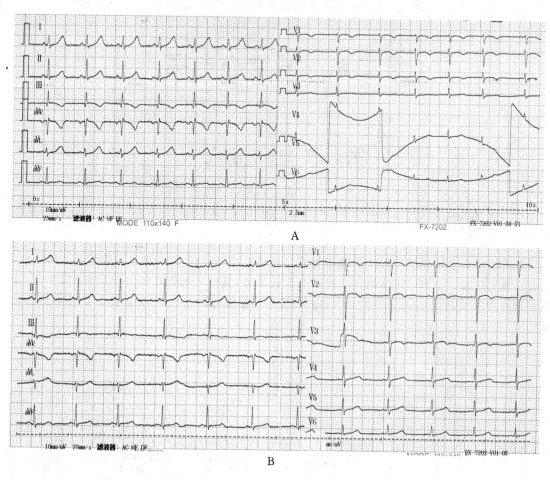

图 5-6　窦性心律不齐

男,8 岁。心电图示:A:窦性心律不齐:平均心率 80 次/分;B:屏气时:窦性心律:心率 66 次/分

第二篇　异常心电图

第六章　房室肥大

一、心房肥大

窦房结位于上腔静脉与右心房连接处的心外膜下,窦房结发出的激动首先使右心房除极,左心房稍后除极。全部心房除极在心电图上形成 P 波,其中右心房除极占据 P 波前 2/3,左心房除极占据 P 波的后 2/3,中间 1/3 为左右心房共同除极(图 6-1、6-2)。正常 P 波的形态为钝圆形,有时有小的切迹。

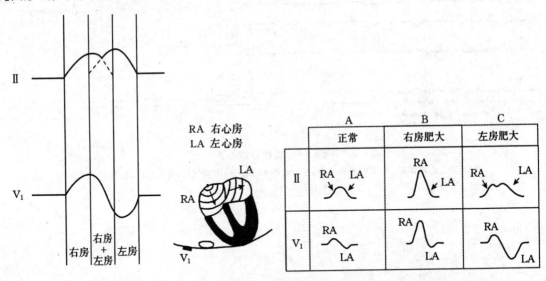

图 6-1　P 波的含义

图 6-2　心房除极顺序及心房肥大的心电图表现示意图
A:正常;B:右房肥大;C:左房肥大

1.右心房肥大

当右心房肥大(right atrial enlargement)时,右心房除极时间延长,常常与稍后除极的左心房时间重叠,所以总心房除极时间并未延长,心电图主要表现为心房除极波增高(图 6-1B)。

(1)心电图表现(图 6-3)

a)P 波尖而高耸,Ⅱ、Ⅲ、aVF 导联 P 波振幅≥0.25mV;

b) V$_1$、V$_2$ 导联 P 波直立或正负双向,正向部分振幅≥0.15mV 或其振幅的算术和≥0.20mV;

（2）临床意义　慢性肺源性心脏病及某些先天性心脏病，因此又称为"肺型 P 波"。也可见于房间隔缺损、法洛四联症、原发性肺动脉高压、交感神经兴奋、心率加快、缺氧等。

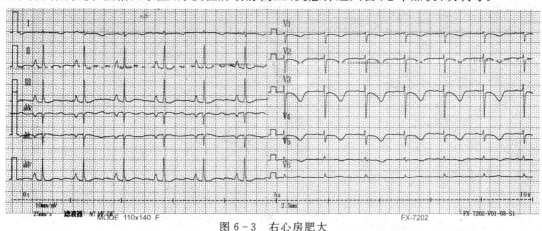

图 6 - 3　右心房肥大

Ⅱ、Ⅲ、aVF 导联 P 波高尖，振幅≥0.25mV

2. 左心房肥大

由于左房除极在最后，当左房肥大（left atrial enlargement）时，心电图主要表现为心房除极时间延长（图 6 - 2C）。

（1）心电图表现（图 6 - 4）　P 波增宽，时间≥0.11s，在Ⅰ、Ⅱ、aVL 导联明显，常呈双峰型，双峰间期≥0.04s，在Ⅰ、Ⅱ、V_1～V_6 导联上最为显著；V_1 的 P 波终末部的负向波变深，Ptf≤-0.04mm·s。

（2）临床意义　见于二尖瓣狭窄，故称为"二尖瓣型 P 波"。也可见于扩张性心肌病、慢性缩窄性心包炎等。

3. 双侧心房肥大

（1）心电图表现

a）P 波振幅增大，在Ⅱ、Ⅲ、aVF 导联振幅≥0.25mV。Ⅰ、Ⅱ、aVL、V_1～V_6 导联上呈双峰；

b）P 波增宽，时间＞0.11s；

c）V_1、V_2 导联 P 波直立或正负双向，正向部分振幅≥0.15mV 或其振幅的算术和≥0.20mV；Ptf-V_1≤-0.04mm·s。

d）临床上有引起双侧心房扩大的病因或证据。

（2）临床意义　常见于风湿性心脏病及某些先天性心脏病。

二、心室肥大

正常情况下，由左右心室共同除极产生的综合向量表现为左心室占优势，指向左后方（图 6 - 5A）。左心室肥厚（left ventricular hypertrophy，LVH）或扩大时，指向左后方的左心室除极向量进一步增大，使左心室优势的情况更加突出，心电图表现主要为左胸导联 QRS 波群中 R 波振幅增大，而形态正常（图 6 - 5B）。右心室壁厚度仅有左心室壁的 1/3，当右心室肥厚

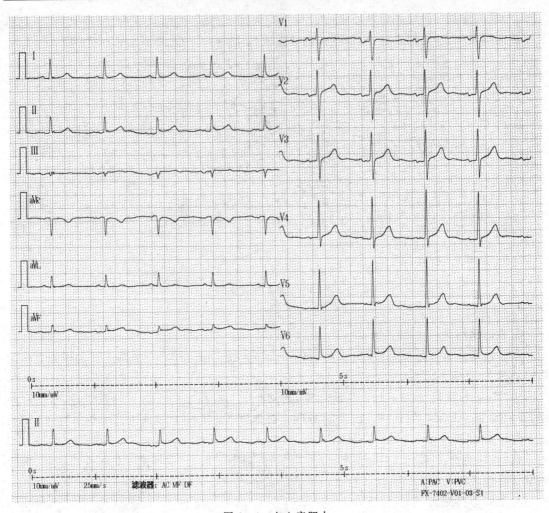

图 6-4   左心房肥大

患者女性,风心病,心电图示:各导联 P 波增宽,呈双峰,时间>0.11s,V₁导联 P 波呈正负双向

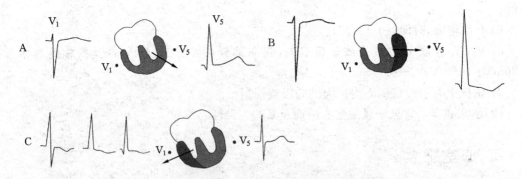

图 6-5   左、右心室肥大机制

A:正常,B:左心室肥大,C:右心室肥大

(箭头分别表示正常、左室肥大及右室肥大时的心室除极综合向量)

(right ventricular hypertrophy,RVH)时,如果轻度肥厚,其向前增大的除极向量不能抵消左心室优势。当右心室肥厚到严重程度时,其增大除极向量就会影响到 QRS 综合心电向量的方向和大小,导致心电图上表现出右胸导联 QRS 波群振幅及形态发生改变(图 6-5C)。

1. 左心室肥大

(1)心电图表现(图 6-6、6-7)

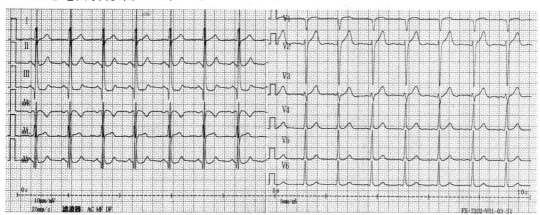

图 6-6 左心室肥大(二尖瓣关闭不全)

女性,48 岁,高血压病。心电图示:左胸导联 R 波电压增高($R_{V_5} > 2.5$mV)

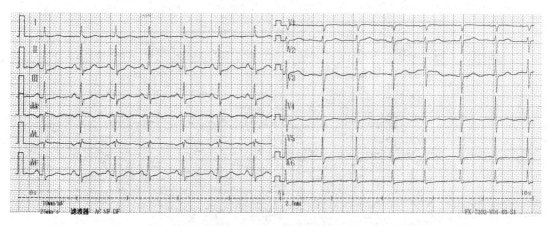

图 6-7 左心室肥大伴劳损

男性,患高血压 8 年。心电图示:$R_{V_5} > 2.5$mV,$R_{V_5} + S_{V_1} > 4.0$ mV,Ⅰ、Ⅱ、aVF、$V_4 \sim V_6$ 导联 ST 段下移 0.05~0.2mV,$V_4 \sim V_6$ 导联 T 波低平

a)左室高电压的表现 V_5 或 V_6 的 R 波>2.5mV 或 V_5 的 R 波+V_1 的 S 波>4.0mV(男性)或>3.5mV(女性)。Ⅰ导联的 R 波>1.5mV,aVL 的 R 波>1.2mV 或Ⅰ导联 R 波+Ⅲ导联 S 波>2.5mV。

b)额面心电轴左偏,但一般不超过-30°。

c)QRS 总时间>0.10s(一般不超过 0.11s)。

d)并存 ST-T 改变:ST 段下移>0.05mV,T 波低平、负正双向或倒置。当 QRS 波群电压增高同时伴 ST-T 改变者,称为左心室肥大伴劳损。

e)U 波改变:部分左心室肥大患者在 V_5、V_6 导联出现 U 波倒置。在符合一项或几项 QRS 电压增高标准的基础上,必须结合临床资料(病因,或 X 线、超声心电图等)显示左心室肥大,一般可以成立左心室肥大的诊断。符合的条件越多,诊断可靠性越大。如果只有 QRS 电压增高,而无其他引起左心室肥大的病因,或 X 线、超声心电图等,可诊断为左室高电压。

(2)临床意义　见于高血压病、冠心病、一些先天性心脏病、肥厚性心肌病等,也可见于贫血性心脏病、甲亢性心脏病等。

2.右心室肥大

(1)心电图表现(图 6-8,6-9)

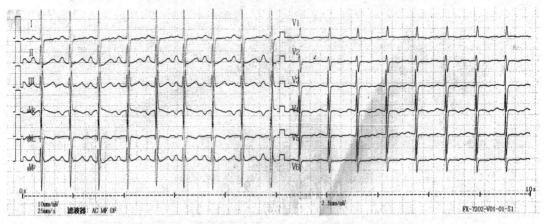

图 6-8　右心房肥大、右心室肥大

先天性心脏病患者。心电图示:Ⅱ、Ⅲ、aVF 导联 P 波振幅≥0.25mV;V_1 呈 R 型 R_{V_1}>1.0mV,R_{V_1}+S_{V_5}>1.2mV,心电轴右偏,V_1~V_6 导联 T 波倒置。

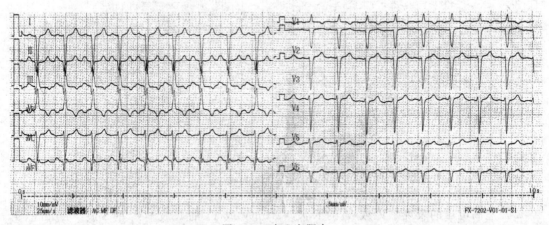

图 6-9　右心室肥大

法洛四联症患者,心电图示:V_1 呈 R 型 R_{V_1}>1.0mV,R_{V_1}+S_{V_5}>1.2mV,心电轴右偏

a)V_1(或 V3R)导联 R/S≥1。

b)V_1 的 R 波>1.0mV,V_1 的 R 波+V_5 的 S 波>1.05mV(重症可>1.2mV)。

c)电轴右偏,额面平均电轴≥90°(重症可>110°)。

d)aVR 导联 R/S 或 R/q≥1(或 R>0.5mV)。

e)少数病例可见 V_1 导联呈 QS、qR 型(除外心肌梗死)。

f)ST－T 改变，右胸前导联(如 V_1)T 波双向、倒置，ST 段压低。在 V_1 导联 R 波增高的同时伴 ST－T 改变称为右心室肥大伴劳损。

符合上述阳性指标越多，以及超出正常范围越大者，诊断的可靠性亦越大。

(2)临床意义　见于肺心病、风湿性心瓣膜病的二尖瓣狭窄、肺动脉高压、扩张性心肌病、一些先天性心脏病等。

3. 双侧心室肥大

当左、右心室均发生肥大时，有可能因两侧心室的综合心电向量互相抵消而呈现大致正常的心电图，以致难以显示心室肥大，或仅表现为左室肥大的图形而掩盖右室肥大的存在。但结合电轴偏移情况及波形改变仔细分析仍有可能判断出左室肥大与右室肥大。

(1)左右心室均发生肥大时心电图表现如下(图6－10)：

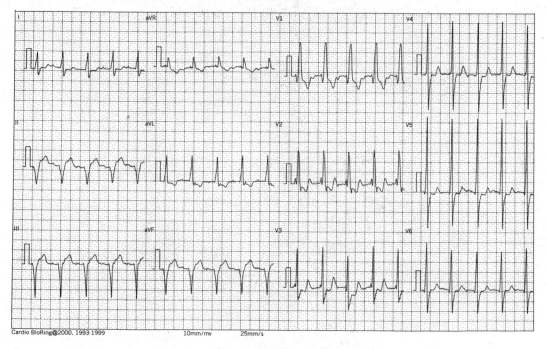

图 6－10　双侧心室肥大

患者，男性，室间隔缺损。心电图示：$R_{V_5} > 2.5\text{mV}$，$R_{V_5} + S_{V_1} > 4.0\text{ mV}$；$V_1$ 呈 R 型 $R_{V_1} > 1.0\text{mV}$，$R_{V_1} + S_{V_5} > 1.2\text{mV}$

a)当左、右心室均发生肥大时，有可能因两侧心室的综合心电向量互相抵消而呈现大致正常的心电图，以致难以显示心室肥大；

b)仅表现为一侧心室肥大的图形而掩盖另一侧心室肥大的存在。由于左心室壁比右心室壁厚，所以仅表现左心室肥大者多见。

c)同时有双侧心室肥大的心电图改变：左胸导联及右胸导联 QRS 波群均明显增高并到达左右心室肥大的电压标准。如果心电图上表现只有一侧心室肥大的特征，又同时出现另一侧心室肥大的某些指标也应考虑有双侧心室肥大。

(2) 心电图出现右心室肥大，同时伴有以下一项或几项改变者：可考虑双侧心室肥大：

a)心电轴左偏；

b)V_5、V_6导联 R 波明显增高,ST 段下移及 T 波倒置;

c)V_3导联 R+S>6.0mV,R 与 S 波振幅大致相等。

（3）心电图出现左心室肥大,同时伴有以下一项或几项改变者:可考虑双侧心室肥大:

a)额面 QRS 波群电轴右偏>+90°;

b)显著顺钟向转位;

c)V_1导联 R/S>1;

d)V_5～V_6导联 S/R>1;

e)右心房肥大;

f)aVR 导联 R 波>Q,R 波振幅>0.5mV。

（4）临床意义　双侧心室肥大多见于风湿性心脏病的二尖瓣狭窄及关闭不全、高血压性心脏病、冠心病合并肺心病、先天性心脏病、心肌病等。

心电图诊断双侧心室肥大敏感性很差,应用时结合临床分析。

第七章　窦性心律失常

正常人心脏起搏点位于窦房结,并按正常传导 系统顺序激动心房和心室。如果心脏激动的起源异常或/和传导异常,称为心律失常(arrhythmias)。由窦房结发出冲动所形成的心脏节律称为窦性心律(sinus rhythm)。正常成人窦性心律的心电图在一定范围内波动,超出正常范围的窦性心律称为窦性心律失常。

窦性心律的频率在清醒和安静的状态下为 60～100 次/分。小于 60 次/分为窦性心动过缓,大于 100 次/分为窦性心动过速。但判断是否正常应考虑到机体生理状况:小于 40 次/分的心率可见于睡眠中;大于 200 次/分的心率可见于运动中;运动员在休息时心率可为 30 次/分。由于交感神经和副交感神经之间的平衡在不断变化,所以正常窦性节律并非绝对规整。失去正常心率变化可能存在自主神经或心脏的不正常。

一、窦性心律心电图表现

窦性心律心电图表现如图 7-1 所示。

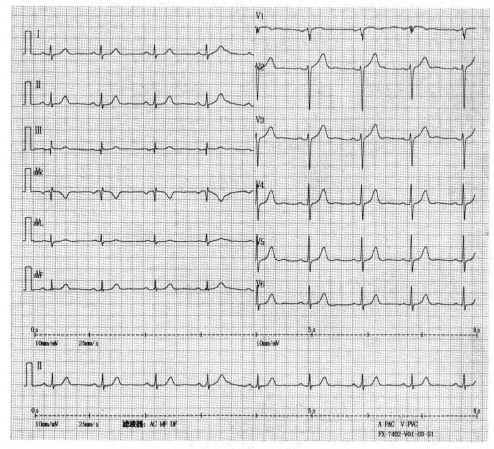

图 7-1　正常心电图

心电图示:窦性心律,心率:64 次/分

(1)有一系列规律出现的 P 波,且 P 波形态表明激动来自窦房结(即 P 波在 Ⅱ、Ⅲ、aVF、V₄~V₆直立,在 aVR 倒置);

(2)P-R 间期>0.12s;

(3)正常窦性心律的频率一般为 60~100 次/分。同一导联中 P-P 间期差值应小于 0.12s。

二、窦性心动过速

1.心电图表现

窦性心动过速(sinus tachycardia)心电图表现如图 7-2 所示。

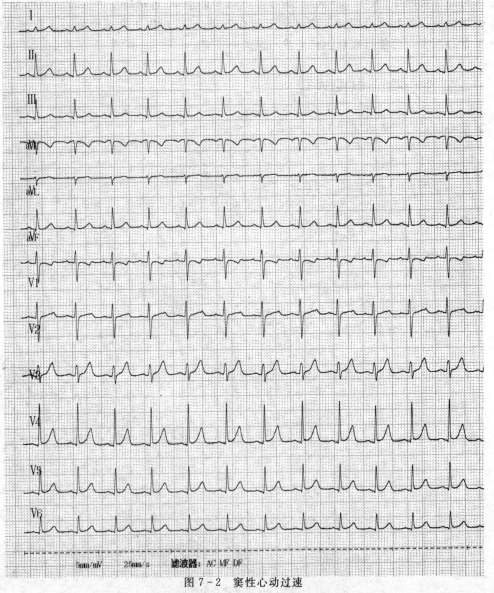

图 7-2　窦性心动过速

心电图示:窦性心动过速,心率:119 次/分

(1)成人 P 波频率＞100 次/分,1 岁以内＞150 次/分,1~6 岁＞120 次/分;

(2)其他波形值在正常范围内。

2. 临床意义

(1)生理 运动或情绪激动、过量烟、酒、浓茶及咖啡。

(2)病理 发热、贫血、甲状腺功能亢进、休克、心力衰竭、心肌炎、或应用肾上腺素、阿托品、硝甘油等药物后。

三、窦性心动过缓

1. 心电图表现(图 7-3)

窦性心动过缓(sinus bradycardia)心电图表现如图 7-3 所示。

(1)P 波频率:＜60 次/分;

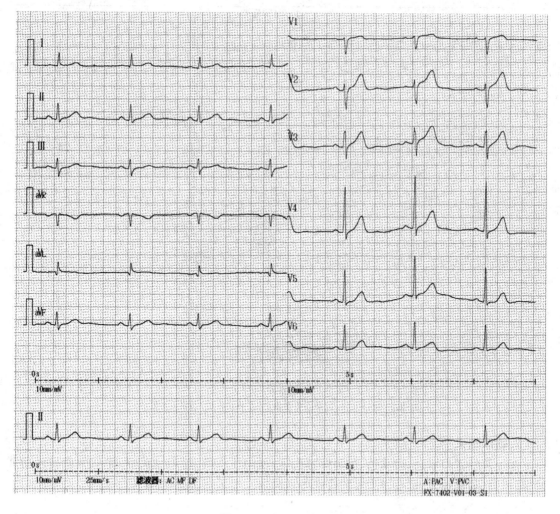

图 7-3 窦性心动过缓

心电图示:窦性心动过缓,心率:52 次/分

（2）其他波形值在正常范围内。

2. 临床意义

（1）生理　运动员、老人或睡眠情况下。

（2）病理　颅内压增高、病态窦房结综合征、青光眼、低温麻醉、垂体或甲状腺功能低下、洋地黄过量及应用β-受体阻滞剂。

四、显著的窦性心动过缓

显著的窦性心动过缓是窦性心律在 40～50 次/分。

1. 心电图表现

（1）窦性心律在 40～50 次/分；

（2）P－R 间期≥0.12 s，少数人可达 0.21～0.22 s 常伴窦性心律不齐（图 7－4）。

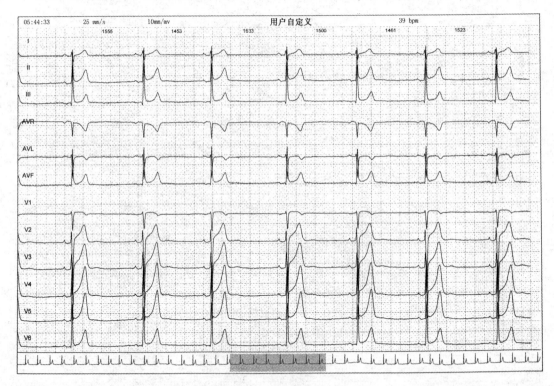

图 7－4　显著窦性心动过缓

男性,20 岁,Horter 记录心电图示:窦性心动过缓,心率:40 次/分

2. 临床意义

迷走神经张力增高、运动员、颈动脉窦按压、颅内压增高、梗阻性黄疸、甲状腺或垂体功能减退、药物（如洋地黄、抗心律失常的药物等）；少数人窦房结病变,病窦综合征。

五、窦性心律不齐(sinus arrhythmia)

1. 呼吸性窦性心律不齐

(1)心电图表现(图7—5、7—6)

a)窦性 P 波；

b)窦性心率在吸气时加快,呼气时减慢,同一导联 P－P 间隔之差＞0.12s,屏气时心律不齐消失。

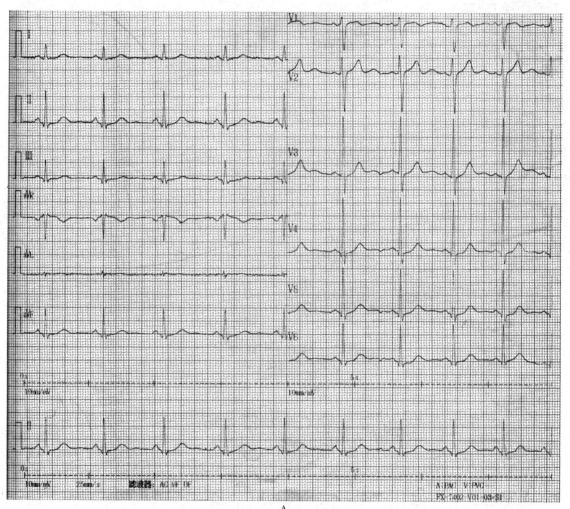

A

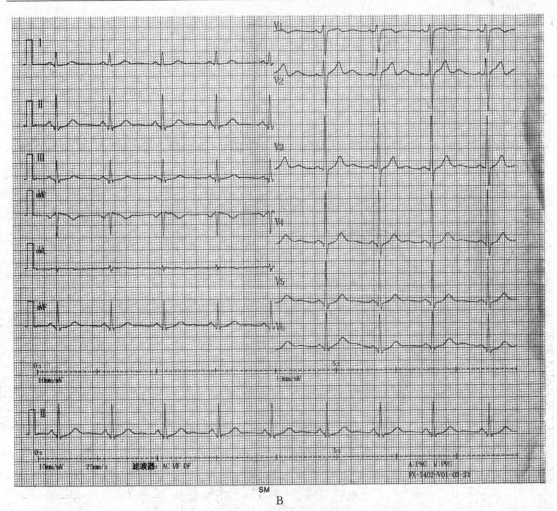

SM

B

图 7-5　呼吸性窦性心律不齐

女性,29 岁,图 A:窦性心律不齐,平均心率:70 次/分;B:记录深吸气时:窦性心律,心率:66 次/分

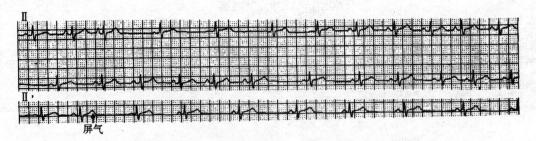

图 7-6　呼吸性窦性心律不齐及窦房结内游走性节律点

（2）临床意义　生理：青少年、自主神经功能失调、更年期综合征。病理：器质性心脏病、洋地黄中毒。

2. 非呼吸性窦性心律不齐

非呼吸性窦性心律不齐与呼吸运动无关，屏气时心律不齐依然存在。

（1）心电图表现：

a）窦性 P 波；

b）在同一导联 P－P 间隔之差＞0.12s；

c）屏气时窦性心律不齐仍存在。

（2）临床意义　见于器质性心脏病患者，偶见于正常人。

3. 室性时相性窦性心律不齐

心电图表现（图 7－7）：

（1）无 QRS 波群的 P－P 周期比夹有 QRS 波群的 P－P 周期长 0.02 s。

（2）临床意义　见于二度和三度房室传导阻滞。

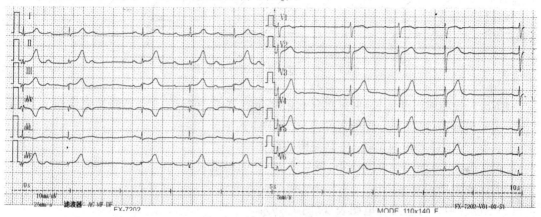

图 7－7　二度 I 型房室阻滞伴室性时相性窦性心律不齐

4. 窦房结内游走性节律点

（1）心电图表现（见图 7－6）：

a）窦性 P 波；

b）同一导联 P 波形态及 P－P 间距有轻度变化（P 波形态由直立逐渐转为低平、平坦。P－P 间距相差 0.12s）；

c）P－R 间期略有不同，但≥0.12s。

（2）临床意义　见于健康人，心脏病患者。

六、窦房传导阻滞

窦房传导阻滞又称为窦房阻滞（sinoatrial block），指当窦房交界区的自律性、传导性受损时，由于体表心电图记录不到窦房结电位，故根据窦性 P－P 间距的改变特征而推测诊断。阻滞程度分三度。

1.一度窦房阻滞

普通心电图机尚不能直接描记出窦房结电位,故一度窦房阻滞不能观察到;

2.三度窦房阻滞

完全性窦房阻滞,普通心电图上三度窦房阻滞难与窦性静止相鉴别。

3.二度窦房阻滞

只有二度窦房阻滞出现心房、心室漏搏间歇,这一长间歇恰等于正常窦性 P-P 的倍数,较易诊断。分为二度Ⅰ型和二度Ⅱ型窦房阻滞。

(1)二度Ⅰ型(文氏型)窦房阻滞心电图表现(图7-8):

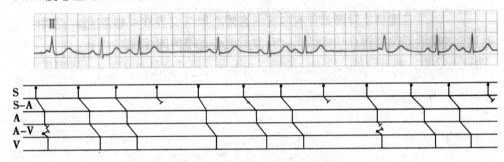

图7-8　二度Ⅰ型窦房传导阻滞

a)窦房传导时间逐渐延长,但每次延长的增量在逐渐缩短,使 P-P 间期逐渐缩短,最后发生一次心房漏搏,出现一个长的窦性 P-P 间距;

b)长 P-P 间距<最短窦性 P-P 间距的两倍;

c)在文氏周期的短 P-P 间距中,第一个 P-P 间距最长;

d)上述现象周而复始出现。

(2)二度Ⅱ型窦房阻滞心电图表现(图7-9):

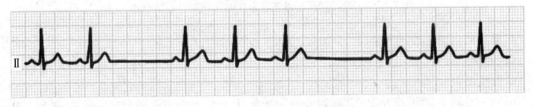

图7-9　二度Ⅱ型窦房传导阻滞

a)在规则的窦性 P-P 间距中突然出现长的 P-P 间距,长 P-P 间距是短 P-P 间距的整倍数;

b)常出现逸搏。

4.临床意义

窦房阻滞是一种少见的传导阻滞。暂时性的窦房阻滞,见于迷走神经张力增高,预后好。持续性窦房阻滞多见于器质性心脏病,如冠心病、急性下壁心肌梗死、高血压、心肌炎、心肌病及窦房结功能低下者。也可见于高血钾、洋地黄中毒。如果发作频繁或心脏长时间停搏,可引起晕厥甚至阿-斯综合征。

七、窦性停搏

窦性停搏(sinus arrest)亦称窦性静止,在规律的窦性心律中,有时因迷走神经张力增大或窦房结自身原因,在一段时间内停止发放冲动,此时低位起搏点常"保护性的"发出激动,表现出逸搏或逸搏心律。

1. 心电图表现

(1)在规则的窦性节律中,突然出现一个长P-P间距;

(2)长P-P间隔与正常P-P间隔不成倍数关系;

(3)窦性静止后常出现逸搏或逸搏心律(图7-10)。

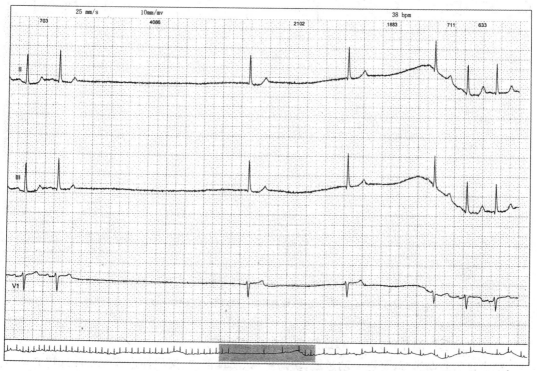

图7-10 窦性停搏

窦性停搏、交界性逸搏心律

2. 临床意义

可见于各种病因所致的窦房结功能低下,也可见于迷走神经张力过高、颈动脉窦过敏、高血钾及某些药物(洋地黄)作用等。

如果窦性停搏过久,又无其他起搏点代替窦房结发出激动,心脏较长时间停止排血,就可引起晕厥或阿-斯综合征甚至猝死。

八、病态窦房结综合征

病态窦房结综合征(sick sinus syndrome,SSS)简称病窦综合征或病窦,指由于窦房结及其周围组织的器质性病变,导致一系列缓慢心律失常,并且引起头晕、黑矇、晕厥等临床综合征。

1. 心电图表现

(1)明显而持久的窦性心动过缓(心室率<50 次/分,且不易用阿托品等药物纠正)及窦性心律不齐(图 7 - 11、7 - 12);

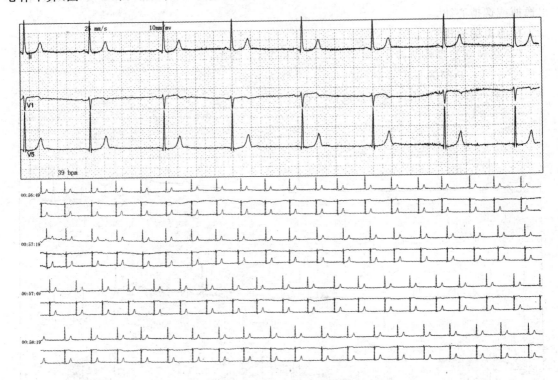

图 7 - 11　窦性心动过缓

男性,Horter 心电图记录:显著窦性心动过缓,心室率 38 次/分

(2)多发的窦性静止(图 7 - 13)或严重的窦房结阻滞;

(3)明显的心动过缓(窦性心动过缓、窦房阻滞、窦性停搏、交界性逸搏或室性逸搏心律)与室上性快速心律失常交替发作,故亦称为心动过缓过速综合征;

(4)如病变同时波及房室交界区,则窦性静止时,可不出现交界性逸搏,或逸搏心律的频率低于 35 次/分,此即称为双结病变。双结病变还可表现为并存房室传导阻滞,心电图上出现窦性心动过缓伴房室阻滞及房扑、房颤伴心室率缓慢(30～50 次/分)(图 7 - 14)。

2. 临床意义

由于窦房结及其周围组织出现变性、坏死、纤维化、退行性病变、淀粉样变及钙化等,根据病变的程度不同而表现出严重程度不等的心律失常,所以病窦综合征的诊断主要靠临床表现及辅助检查等全面综合分析。

3. 辅助检查

(1)动态心电图(见第三十章);

(2)窦房结激发试验

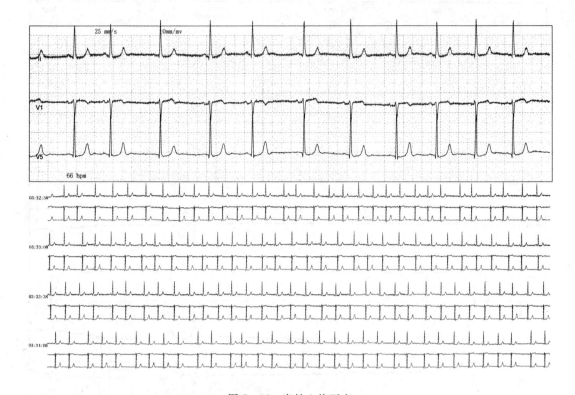

图 7-12　窦性心律不齐

与图 7-11 是同一位患者 Horter 心电图记录，P-P 间期不等，0.80～1.10s，相差 0.30s

　　a)运动试验(见第三十一章)；

　　b)阿托品试验(见第三十二章)；

　　c)临床电生理检查(见第三十三章)。

4. 临床意义

　　导致病窦的病因有：冠心病、急性心肌梗死、心肌炎、心肌病、窦房结退行性病变及手术损伤等。

5. 鉴别诊断

　　以下情况均可表现出窦性心动过缓、窦房阻滞、窦性停搏等，而不应诊断为病窦综合征。

　　(1)药物：洋地黄类及抗心律失常药物、利血平降压药等；

　　(2)迷走神经功能亢进；

　　(3)颅内压增高；

　　(4)阻塞性黄疸；

　　(5)高血钾；

　　(6)甲状腺功能减退。

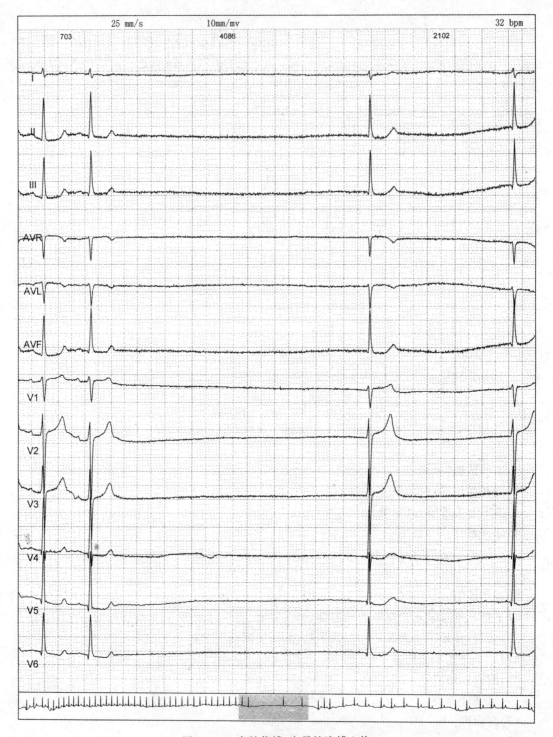

图 7-13　窦性停搏、交界性逸搏心律

与图 7-11 是同一位患者 Horter 心电图记录,窦性停搏,长达 8086ms,伴交界性逸搏

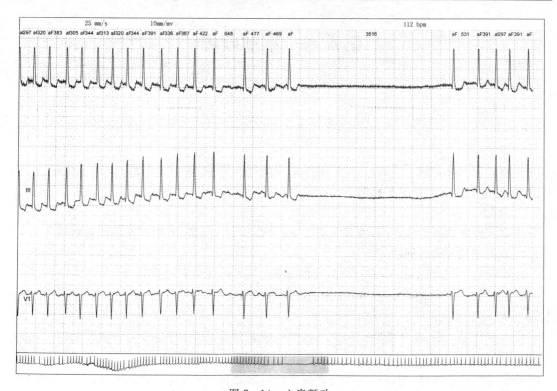

图 7－14　心房颤动

与图 7－11 是同一位患者 Horter 心电图记录，心房颤动伴心室停搏

第八章　期前收缩

一、概述

1. 概念

期前收缩又称为过早搏动,指窦房结以外的异位起搏点,提早发出激动,引起心脏一部分或全部提早除极,是一种最常见的主动性异位心律失常。

2. 分类

根据异位激动的起源不同,可分为房性、交界性和室性3类,其中室性期前收缩最常见。

3. 联律间期与代偿间歇

联律间期(coupling interval):期前收缩与其前窦性搏动之间的距离。

代偿间歇(compensatory pause):期前收缩后的长间歇,称为代偿间歇。代偿间歇有完全性和不完全性两种。

完全性代偿间歇:早搏的联律间期与代偿间歇之和等于或大于基本心动周期的两倍,称为完全性代偿间歇。

不完全性代偿间歇:早搏的联律间期与代偿间歇之和小于基本心动周期的两倍,称为不完全性代偿间歇。

插入性早搏:又称为间位性早搏(interpolated extrasystole),指发生在两个相邻的窦性搏动之间的期前收缩,其后无代偿间歇。

单源性期前收缩:指期前收缩来自同一异位起搏点或有固定的折返径路,其形态、联律间期相同。

多源性期前收缩:指在同一导联中出现2种或2种以上形态及联律间期互不相同的异位搏动。如联律间期固定,而形态各异,则称为多形性期前收缩,其临床意义与多源性期前收缩相似。

4. 期前收缩的偶发与频发

偶发性期前收缩:每小时少于30次或每分钟少于5次。

频发性期前收缩:每小时少于30次或每分钟大于5次。

5. 期前收缩二联律和期前收缩三联律

联律:窦性心搏与期前收缩成组出现,称为联律;

期前收缩二联律:如果每一个窦性激动之后出现一个期前收缩,两个一组,连续三组以上,称为期前收缩二联律;

期前收缩三联律:如果每两个窦性激动之后出现一个期前收缩,或每一个窦性激动后出现一对期前收缩,三个一组,连续三组以上,称为期前收缩二联律。

二、房性期前收缩

异位起搏点来自心房,提早发出激动称为房性期前收缩(premature atrial contraction)。

1. 心电图表现(图 8－1、8－2、8－3)

(1)提前出现一个变异的 P′波,形状与同导联窦性 P 波不同;

(2)P′波后多数 QRS 波群形态时限在正常范围, P′－R>0.12s,代偿间歇常不完全;

(3)部分期前收缩 P 波之后无 QRS 波,且与前面的 T 波相融合而不易辨认,称为房性期前收缩未下传;

(4)P′－R 可以延长,少数 P′波所引起的 QRS 波群增宽变形,称房性期前收缩伴室内差异性传导。

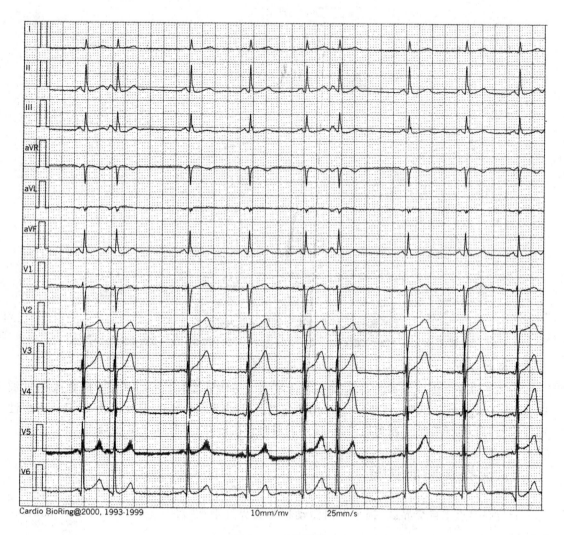

图 8－1　房性早搏

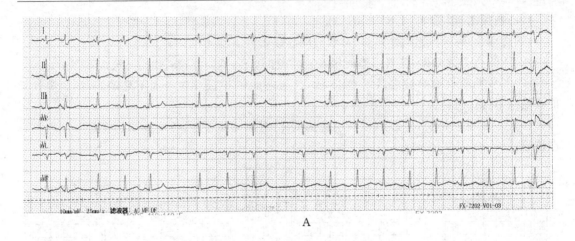

A

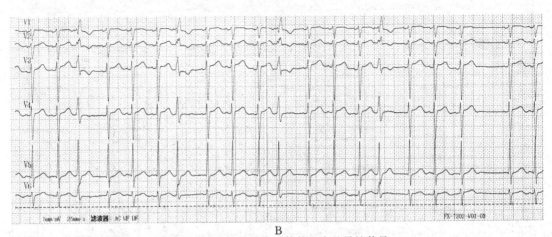

B

图 8-2　房性早搏未下传伴室内差异性传导

男性,65 岁。心电图示:窦性心律;心率;104 次/分,房性早搏未下传伴室内差异性传导

2.鉴别诊断

房性早搏未下传应与窦性停搏、窦房阻滞鉴别。房性早搏未下传的 P'波有时埋藏在 T 波中,使此 T 波变形并出现一个长 P-P 间期,应把此 T 波与其他窦性 T 波比较,并且符合房性期前收缩的心电图特性。而窦性停搏、窦房阻滞两者在长 P-P 间期无 P'波,ST-T 无变形。

三、交界性期前收缩

异位起搏点来自交界区,提早发出激动称为交界性期前收缩(premature junctional contraction)。

1.心电图表现(图 8-4、8-5)

(1)提早出现 QRS 波群,其形态与窦性者相同,少数伴室内差异性传导时表现宽大畸形;

(2)交界区的激动也能同时逆行上传达心房,产生一个逆行 P'波(Ⅱ、Ⅲ、aVF 的 P'直立)。P'波如果出现在 QRS 波群之前者 P'-R 间期<0.12s,出现在 QRS 波群之后者,R-P'<0.20s;

(3)不能上传者可以无 P'波;

(4)交界性期前收缩往往有完全性代偿间歇。插入性交界性早搏无代偿间歇。

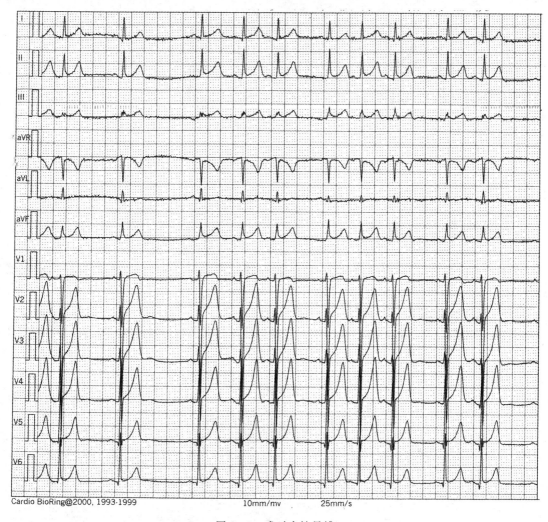

图 8-3　成对房性早搏

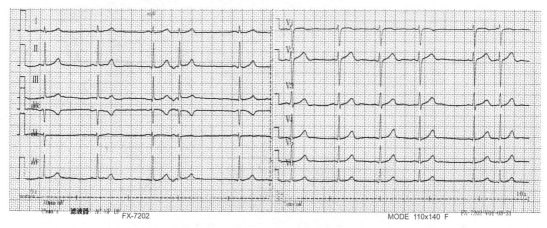

图 8-4　交界性期前收缩

心电图示:$P'-R$ 间期$<0.12s$

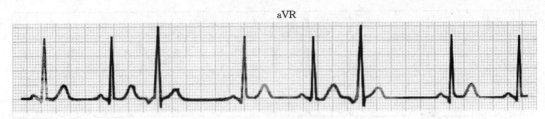

图 8-5　交界性期前呈三联心律

2. 鉴别诊断

与房性期前收缩鉴别:当两者表现为逆行 P′波时,交界性期前收缩的 P′－R 间期<0.12s,房性期前收缩>0.12s。

四、室性期前收缩

异位起搏点来自心室,提早发出激动,引起心室部分或全部提早除极称为室性期前收缩(premature ventricular contraction)。

1. 心电图表现(图 8 - 6、8 - 7)

(1)提早出现一个增宽变形的 QRS - T 波群,QRS 时限常>0.12s,其前无相关的 P 波,T

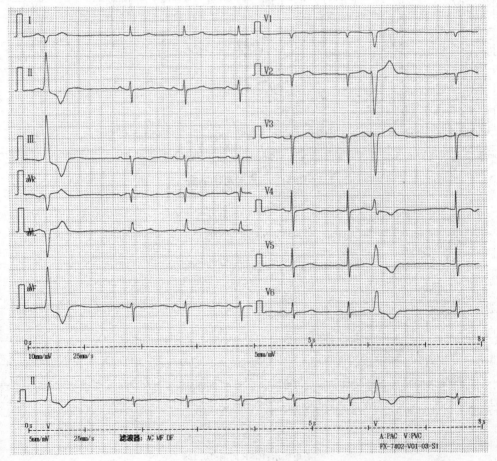

图 8-6　室性期前收缩

波方向多与主波相反；

（2）大多数有完全性代偿间歇，插入性室性早搏无代偿间歇。

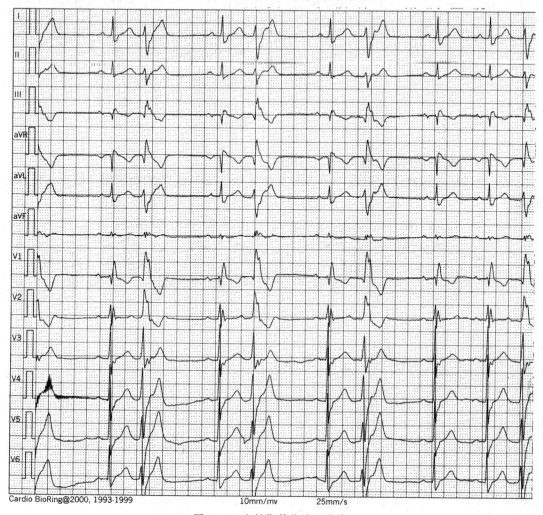

图 8－7 室性期前收缩二联律

2. 鉴别诊断

与房性期前收缩伴室内差异传导的鉴别：房性期前收缩伴室内差异传导，提早出现的宽大畸形 QRS 波群前有提早出现、与之传导有关的 P′波；QRS 波群呈典型束支阻滞型；代偿间歇多不完全。这几点均可与室性期前收缩鉴别。

五、特殊类型室性期前收缩

1. 多源性室性期前收缩（图 8－8、8－10）

同一导联中有 2 种或 2 种以上形态的室性期前收缩且偶联间期不同。多见于器质性心脏病、电解质紊乱及药物中毒。

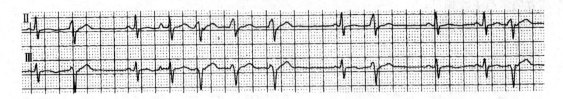

图 8-8　多源性室性期前收缩

心电图示：第 2、9、12 提前出现的宽大畸形 QRS 波群形态不同、联律间期不等；第 4 个 QRS 波群为房性期前收缩，第 5、6、7 个连续出现宽大畸形 QRS 波群

2. 多形性室性期前收缩（图 8-9、8-10）

同一导联中有 2 种或 2 种以上形态的室性期前收缩但偶联间期相同。见于器质性心脏病。

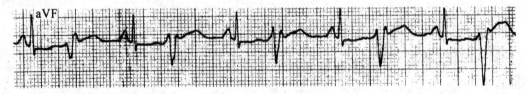

图 8-9　多形性室性期前收缩

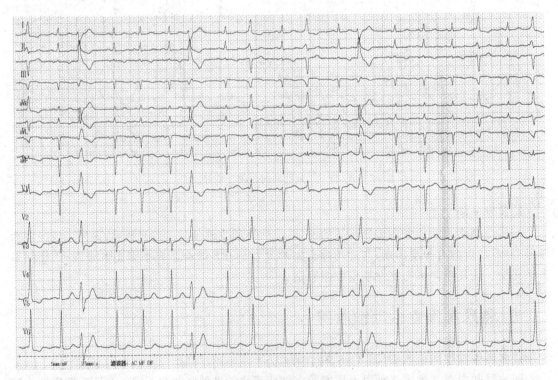

图 8-10　多源、多形性室性期前收缩

图中共有 8 个室性早搏，来自于两个起搏点，有两种形态。其中 1、4、5、7、8 配对相等、形态相同为同一源；第 2、3、6 配对相等、形态相同为同一源，此外，图中存在左心室肥厚伴劳损的心电图改变

3. 特宽型室性期前收缩

室性期前收缩的 QRS 波群时限≥0.16s。见于器质性心脏病。

4. 特矮型室性期前收缩

各导联室性期前收缩的 QRS 波群振幅<1.0mV,属于病理性期前收缩。

5. RonT 型室性期前收缩

如图 8-11 所示,室性期前收缩落在前一心搏的 T 波上。

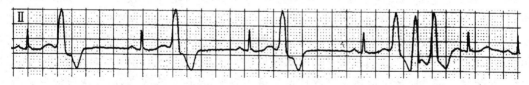

图 8-11 RonT 型室性期前收缩及短阵室性心动过速(成串的室性期前收缩)

第九章　逸搏与逸搏心律

当上位节律点发生病损或受到抑制而出现停搏或节律明显减慢时,(如病窦综合征)或者因传导障碍而不能下传时,(如三度房室传导阻滞),或者其他原因造成长间歇时(如早搏后代偿间歇),其低位起搏点就会发出一个或一连串的冲动,激动心室。仅1~2个异位搏动称逸搏。逸搏连续3个以上者称逸搏心律(escape rhythm)。此为一种生理现象,防止心脏出现过长时间停搏。按发生的部位分为房性、房室交界性和室性逸搏。其QRS波群的形态特点与各相应的期前收缩相似,二者的差别是期前收缩属提早发生,为主动节律,而逸搏则在长间歇后出现,属被动节律。临床上以房室交界性逸搏最为多见,室性逸搏次之,房性逸搏最少见。

一、逸搏

1. 交界性逸搏

(1)定义　当窦性停搏、室性心动过缓及不齐、窦房阻滞、不完全性房室传导阻滞及期前收缩后的代偿间期等使心室搏动发生长的间歇时,交界区起搏点便发出1~2次搏动,称为交界性逸搏。

(2)心电图表现(图9-1)

a)在一个较长间歇后延迟出现的QRS波群,QRS波群形态与窦性下传时形态大致相同或相似;

b)有或无逆行P波(P'波),P'波在QRS波群之前者,P'-R间期<0.12s;在QRS之后者,R-P'间期<0.20s。

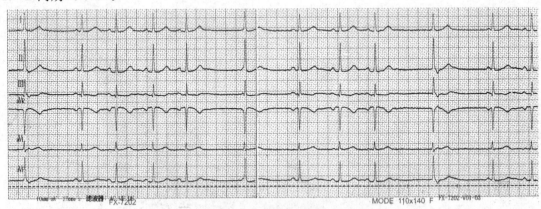

图9-1　交界性逸搏

(3)鉴别诊断　与室性逸搏鉴别:①室性逸搏QRS-T宽大畸形,其形态类似束支阻滞图形;②其前无P波,有时可见无关的P波。

(4)临床意义　交界性逸搏是一种常见的被动性异位搏动,是一种生理现象。临床多见于:早搏或心动过速后的代偿间歇、窦性心动过缓、窦房阻滞或窦性停搏、二度以上的房室传导阻滞。

2. 室性逸搏

（1）定义　当窦房结与交界区均处于抑制状态而自律性异常降低时，室性起搏点被动地发出激动，引起心室除极和复极，产生一个延迟的室性 QRS 波群，称为室性逸搏（图 9-2）。

（2）心电图表现

a）在长间歇后出现宽大畸形的 QRS 波群，时间≥0.12s～0.16s，T 波方向与 QRS 波群主波方向相反；

b）QRS 波群前后无相关的 P 波。

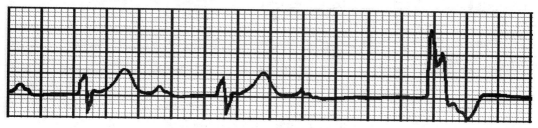

图 9-2　室性逸搏

（3）鉴别诊断

a）与时相性室内差传的交界性逸搏鉴别。

b）与室性期前收缩鉴别：室性逸搏的 QRS 波形态与室性早搏的 QRS 波相似，其差别在于室性早搏的 QRS 波提前出现，而室性逸搏的 QRS 波在一个较长的间歇后出现。

（4）临床意义　因室性逸搏发生时，交界区起搏点也受到抑制，故有重要意义。临床上主要见于：严重的窦性心动过缓、窦性停搏或窦房阻滞且伴有交界区起搏点自律性低至心室起搏点以下（双结病变）；发生于束支水平的三度房室传导阻滞；在早搏或心动过速后，窦房结或交界区起搏点暂时受抑制；临终前心电图。

3. 房性逸搏

（1）定义　当窦房结激动形成或传出障碍时，心房内异位起搏点的自律性则能得以显现，被动地发出冲动，称之为房性逸搏。

（2）心电图表现

a）P′波在较长间歇后出现，其形态和窦性 P 波不同（直立、双向或倒置）。房性激动和窦性激动若同时发出，则可出现房性融合波。

b）P′-R 间期≥0.12s，有时略短于窦性 P-R 间期。

c）P′波后 QRS 波群形态、时间均正常。

（3）临床意义　见于某些先天性心脏病。

二、逸搏心律

1. 交界性逸搏心律

（1）定义　交界性逸搏连续出现 3 次或 3 次以上者，称为交界性逸搏心律。

（2）心电图表现（图 9-3）

a）窦性 P 波消失，或虽有窦性 P 波，但同时伴有高度或完全性房室阻滞，出现 3 次或 3 次以上交界性逸搏；

b)心室率 40~60 次/分。

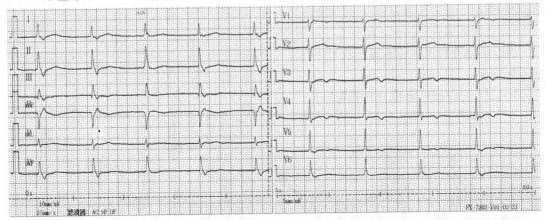

图 9-3　房室交界性逸搏心律

该图各导联 QRS 波群前无 P 波,QRS 波群之后可见逆行 P′波,R-P′间期<0.20s,频率 56 次/分

(3)鉴别诊断

a)与室性心律鉴别　交界性逸搏心律的 QRS 波群与窦性心律的 QRS 波群相似,如果合并室内阻滞时,QRS 波群可增宽,应与窦性心律的心电图作对照,可与室性心律鉴别

b)与窦性心律鉴别　交界性逸搏心律的 QRS 波群可紧跟窦性 P 波之后出现时,仔细测量 P-R 间期发现其较窦性 P-R 间期短。

(4)临床意义　临床意义取决于诱发因素。正常健康人的窦性心动过缓、运动或窦性心动过速时逸搏被抑制。各种窦房结和房室结的心脏病患者。药物如抑制窦房结或减慢房室传导速度的药物均可引起逸搏心律。

2.室性逸搏心律

(1)定义　当窦性激动不能到达或通过交界区,且交界区又未能及时发出逸搏激动时,心室就可发出被动性室性逸搏,室性逸搏连续出现 3 次或 3 次以上,称为室性逸搏心律。

(2)心电图表现(图 9-4)

a)心室率 20~40 次/分;

b)QRS 波群宽大畸形,QRS 波群时限≥0.12s~0.16s,T 波方向与 QRS 波群主波方向相反;

c)起搏点愈低,频率愈慢且不规则,愈易继以心室停搏,且 QRS 波群宽大畸形的愈显著。

(3)临床意义　见于高血钾、奎尼丁中毒、完全性房室阻滞或临终期。

3.房性逸搏心律

(1)定义　房性逸搏连续出现 3 次或 3 次以上者,称为房性逸搏心律。

(2)心电图表现

a)频率多为 50~60 次/分;

b)P′波与窦性心律 P 波相似时,逸搏心律来自于右房上部;P′波在 I 及 aVR 导联直立,aVF 导联倒置,P′-R≥0.12s,此时异位节律点在右房后下部(冠状窦心律);P′波在 II、III、aVF 导联倒置,aVR 导联直,P′-R≥0.12s,此时起搏点位于心房下部或交界区附近;节律点

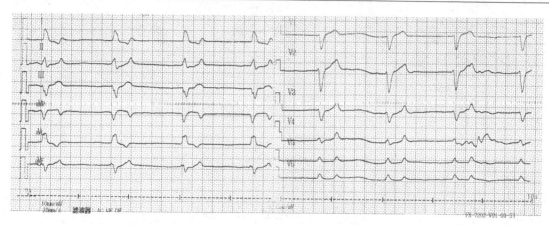

图 9-4 室性逸搏心律

该图各导联 QRS 波群前无 P 波，QRS 波群宽大畸形，频率 42 次/分

在左房者，称为左房心律；来自左房后壁时，Ⅰ、V_6 导联 P′倒置，V_1 导联 P′直立，具有前圆顶后高尖特征；来自于左房前壁时，$V_3 \sim V_6$ 导联 P′波倒置，V_1 导联 P′波浅倒或双向。

c)如果 P′波形图、P-R 间期，甚至心动周期有周期性变异，称为游走心律，游走的范围可达房室交界区而出现倒置的逆行 P′波。

(3)临床意义　临床见于某些先天性心脏病。

三、逸搏夺获性心律和反复搏动

1.逸搏夺获性心律

(1)定义　逸搏性 QRS 波群之后接踵出现 1 个窦性激动，窦性 P 波下传心室引起 QRS 波群，心电图表现为 QRS-P-QRS 序列，在窦性搏动和逸搏的关系中，窦性激动好似"提前"出现，称为逸搏夺获性心律。如果逸搏夺获性心律连续发生，称为逸搏-夺获二联律。

(2)心电图表现

a)2 个交界性逸搏中夹有 1 个窦性 P 波；

b)P-R 间期>0.12s；

c)P-P 间期与窦性相符(图 9-5)。

(3)鉴别诊断　与反复搏动鉴别：①逸搏夺获二联律中两个 QRS 波群之间的 P 波是窦性而不是逆行 P′波，且 P-P 间隔保持窦性激动的间距；②在反复搏动中，两个 QRS 波群中间为逆行 P′波，该逆行 P′波与其前后 P-P 间隔不同。

2.反复搏动

(1)定义　在心脏某一部位(心房、房室交界区或心室)发出的电信号激动心房和心室的同时，又沿另一条传导通路折返回原处并再次激动心房或心室，称为反复搏动。

(2)心电图表现(图 9-6)

a)房性反复搏动　表现为房性 P 波-室上性 QRS 波群-逆行 P′波的序列；

b)交界区性反复搏动　表现为两个交界性 QRS 波群相距 0.5s，它们之间有一逆行 P′波，即呈交界性 QRS 波群-逆行 P′波-交界性 QRS 序列。

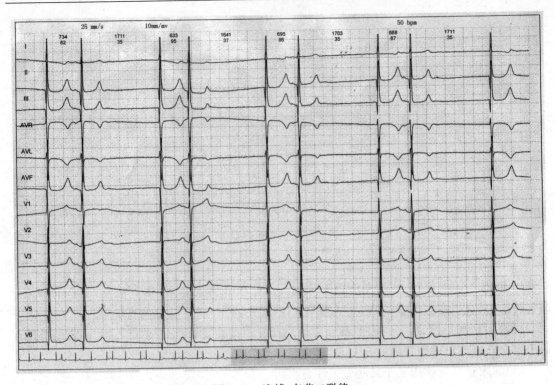

图 9-5　逸搏-夺获二联律

女性,43 岁,有心肌炎病史。Horlter 心电图示:2 个交界性逸搏中夹有 1 个窦性 P 波,P-R 间期>0.12s

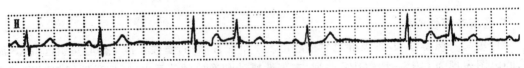

图 9-6　交界性反复搏动

第 3 个及第 6 个 QRS 波群为交界性逸搏,并出现了反复搏动

c) 室性反复搏动　表现为室性 QRS 波群-逆行 P′ 波-室上性 QRS 波群序列(图 9-7)。

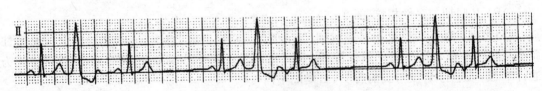

图 9-7　室性反复搏动

第 2 个及第 3 个室性期前收缩形成室性反复搏动

(3)临床意义　反复搏动发生,表明患者存在房室结双径路,也是诱发折返性心动过速的主要原因。

第十章　阵发性室上性心动过速

一、定义

室上性心动过速(paroxysmal supraventricular tachycardia,PSVT)简称室上速,是起源于希氏束以上部位的心动过速。QRS波群多数为窄的(0.06~0.10s),当合并有束支阻滞、差传和旁道前传时,QRS波群宽大畸形≥0.12s。室上速发作时,往往心房率≥心室率。心率160~220次/分。

二、室上速的分类

室上速可分为以下几种。
(1)房室结折返性心动过速(atrioventricular nodal reentrant tachycardia, AVNRT);
(2)房室折返性心动过速(atrioventricular reentrant tachycardia, AVRT);
(3)窦房结折返性心动过速(sinus nodal reentrant tachycardia, SNRT);
(4)房内折返性心动过速(intra-atrial reentrant tachycardia,IART);
(5)自律性房性心动过速(automatic atrial tachycardia, AAT);
(6)加速性交界性心动过速(accelerated junctional tachycardia, AJT);
(7)多源性房性心动过速(multifocal atrial tachycardia, MAT)。

三、房室结折返性心动过速

1. 发生机制

房室结分离为电生理特性不同的二个通路。α通路为慢径路,传导速度慢而不应期短,β通路为快径路,传导速度快而不应期长。窦性心律时,激动从快径路(β通路)下传心室,P－R间期正常。当有适时的房早发生,β通路正处于不应期,激动从α通路缓慢下传心室,当到达共同通路时,β通路脱离不应期,而致激动在下传心室的同时逆传心房(心房回波),同时再由α通路缓慢下传,导致反复循环(图10－1)。

另外,折返激动可以从快径路下传,然后由慢径路逆传,从而产生心动过速。

2. 分类

按照折返前传和逆传经路的不同,房室结返性心动过速可分3类:

(1)慢快型:慢经路前传、快经路逆传,发生率为90%,临床最常见的室上性心动过速之一;

(2)快慢型:快经路前传、慢经路逆传;

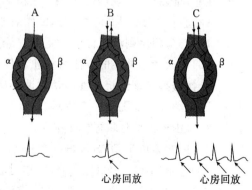

图10－1　房室结折返性心动过速的形成机制

(3)慢慢型:更慢经路前传、快经路逆传。

3. 慢快型房室结折返性心动过速心电图表现

心电图表现如图 10－2 所示。

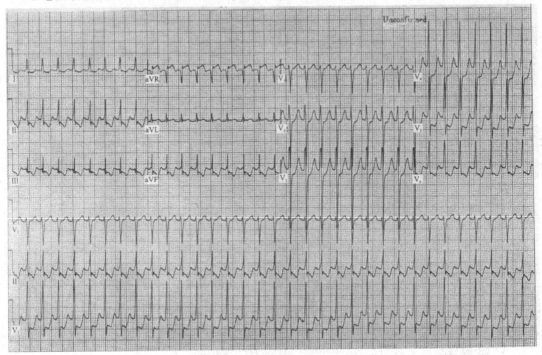

图 10－2　房室结折返性心动过速

与窦性心律时相比,QRS 波为室上性,频率为 200 次/分,Ⅱ、Ⅲ、aVF 出现假性 S′波

(1)QRS 波群大多与窦性相同,偶可出现室内差异性传导而呈宽大畸形,但心动周期不变。

(2)P 波与 QRS 波群的关系:P′为逆行性,Ⅱ、Ⅲ、aVF 倒置,aVR 直立;P′与 QRS 波群重叠,看不到 P′波;P′稍早于 QRS 波群,则Ⅱ、Ⅲ、aVF 导联可见假性 q 波;P′紧跟 QRS 波群终末,在Ⅱ、Ⅲ、aVF 出现假性 S′波,V₁ 有假性 r 波,可出现 2∶1 或 1∶1 房室交替下传。

(3)心室率 140～220 次/分,发作时心率可突然减半或增倍。

(4)心房程序刺激可诊断房室结双经路;食道调搏时,R－P′<P′－R,R－P′<70ms。

(5)刺激迷走神经的方法可终止发作。

4. 快慢型房室结折返性心动过速心电图表现

心电图表现如图 10－3 所示。

(1)QRS 波群大多与窦性相同;

(2)P′波多位于 QRS 波群之后;

(3)心室率 140～220 次/分,发作时心率可突然减半或增倍;

(4)心房程序刺激可诊断房室结双经路;食道调搏时,R－P′间期<P′－R 间期,RP′<70ms;

(5)刺激迷走神经的方法可终止发作。

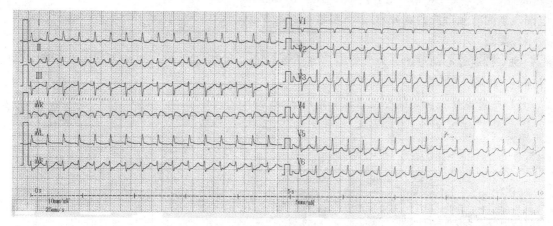

图 10-3　快慢型房室结折返性心动过速

QRS 波为室上性，频率为 198 次/分，P′紧跟 QRS 波群终末，在 Ⅱ、Ⅲ、aVF 倒置，R-P′<P′-R

5.鉴别诊断

（1）与房室折返性心动过速　心电图表现：窦性心律时有或无显性预激综合征的特征性心电图；R-P′间期<P′-R 间期，R-P′间期固定，也不受心动过速频率影响；R-P′>70ms。

（2）与房性心动过速　心电图表现：P′波形态取决于心动过速起源的部位，可正向或逆向；P′波位于 R-R 间期之间；P′-R 间期>0.12s；R-P′间期>P′-R 间期，且 R-P′间期不固定；可伴有或不伴有不同程度的房室阻滞。

（3）与心房扑动　主要与 2∶1 心房扑动鉴别，F 波位于 R-R 间期的中间部位。另一 F 波埋藏在 QRS 波群内。有时需借助食管导联心电图去辨别。

四、房室折返性心动过速

1.发生机制

正常人，房室结-希氏束是房室之间唯一的传导通路，但在某些先天发育异常者，在房室之间存在直接连接房室心肌的异常通路（Kent 束），称为房室旁路或预激旁路。引起房室折返性心动过速的房室旁路有两种：①隐匿性旁道：房室旁道没有前传功能，只有逆传功能。所以只参与顺传型房室折返性心动过速。在平时窦性心律时及发作心动过速时，激动均由心脏正常房室传导系统下传心室，心电图的表现均无预激波的正常 QRS 波群；②显性旁道：房室旁道具有双向性的传导。在平时窦性心律时，窦性激动一方面沿正常房室传导系统下传心室，另一方面经房室旁道快速下传心室并使心室一部分心室肌提前除极，在心电图上表现为 QRS 波群起始部有预激波。当折返性心动过速发生时，激动可沿房室结下传，再经房室旁道逆传，形成顺传型房室折返性心动过速，心电图表现无预激波的正常 QRS 波群；激动也可沿房室旁道下传，再经房室结逆传，形成逆传型房室折返性心动过速，心

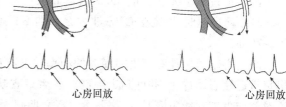

图 10-4　房室折返性心动过速发生机制

电图表现为有预激波的宽大的 QRS 波群（图 10-4）。

2. 类型

房室折返性心动过速分为顺传型房室折返性心动过速，占 90%；逆传型房室折返性心动过速，占 10%。

（1）顺传型房室折返性心动过速心电图表现（图 10-5）：

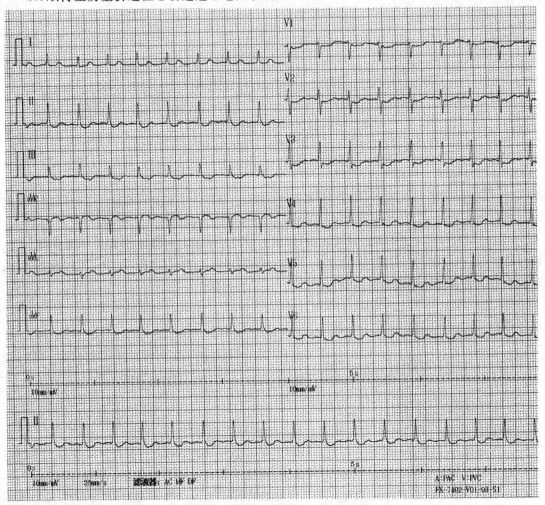

图 10-5　顺传型房室折返性心动过速

QRS 波为室上性，频率为 198 次/分，P′紧跟 QRS 波群终末，在 Ⅱ、Ⅲ、aVF 倒置，R-P′< P′-R，R-P′>70ms

a）窦性心律时，心电图可呈显性预激综合征，也可正常；QRS 波群电压交替。

b）心动过速呈突发突止，QRS 波群时限正常，频率 150～250 次/分。

c）心动过速时，P 波在 QRS 波群之后的 ST 段或 T 波上升支上，R-P′间期<P′-R，R-P′>70ms。

d）当心动过速伴有束支阻滞时的频率比没有束支阻滞时的心动过速的频率慢，可诊断为房室折返性心动过速，并可判定旁道在发生束支功能阻滞的同侧，R-P′间期延长；当出现旁道对侧的束支功能阻滞时，心率及 R-P′间期则无变化。

e)伴有继发性 ST－T 改变。

f)房性期前收缩、室性期前收缩可诱发或终止心动过速。

(2)逆传型房室折返性心动过速心电图表现：

a)窦性心律时，心电图表现为显性预激综合征。

b)心动过速呈突发突止，QRS 波群与窦性心律时形态一致，呈宽 QRS 波群心动过速，频率 150～250 次/分。

c)心动过速时，R－P′间期＞P′－R 间期。

d)房性期前收缩、室性期前收缩可诱发或终止心动过速。

3. 鉴别诊断

(1)顺传型房室折返性心动过速与房性心动过速和房室结折返性心动过速鉴别见表10－1。

表 10－1 房性心动过速、房室结折返性心动过速、顺传型房室折返性心动过速的鉴别

	房性心动过速	房室结折返性心动过速	顺传型房室折返性心动过速
窦性心律时的 P－R 间期	正常	正常、部分患者交替出现长短两种 P－R 间期，长 P－R 比短 P－R≥60ms	可表现为 P－R 间期缩短（显性预激），也可正常（隐性旁路）
P′波和 QRS 波的关系	P′－R 间期正常或延长	逆 P′波融于 QRS 波群中，或位于 QRS 波群终末或起始部，Ⅱ、Ⅲ、aVF 出现假性"s"波或假 q 波，V₁ 导联出现假性 r′波	QRS 波群正常，R－P′间期固定
R－P′间期	R－P′＞P′－R	R－P′＜70ms，且 R－P′＞P′－R	R－P′＞70ms，且 R－P′＜P′－R
心动过速时频率	150～250 次/分	＜200 次/分	＜250 次/分
房室传导	1∶1，或房室阻滞	1∶1，2∶1	1∶1 传导
伴发功能性束支阻滞	可有	可有，但 R－R 间期不变	可有，R－R 间期比无阻滞时延长 25ms 以上，提示旁路位于束支阻滞同侧
刺激迷走神经对心动过速的影响	加速房室阻滞，但不终止心动过速	不影响或可终止发作	不影响或可终止发作

(2)逆传型房室折返性心动过速与室性心动过速鉴别见表10－2。

表 10‑2　逆传型房室折返性心动过速与室性心动过速鉴别

	室性心动过速	逆传型房室折返性心动过速
窦性心律时	P‑R 间期，QRS 波群时限与形态正常	呈显性预激综合征心电图改变
心动过速时室房逆转	可见多种形式：室房分离、逆转文氏或 1∶1 逆转	室房 1∶1 逆转，一旦室房逆转阻滞，心动过速终止
心动过速对房室结的依赖	不依赖	依赖
房室传导	无	经房室旁路 1∶1 下传
其他	有室性心动过速的特征性心电图改变	窦性心律心电图符合显性预激心电图表现

五、窦房折返性心动过速

1. 发生机制

激动在窦房结内或窦房结和其他相邻的心房组织之间形成的连续折返。老年人多见，有器质性心脏病，机制不清，多为窦房结与心房间有慢传导区所致，或为房内折返亚型；

2. 心电图表现

心电图表现如图 10‑6，图 10‑7 所示。

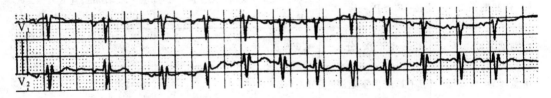

图 10‑6　窦房折返性心动过速

第 4 个 P 波为窦期前收缩，并诱发了频率为 130 次/分的心动过速，可见温醒现象

(1)QRS 波群时限正常，突发突停；

(2)心动过速频率为 130～180 次/分；

(3)P 波为窦性形态，P‑R 长短与心动过速频率有关，P‑R>0.12s，房室传导阻滞不影响心动过速；

(4)兴奋迷走神经可减慢或终止心动过速。

3. 鉴别诊断

与自律性增强的窦性心动过速鉴别：

(1)窦性心动过速常逐渐增快、逐渐减慢，无突发突停；

(2)刺激迷走神经的方法使窦性心动过速频率减慢但不能终止；

(3)窦性心动过速持续时间可达几小时、几天或更长；

（4）窦性心动过速对电生理刺激无反应，不能诱发和终止。

图 10 - 7　窦房折返性心动过速

第 2、5、17 个 P 波为窦性期前收缩，诱发了一阵频率为 140 次/分的心动过速，可见温醒现象。与图 10 - 6 为同一位患者心电图

六、房内折返性心动过速

1. 发生机制

心房肌纤维化是产生房内折返性心动过速的病理基础，而心房内传导组织不应期的不一致性和不均匀性传导，是形成房内折返性心动过速的电生理基础。当某一区域心房肌有病变，如缺血、损伤、变性、纤维化或电解质分布不均匀等使心房肌除极速度不一致性时，心房不应期在不同部位出现明显差异，造成单向阻滞和传导延迟，可形成折返。房性心动过速折返环可发生在心房的任何部位，可循房内一定的解剖径路形成大折返环，也可在某一局部形成微折返环。折返环路可固定，也可不固定。

2. 心电图表现

心电图表现如图 10 - 8 所示。

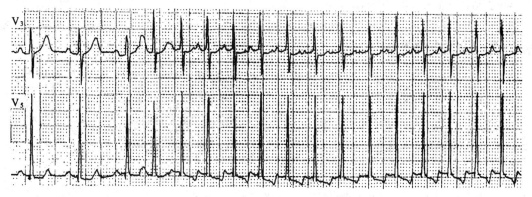

图 10 - 8　折返性房性心动过速

心动过速由房性早搏诱发，$P' - P'$ 间期相等心房率 160 次/分

　　(1)P′波为异位 P 波,形态一致,P′－P′间期规则,连续出现 3 个或 3 个以上的房性 P′波;

　　(2)每个 P′波后均有一个 QRS 波群,没有室内差异性传导时,QRS 波群形态时限正常;伴有室内差异性传导时,QRS 波群宽大;

　　(3)P′－R 间期可正常或延长;

　　(4)可有心动过速继发 ST－T 改变,上述(1)～(4)均为房性心动过速的心电图特点;

　　(5)频率 150～240 次/分;

　　(6)可由自发性房性期前收缩诱发和终止,呈突发突停,房性期前收缩的 P′与其后心动过速的 P′波的形态不同,每次发作时的联律间期(P－P′)相等;

　　(7)可有不同程度的房室传导阻滞,心动过速频率快时,P′可重叠在前一个 T 波上;

　　(8)QRS 波群大多是窄的,有室内差异性传导时增宽;

　　(9)可有心动过速伴继发性 ST－T 改变;

　　(10)终止方式:突然终止,不伴有心动过速频率的改变;逐渐终止,伴有心动过速频率的逐渐降低;在终止前出现 P′－P′间期的短长交替现象,以上(5)～(10)为心房内折返性心动过速的心电图特点。

3. 临床意义

见于器质性心脏病:风湿性心脏病、冠心病、心肌炎;也可见于缺血、药物中毒等。

4. 鉴别诊断

与房室结折返性心动过速和顺传型房室折返性心动过速鉴别见表 10－1。

七、自律性房性心动过速

1. 发生机制

心脏特殊传导系统和心室内均存在能在舒张期缓慢除极的起搏细胞。正常情况下只有自律性最高的窦房结发放冲动控制心脏,其他潜在的起搏细胞的冲动均被窦房结冲动所抑制。在某些病理情况下,如体内儿茶酚胺水平增高使心房内某一点或几点的自律性增高,导致自律性房性心动过速。

2. 心电图表现

心电图表现如图 10－9 所示。

　　(1)频率 100～160 次/分;心动过速发作时,开始几个 P′－P′间距有逐渐缩短现象,即"温醒现象"。P′波之间有等位线。

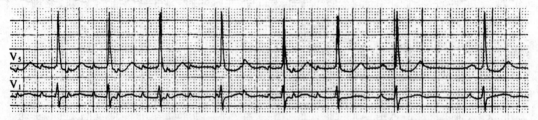

图 10－9　自律性房性心动过速

P′－P′间期相差最大为 0.08s,心房率 160 次/分,呈 2∶1～3∶1 的房室传导

(2)P'波形态与窦性P波不同,每个P'波后均有一个QRS波群,一般QRS波群形态与窦性相同,但伴有室内差异性传导时,QRS波群增宽。

(3)P'-R间期可正常或延长,P'-P'间期不等。

(4)阵发性发作,呈短阵性或持续性,历时数秒、数分钟、数小时、数日、乃至十余天。

(5)外加刺激不能诱发和终止心动过速。

3. 临床意义

见于冠心病、急性心肌梗死、肺源性心脏病;也可见于洋地黄中毒、低钾血症;也可见于正常人。

4. 鉴别诊断

(1)与心房颤动 自律性房性心动过速伴房室阻滞,尤其房室阻滞比例变化时,心室率变得不规则易误认为心房颤动。鉴别点:发病原因:自律性房性心动过速伴房室阻滞常由洋地黄中毒引起,心房颤动不是。心律快慢:心房颤动时心房率一般350~600次/分,形态、振幅、间距极不匀齐;自律性房性心动过速的心房率一般100~160次/分。

(2)与心房扑动 自律性房性心动过速伴房室阻滞时,与房扑非常相似。鉴别点:发病原因:自律性房性心动过速伴房室阻滞常由洋地黄中毒引起,心房扑动不是。心律快慢:心房扑动时心房率一般250~350次/分;自律性房性心动过速的心房率一般100~160次/分。

八、加速性交界性心动过速

1. 机制

加速性交界性心动过速又称为非阵发性交界性心动过速,是由于房室交界性内某个节律点的自律性增高,超过了窦房结起搏细胞舒张期的坡度,比窦房结先达到了"阈电位"而产生的有效的电活动。可下传心室引起心室搏动,也可逆传入心房,引起逆行性P'波。当交界区的起搏点持续比窦房结快时,在较长时间内取代窦性心律而呈交界性心律,并且其频率超过了窦房结的自律性,所以称为加速性交界性心动过速。可与窦性心律交替出现。

2. 心电图表现

心电图表现如图10-10所示。

(1)心率70~130次/分;

(2)可逆传心房有逆行P'波或无逆传与窦性P波干扰;

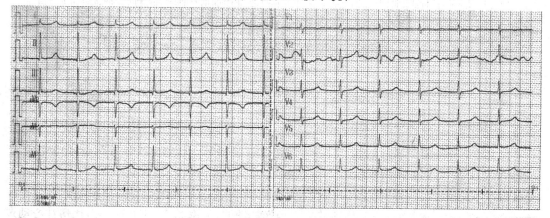

图10-10 加速性交界性心律

（3）可与窦性心律交替出现；

（4）可见各种形式的房性融合波，QRS波群形态正常。

3. 原因

洋地黄过量、器质性心脏病如心肌梗死、心脏手术、急性风湿热、室上性心动过速、导管消融术、少数正常人。

4. 鉴别诊断

（1）与房性异位节律　房性异位节律时，每个 QRS 波群前均有异常 P′波，且无房室分离。

（2）与心房颤动和扑动　心房颤动或扑动时，如果使用洋地黄治疗，就可能发生加速性交界性心动过速，这一点不容忽视。

（3）与窦室传导　当发生严重高钾血症时，心房呈静止状态，就会出现窦室传导，心电图表现为无 P 波，QRS 波群呈室性心律或伴室内传导阻滞的加速性交界性心律。

5. 临床意义

见于严重心脏病患者。

九、多源性房性心动过速

1. 机制

多源性房性心动过速又称为紊乱性房性心动过速。常在低氧、高碳酸血症、低钾及交感神经张力增高等可导致细胞内钙超负荷，而引起细胞后除极和触发活动使多个房内异位起搏点自律性增高。

2. 心电图表现

心电图表现如图 10-11 所示。

（1）三个形态以上的 P′波（之间有等电位线）出现在同一导联；

（2）P′-P′不等，P′-R 不等，有多个 P′不下传；

（3）心室率不整齐，在 100～150 次/分；

（4）可持续几分钟、几小时、几天或几月，但通常 2 周内终止，或转为窦性心律或演变为房颤或房扑，常伴有 ST-T 改变（39%～58%）。

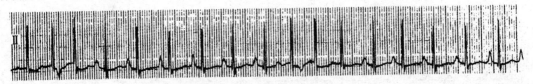

图 10-11　多源性房性心动过速

可见房性 P 波有直立、高尖、低平及倒置等多种形态，P′-P′间期不等，心房率平均 130 次/分

3. 鉴别诊断

（1）窦性心律失常　窦性心动过速伴窦性心律不齐时，P-P 间期变化较明显，但 P 波形态为正常窦性 P 波。多见于正常人，且与呼吸有关，也可发生于有心脏病老年人。

（2）心房颤动　心房颤动时，P 波消失，无等位线，代之不规则的低振幅颤动波。

（3）心房扑动　房扑时，心房扑动波呈锯齿样扑动波，频率 250～400 次/分，比房性心动过速快,并且规则。但房室传导比例不规则时,心室律则不规律。

(4)单源性房性心动过速　单源性房性心动过速或自律性房速时 P′波形态虽异常,但较一致且规律。只有出现房室阻滞时,心室律不规则。

4.临床意义

常发生于老年人群(60～70 岁),60％患者有严重的肺脏疾病如慢性阻塞性肺疾病、肺炎等;某些治疗肺脏疾病的药物如氨茶碱、异丙肾上腺素等;冠心病、电解质紊乱如低钾血症、糖尿病、重大手术、先天性心脏病。

第十一章　心房扑动和心房颤动

一、心房扑动

心房扑动(atrial flutter,AF),简称房扑,是一种快速而规则的心房节律,心电图上表现为P波消失,以快速、规则的扑动波(F)替代,F波形态、方向、大小相同且呈锯齿样,波与波之间的间隔均齐,相差小于0.02s,频率在250～350次/分,其间无等位线。

1.分类

(1)典型房扑(Ⅰ型)又分为常见型及少见型

a)常见型心电图表现(图11－1):F波连续呈尖端向下的锯齿状,即Ⅱ、Ⅲ、aVF 导联倒置,其频率250～350次/分。心房快速刺激多能终止。

b)少见型心电图表现:F波连续呈尖端向上的锯齿状,即Ⅱ、Ⅲ、aVF 导联导联直立(图11－2)。

典型房扑常见型及少见型可交替出现,因折返方向的变化而引起(图11－3)。

(2)非典型房扑(Ⅱ型)少见,F波呈圆凸向上而非锯齿状,即Ⅱ、Ⅲ、aVF 导联直立,其频率较快,为340～430次/分。不能为心房快速刺激终止。两个型之间有相互联系,且能互相转化。(图11－4)

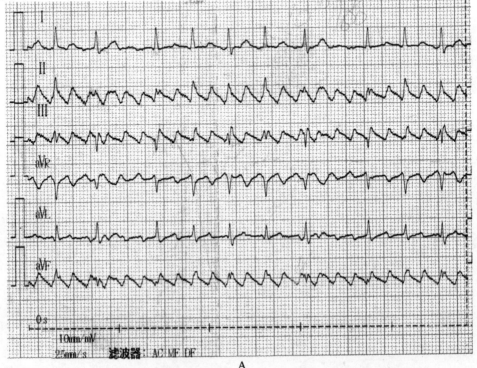

A

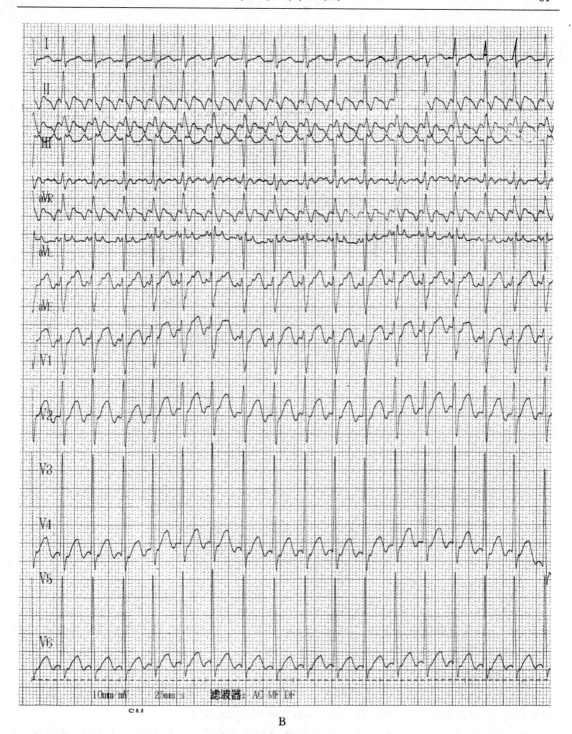

B

图 11-1 Ⅰ型房扑（常见型）

心电图示 A：Ⅱ、Ⅲ、aVF 导联 F 波连续呈尖端向下的锯齿状，频率 300 次/分；B：Ⅱ、Ⅲ、aVF 导联 F 波连续呈尖端向下的锯齿状，频率 330 次/分

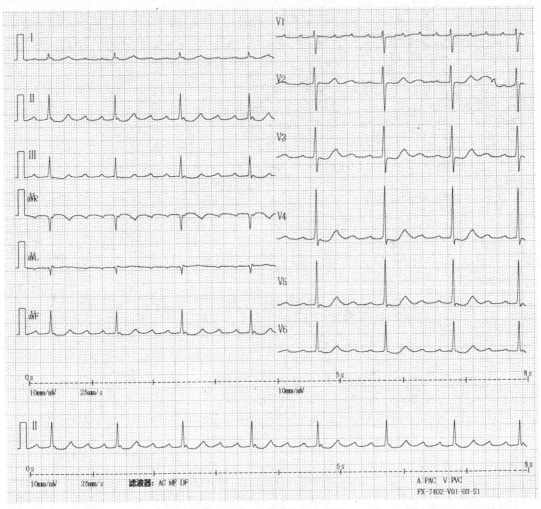

图 11-2　Ⅰ型房扑（少见型）

心电图示：锯齿状 F 波在Ⅱ、Ⅲ、aVF 导联直立

2.心房扑动产生的机制

在右房内,环绕上、下腔静脉入口之间存在的大折返环(母环)。激动沿母环持续折返,在折返途中发放快速而规则的子波,从而形成心房扑动。心电图中 F 波方向不同原因是由环形运动的方向不同所引起(图 11-5)。

3.心电图表现(图 11-6)

(1)无正常 P 波,代之连续的大锯齿状 F 波(扑动波),F 波间无等电位线,在Ⅱ、Ⅲ、aVF 导联和 V_1 导联最明显。典型的房扑心房率为 250~350 次/分。

(2)心室律规则或不规则,取决于房室传导比例是否恒定,大多不能全部下传,而以 2∶1 或 1∶1 下传,故心室律规则。不规则的心室律是由于传导比例发生变化,如 2∶1 和 4∶1 传导交替引起。

(3)QRS 波一般不增宽,若伴有室内差异传导时,出现增宽变形的 QRS 波群。

(4)在房室传导比率呈 6∶1 或比率更小的房扑时,可能存在房扑伴传导阻滞。

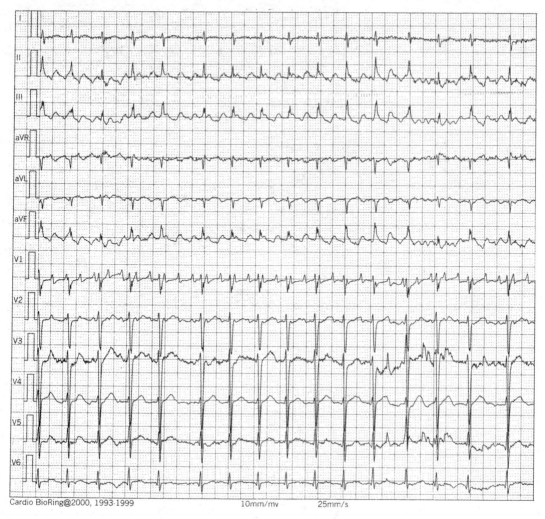

图 11-3 Ⅰ型房扑（常见型及少见型交替）

心电图示：前段锯齿状 F 波尖端向上，其后 F 波尖端向下，频率 250 次/分

3. 鉴别诊断

（1）与窦性心动过速鉴别

a）窦速时，P 波呈窦性 P 波；房扑时 P 波消失，代之以锯齿状的 F 波。

b）窦速时，心房率在 100～160 次/分；房扑时的心房率 250～350 次/分。

c）窦速时，心房波之间有等位线；房扑时心房波之间无等位线。

d）刺激迷走神经时，窦速者心率逐渐下降，停止刺激后又逐渐恢复原有心律；房扑时刺激迷走神经心率不变或由于房室阻滞的程度增加，心室率可有暂时减慢，Ⅱ、Ⅲ、aVF 导联可显示扑动波。

（2）与阵发性室上性心动过速鉴别（见室上速）。

（3）与多源性房性心动过速鉴别

a）多源性房性心动过速时，至少有 3 种以上不同形态的异位的 P′波；心房扑动时为形态相同的锯齿状的 F 波。

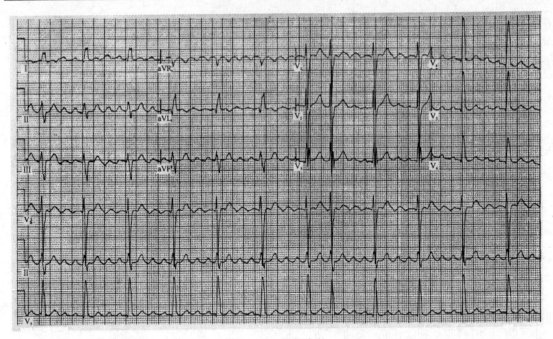

图 11-4　Ⅱ型房扑

心电图示:F波呈圆钝向上而非锯齿状,即Ⅱ、Ⅲ、aVF导联直立

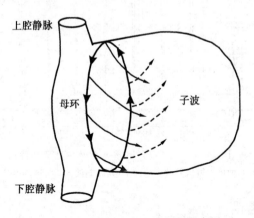

图 11-5　心房扑动产生机制的示意图

b)多源性房性心动过速的心房率在 100~250 次/分;心房扑动的心房率 250~350 次/分。

c)多源性房性心动过速时 P′-P′ 之间有等位线,心房扑动 F-F 之间无等位线。

d)多源性房性心动过速时 P′-R、P′-P′、R-R 间期不等;心房扑动时 F-R、F-F、R-R 间期基本规则。

e)多源性房性心动过速多由多源性房性早搏而来;心房扑动无多源性房性早搏病史。

(4)与心房颤动鉴别

a)心房扑动的扑动波形态相同、间隔均齐的锯齿状的 F 波;心房颤动呈形态、间距、振幅均不相等的 f 波。

b)心房扑动时,心房率为 250~350 次/分;心房颤动的心房率 350~600 次/分。

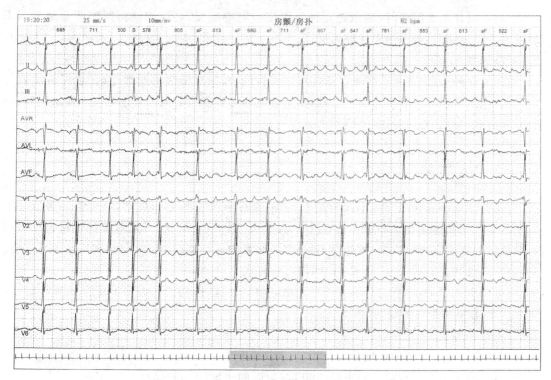

图 11-6 房性期前收缩诱发心房扑动

c)心房扑动者,运动后心率成倍增加,刺激迷走神经,心率成倍减少;心房颤动时运动与刺激迷走神经心率均无明显变化。

(5)与阵发性室性心动过速鉴别

a)心房扑动伴室内差异性传导时,易与阵发性室性心动过速误诊。鉴别点:心房扑动伴室内差异性传导时,心室率大于 200 次/分;室性心动过速时心室率小于 200 次/分。心房扑动伴室内差异性传导时,V_1 导联呈右束支传导阻滞的三相波;室性心动过速时 V_1 导联多呈单相或双相。心房扑动伴室内差异性传导时,刺激迷走神经可有心室率突然减慢,畸形的 QRS 波群消失;室性心动过速时心率和 QRS 波群形态无变化。心房扑动伴室内差异性传导时,患者的心电图不会出现心室夺获和室性融合波;室性心动过速时,心电图可见心室夺获和室性融合波。

b)心房扑动伴预激综合征时,易与阵发性室性心动过速误诊。鉴别点:心房扑动伴预激综合征时,P 波消失,以锯齿状 F 波代之;室性心动过速时,部分患者心电图有房室分离,可见到慢于心室率的心房波。心房扑动伴预激综合征时心室率大于 200 次/分;室性心动过速时心室率小于 200 次/分。心房扑动伴预激综合征时,部分患者的心电图可在 QRS 波群前见到预激波;室性心动过速无此现象。心房扑动伴预激综合征时,患者在心房扑动前常有反复发作心动过速的病史,或在既往心电图上见到预激波。室性心动过速时患者无上述现象。

c)心房扑动伴束支阻滞,易与阵发性室性心动过速误诊。鉴别点:心房扑动伴束支阻滞时,P 波消失,以锯齿状 F 波代之;室性心动过速时,部分患者心电图有房室分离,可见到慢于心室率的心房波,P 波与 QRS 波群无关。心房扑动伴预激综合征时,患者在心房扑动前后常见到束支传导阻滞的心电图改变;室性心动过速患者无此现象。

心房扑动伴束支阻滞时,刺激迷走神经可使心室率减慢,心室率减慢时能明显地显示 F 波;室性心动过速时,刺激迷走神经无反应。

4. 临床意义

可见于年轻人,但老年人多见。房扑可以短暂的、持续数分钟甚至数小时,也可持续数月至数年。大多数房扑患者有器质性心脏病,最常见冠心病和风心病。其他可见于高血压病、心肌病、肺心病、甲亢、心包炎、先心病手术后等。

二、心房颤动

心房颤动(atrial fibrillation,Af),简称房颤,是一种室上性心律失常,特点为心房活动不协调,导致心房功能恶化。心电图表现为 P 波消失,以大小、形状、时限不等的快速颤动波(f 波)替代。如果房室传导正常,则伴有不规则的、频繁快速心室反应。如果出现房室传导阻滞、室性或交界性快速心律失常,则 R-R 间期可能规则。

各导联无正常 P 波,代之以大小不等形状各异的 f 波(颤动波),心房 f 波的频率为 350~600 次/分,心室律绝对不规则(图 11-7)。

1. 心电图分类

(1)按房颤时心室率的快慢分为:

a)慢心室率型心房颤动　心室率<60 次/分时的房颤(图 11-8)。

b)快心室率型心房颤动　心室率>100~180 次/分时的房颤(图 11-9)。

c)极速型心房颤动　心室率>180 次/分的房颤。

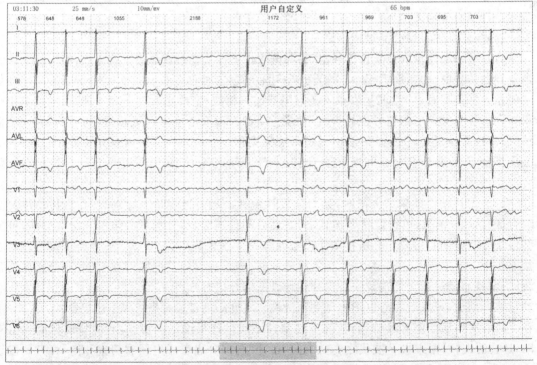

A

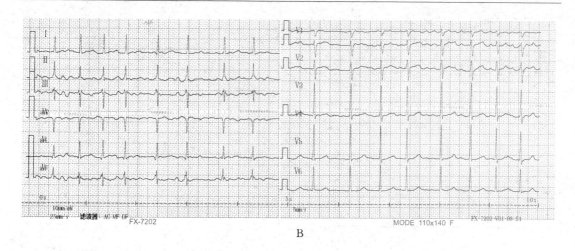

B

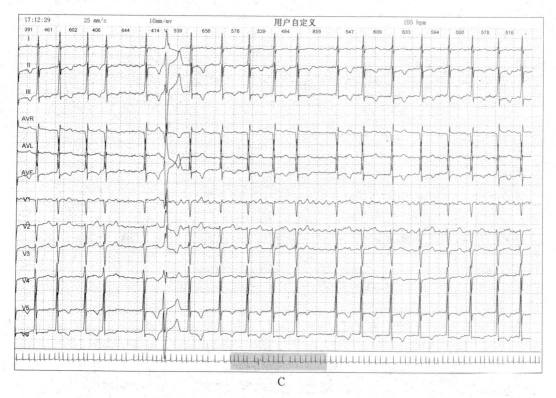

C

图 11-7　心房颤动

A 心房颤动伴长 R-R 间期；B 心房颤动；C 心房颤动伴室内差异性传导

（2）按房颤持续时间的长短分为

a）持续性心房颤动　房颤发作持续 2 周以上。

b）阵发性心房颤动　起止突然，持续时间短暂的房颤。

c）永久性心房颤动　指用各种治疗手段均不能终止的房颤。

（3）按房颤时 f 波的大小不同分为

a）粗波型心房颤动　f 波振幅＞0.1mV 房颤（图 11-10）。

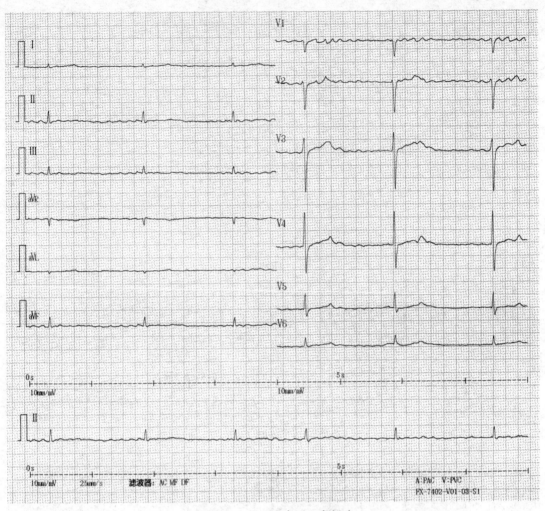

图 11-8　慢心室率型心房颤动

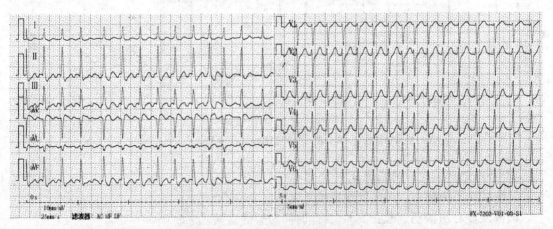

图 11-9　快心室率型心房颤动

心电图示:心房颤动:平均心室率为 180 次/分

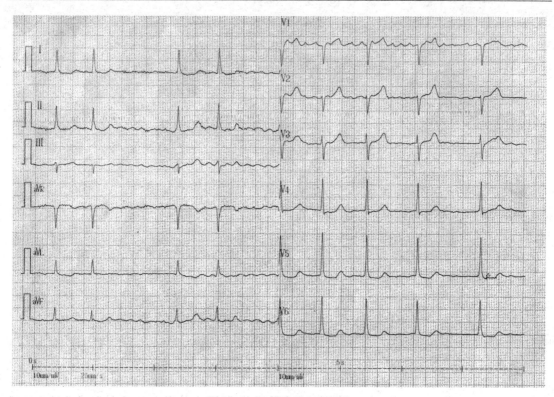

图 11 - 10 粗波型心房颤动

V_1 导联 f 波振幅＞0.1mV,为粗波型心房颤动,平均心室率 70 次/分

b)细波型心房颤动 f 波振幅＜0.1mV 房颤(图 11 - 11)。

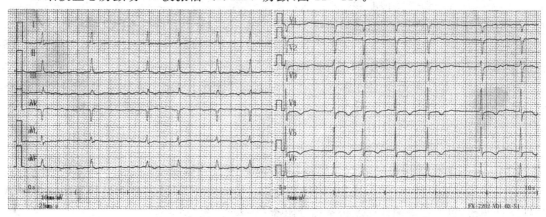

图 11 - 11 细波型心房颤动

V_1 导联 f 波振幅＜0.1mV,为细波型心房颤动,平均心室率 100 次/分

2. 房颤产生的机制

(1)多发性快速激动学说 心房内多个起搏点发生快速激动,形成房颤;

(2)多发性微折返学说 激动在心房内沿无数个折返环折返,发生快速且不规则的 f 波,形成房颤(图 11 - 12)。

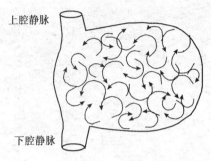

图 11-12　房颤发生机制的示意图

（3）巨折返　激动在心房内沿着巨大折返环传导，沿途发生快速且不规则的 f 波，形成房颤。

（4）激动在肺静脉折返，形成局灶性心房颤动。可通过射频消融术终止此房颤。

3. 心电图表现

心电图表现见图 11-7～图 11-11。

（1）各导联无正常 P 波，代之以大小不等不规则的基线波动，形态和振幅均变化不定，间隔不均匀的 f 波（颤动波），心房 f 波的频率为 350～600 次/分。

（2）心室律绝对不规则。

（3）QRS 波一般不增宽，若是前一个 R-R 间距偏长而与下一个 QRS 波相距较近之处，出现一个增宽变形的 QRS 波，是房颤伴有室内差异传导。f 波的形态在 V$_1$ 导联或 II 导联清楚可辨。

4. 心房颤动合并心律失常

（1）房颤合并逸搏及逸搏心律

a）房颤时，如果在较长的间歇后出现形态时间正常的 QRS 波群可考虑交界性逸搏；

b）如果连续出现 3 个或 3 个以上长 R-R 间期（1.0～1.5s），且长 R-R 间期相等，QRS 波群形态时间正常，此时可肯定为交界性逸搏心律；

c）房颤合并室性逸搏及室性逸搏心律时，心电图表现为 QRS 波群宽大畸形伴缓慢心室率。

（2）房颤颤动合并房室传导阻滞

a）房颤合并一度房室传导阻滞无法诊断。

b）心房颤动时，如果出现单个的 R-R 间期≥1.5s 或连续出现 1.2～1.5s 长 R-R 间期，考虑房颤伴二度房室传导阻滞，或房颤伴有缓慢的心室率，且出现 R-R 间期相等的交界性逸搏或室性逸搏，也考虑房颤伴二度房室传导阻滞；

c）心房颤动合并三度房室传导阻滞时，心室率缓慢而节律匀齐。心室激动为交界性或室性逸搏心律，前者 QRS 波群形态呈室上性，频率在 40～60 次/分；后者 QRS 波群宽大，频率在 20～40 次/分。

5. 临床意义

见于器质性心脏病的基础上合并有风湿性二尖瓣病变、冠心病、急性心肌梗死、心力衰竭、高血压心脏病、甲状腺功能亢进、心肌炎、慢性缩窄性心包炎、洋地黄中毒、急性肺栓塞等。也可见于正常人出现一过性心房颤动。

6.鉴别诊断

(1)房颤伴室内差异性传导与房颤伴室性期前收缩的鉴别

a)房颤伴室内差异性传导多见于心室率较快时;房颤伴室性期前收缩一般发生于心室率较慢时。

b)房颤伴室内差异性传导配对前周期多长;房颤伴室性期前收缩配对前周期不一定长。

c)房颤伴室内差异性传导,配对时间不固定,一般是 R-R 间期中最短的;房颤伴室性期前收缩多有固定的配对时间。

d)房颤伴室内差异性传导无类代偿间期;房颤伴室性期前收缩有类代偿间期。

e)房颤伴室内差异性传导时,V_1 导联呈三相波,起始向量多与正常下传心搏一致;房颤伴室性期前收缩时 V_1 导联呈单相或双相波,起始向量多与正常下传心搏不一致。

f)房颤伴室内差异性传导时,常可见两个或两个以上的畸形 QRS 波群;房颤伴室性期前收缩时,畸形 QRS 波群单个出现。

g)房颤伴室内差异性传导多见于未用洋地黄或用量不足;房颤伴室性期前收缩多见于患者已洋地黄化或中毒时。

h)应用洋地黄药物做诊断性治疗,房颤伴室内差异性传导的畸形 QRS 波群,常随心率的减慢而消息;房颤伴室性期前收缩时常导致畸形 QRS 波群增多。

(2)粗波型房颤伴心室率快时与房性心动过速的鉴别

a)心房波的频率不同。房颤的心房率 350～600 次/分;房速时的心房率多为 160～220 次/分。

b)房颤患者的心电图上无等位线;房速时如果心室率不是很快,可见等位线。

c)房颤患者的 R-R 间期绝对不等;房速时如果无房室传导阻滞,R-R 间期绝对规则。

d)刺激房颤患者迷走神经,心率无变化;刺激房速患者迷走神经可突然终止发作。

e)房颤患者的心室率相对快,持续时间长;而房速多为阵发性。

(3)粗波型房颤伴心室率快时与房扑的鉴别(见房扑鉴别)。

(4)细波型房颤伴心室率规则时与房颤伴交界性心律的鉴别

a)房颤伴交界性心律常见于洋地黄过量或中毒;细波型房颤无上述病史。

b)细波型房颤的 R-R 间期仍是绝对不等;房颤伴交界性心律 R-R 间期规则。

c)房颤伴交界性心律多呈阵发性,持续时间短暂;细波型房颤多为持续性。

(5)躯体颤动产生的伪差　当病人在寒冷、精神紧张或机器故障,尤其在帕金森病的患者,在记录心电图时,可出现类似房颤的"f"波,但心电图表现仍然是 P-QRS-T 规则出现,R-R 间期绝对规则,并且肢体导联明显,而胸前导联可见到 P 波。

第十二章　心室扑动和心室颤动

一、心室扑动

心室扑动(ventricular flutter)简称室扑,是一种介于室性心动过速与心室颤动之间的最严重心律失常,常为心室颤动的前奏。由于心室扑动的心脏失去排血功能,因此常不能持久,如不能很快恢复,便会转为室颤而死亡。

1. 心电图表现

心电图表现如图 12-1 所示。

(1)无正常的 QRS-T 波群,代之以连续快速而相对规则的大振幅波动;

(2)扑动波频率达 150~250 次/分。

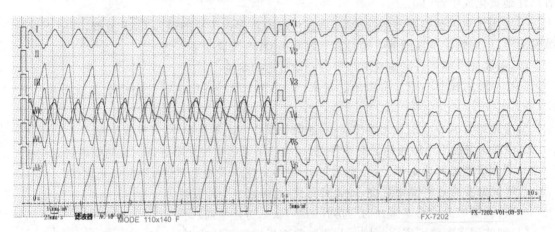

图 12-1　心室扑动

2. 鉴别诊断

与室上性快速心律失常伴预激综合征鉴别:室上速伴预激时,P/QRS 波群的比例是1∶1,如果在心动过速发作时出现房室分离、室上性夺获或室性融合波,则是室速的证据。与既往的心电图比较,室上速伴预激时,其窦性心律心电图有预激的特征。

二、心室颤动

心室颤动(ventricular fibrillation)简称为室颤。心室颤动常常是心脏停搏前的短暂征象,心脏完全失去排血功能,是最严重的心律失常。

1. 心电图表现

心电图表现如图 11-2。

(1)P-QRS-T 波群完全消失,出现大小不等、极不匀齐的低小波;

(2)频率达 250~500 次/分。

2. 心室颤动发作的先兆心电图表现

(1)心率改变　由慢变快,特别在猝死发生前1小时出现静息情况下心率由慢变快。

(2)复杂性室性期前收缩　在猝死前1小时复杂性室性期前收缩的频率和数目增加,特别急性心肌梗死后室性期前收缩≥5个/分,或出现多形性、成对或成串室性期前收缩,室性期前收缩的R波落在前一个窦性激动的T波上(R-on-T)。

(3)室性心动过速　部分患者可以最终演变为室颤,如室速的频率>180次/分,R-on-T诱发的室速,多形性室速,持续时间超过30s或伴血流动力学障碍的室速。

(4)ST段抬高和Q-T间期延长　ST段抬高和(或)Q-T间期延长患者是室颤的高危人群。如Brugada综合征患者的心电图V_1呈右束支阻滞图形,$V_1 \sim V_3$导联ST段呈马鞍形或弓背形持续抬高;变异性心绞痛发作时,ST段抬高明显、出现ST段或T波电交替后易诱发室颤;先天性Q-T间期延长综合征患者易发生尖端扭转型室速,最终死于室颤。

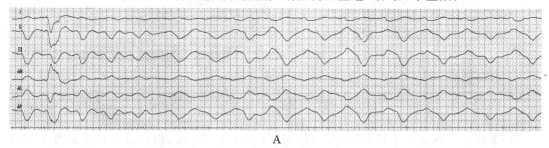

A

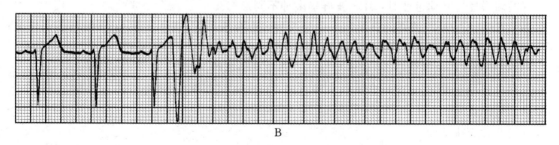

B

图12-2　心室颤动

三、临床意义

室扑或室颤发作前一般无明显的前驱症状。一旦发作,心室即不再有组织地收缩,患者很快出现脑缺氧、意识丧失、呼吸停止甚至死亡。室颤持续4~6分钟,可引起不可逆的大脑损害,8分钟内缺乏生命支持治疗措施,复苏和长时间存活几乎不可能。

第十三章　室性心动过速

一、定义

室性心动过速(ventricular tachycardia,VT)简称室速,是一种起源于希氏束分叉以下,左或右心室,并且连续三次以上,频率100~250次/分的心动过速,持续性室速时可产生血流动力学恶化,并转变为心室扑动或心室颤动,如果不能及时终止,可导致猝死。

二、分类

1. 依据室速发作时的持续时间和血流动力学改变分类

(1)持续性　每次发作>30s或虽未达到30s,但有血流动力学障碍,需立即中止者。

(2)非持续性　每次发作<30s内自行终止者。

(3)无休止性室速　室速不间断反复发作,其间可有窦性心律,但大部分时间为室速。

2. 根据 QRS 波群形态分类

(1)单形性　心动过速时 QRS 波群形态一致,或几乎一致,但在反复性单形性室速时QRS 波群可有些变化。

(2)多形性　心动过速时,QRS 波群呈多种不同形态。

(3)双向性　QRS 波群的波形和方向呈两种形态交替出现:肢体导联 QRS 波群的主波方向呈正负交替变化、胸前导联呈左、右束支阻滞图形交替变化或电压交替改变。

3. 根据发作心电图特征、心脏电生理特点及临床特殊性分类

(1)单形性室速,是临床最常见的一种室速;

(2)短阵反复性室速;

(3)并行心律型;

(4)自主心律性室速;

(5)双向性室速;

(6)双重性室速;

(7)尖端扭转型室速;

(8)特发性室速。

4. 根据室速的发生机理分类

(1)折返型　是室速最常见的机制。

(2)自律性增高型　如加速性室性自主心律。

(3)触发激动性室速　主要见于长 Q-T 间期综合征的尖端扭转型室速及洋地黄中毒引起的室速。

5. 根据室速患者有无器质性心脏病分类

(1)病理性室速　由器质性心脏病(如冠心病、心肌梗死)性引起的室速。

(2)特发性室速　发生于无器质性心脏病("结构正常"的心脏)时的室速。

6. 根据治疗对策及预后分类

（1）恶性室速　发作性持续性室速，心室率＞230 次/分，出现血流动力学障碍，射血分数＜30%，如多形性室速、尖端扭转型室速等。

（2）潜在恶性室速　非持续性室速反复发作、持续时间＜15s，无血流动力学障碍，多有器质性心脏病。

（3）良性室速　为非持续性室速、特发性室速，无器质性心脏病，无血流动力学障碍，预后良好。

三、发生机制

1. 折返

普肯耶纤维或局部心室肌的传导速度或不应期存在差异，是形成折返激动的病理基础。

2. 自律性增高

一种情况是心室内传导系统的自律性增高超过窦性心律时产生室性心动过速；另一种情况是原来没有自律性的心室肌细胞，由于病理因素影响转为具有自律性的慢反应细胞，并且发放冲动的频率超过窦性心律产生的室性心动过速。

3. 触发活动

由于后除极引起，如洋地黄中毒。

四、心电图表现

1. 一般心电图表现

如图 13 - 1、13 - 2。

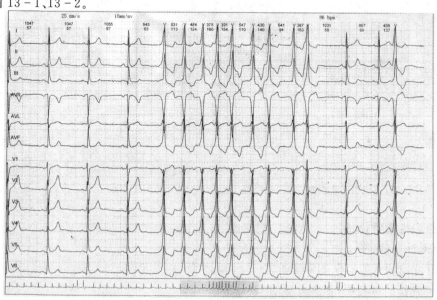

图 13 - 1　室性心动过速

Horlter 心电图记录示：阵发性室性心动过速，QRS 波群呈左束支阻滞型（V_1 导联的 QRS 波群以负向波为主，V_6 导联呈单相 R 波）

（1）连续而快速出现三次或三次以上的宽大畸形的 QRS 波群，时限＞0.12s，2/3 的病例 QRS 波群时限＞0.14s 伴继发性 ST－T 改变。1/3 病例的 QRS 波群呈左束支阻滞型（V_1 导联的 QRS 波群以负向波为主，V_6 导联呈 rsR′、Rsr′、qR、Rs 或单相 R 波），2/3 病例的 QRS 波群呈右束支阻滞型（V_1 导联呈 rsR′、Rsr′、qR、Rs 或单相的 R 波）。

（2）心室率 100～250 次/分，频率在 60～130 次/分者，称为非阵发性室速或加速性室性心动过速。R－R 间期规则或稍不规则其差值＜20～30ms。

（3）单形性室速有 2/3 电轴左偏或极左偏－90°～－180°，其余的病例中 50％呈右偏＋90°～＋270°，另 50％正常。

（4）P 波难以辨认。若有 P 波，则 P 波较心室率慢且与 QRS 波群无关（房室分离），25％～50％室速伴 1∶1 室房逆传，可在 QRS 波群后见到倒置 P′波。

（5）有心室夺获及室性融合波。

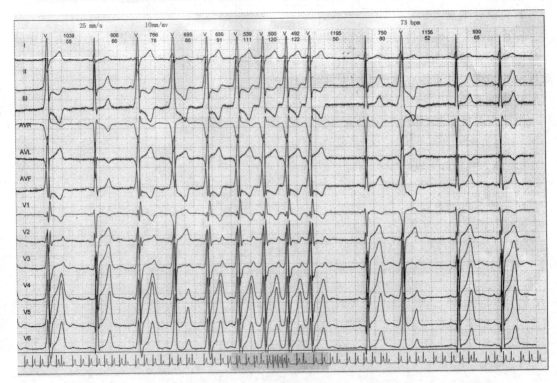

图 13－2　室性心动过速

Horlter 心电图记录示：阵发性室性心动过速，QRS 波群呈右束支阻滞型（V_1 导联呈 rsR′）

2.分类心电图特征

（1）单形性室速（图 13－3）

a）具有室速的一般心电图特征。

b）室速发作的过程中，宽大畸形的 QRS 波群不变。

c）心动过速发作可呈阵发性，也可呈持续性。

d）临床上主要见于冠心病、扩张性心肌病、急性心肌炎、先天性心脏术后等，也可见于无明显器质性心脏病者。

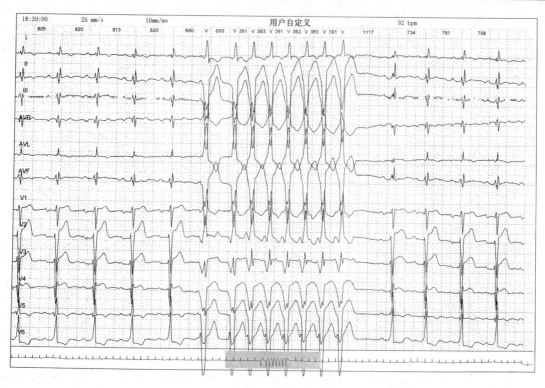

图 13-3　单形性室速

（2）短阵性室速

a）具有单形性室速的一般心电图特征。

b）由 3 个或 3 个以上室性早搏组成，在短阵发作间期穿插窦性心律或单个室性早搏。

（3）并行心律性室速

a）具有单形性室速的一般心电图特征。

b）每组短阵发作的室速的第一个室性异位搏动，与前正常 QRS 的联律间期不固定。

c）心室率 70～140 次/分（少数心室率 140～220 次/分）。

d）各室性异位搏动之间的距离为一个基本心动周期长度的倍数。

e）有心室夺获和室性融合波。

（4）加速性室速（图 13-4）

a）具有室速的一般心电图特征。

b）心室率 60～130 次/分。

c）窦性心律与室速同时存在，时有房室分离或 2 种心律交替出现。

d）心室夺获和室性融合波。

e）当窦性心律增快时室性心动过速性被抑制。

（5）双向性室速（图 13-5）

a）具有室速的一般心电图特征。

b）心室率 140～180 次/分。

c）室速发作时 QRS 波群主波极性、形态呈交替性改变，肢体导联 QRS 波群主波方向上下

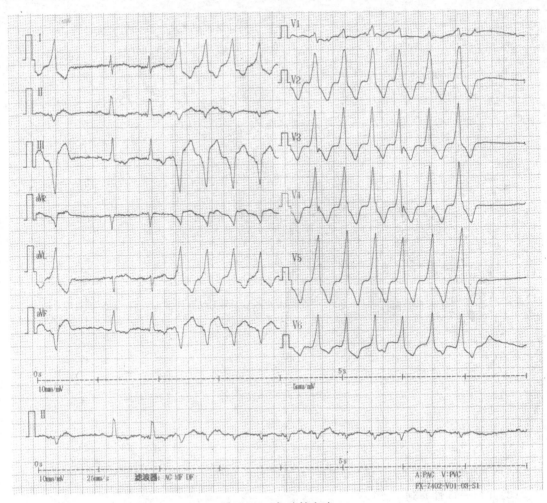

图 13-4　加速性室速

心电图示：加速性室速，频率：130 次/分

交替变化，胸前导联呈左、右束支阻滞图形交替变化或电压交替改变。

d)临床见于洋地黄中毒、低血钾。

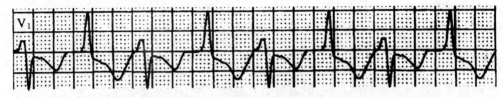

图 13-5　双向性室速

心电图示：双向性室速，频率：103 次/分

(6)双重性室速(图 13-6)

a)具有室速的一般心电图特征。

b)房性心律失常和室速的心电图的特征。

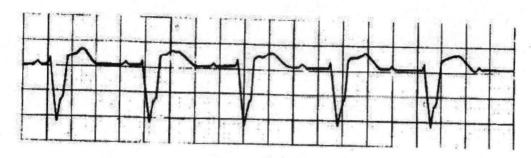

图 13-6　双重性室性心动过速(房性心动过速并非阵发性室性心动过速)

(7)尖端扭转型室速(torsade de pointes,TDP)(图 13-7)

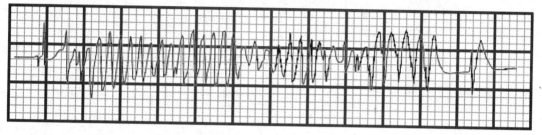

图 13-7　扭转性室性心动过速

a)增宽的 QRS 波群的振幅和形态呈进行性变化,主波方向时而向上,时而向下,多在 5~10 个心搏后围绕基线自行上下转换。

b)心室率 160~280 次/分,节律可规则,也可不规则。

c)室速与窦性心律交替出现。

d)室速的第一个室性搏动多有 R-on-T 现象。

e)窦性心律时常有 Q-T 间期延长,U 波巨大,Q-T-U 波的长代偿间歇。

f)易演变为心室颤动。

g)常发作于窦性停搏、室性期前收缩、二度以上房室传导阻滞、窦房阻滞、心房颤动 伴长 R-R 间歇之后(间歇依赖性 Q-T 间期延长综合征,异丙肾上腺素治疗有效)。

h)运动、恐惧、疼痛等诱因后发作,心电图有 Q-T-U 进行性延长,振幅周期性变化(肾上腺能依赖性 Q-T 间期延长综合征,β-受体阻滞剂治疗有效)。

i) 尖端扭转型室速在窦性心律时即存在 Q-T 间期延长,而导致 Q-T 间期延长的病因有:①先天遗传性长 Q-T 间期综合征,该型多呈家族性发病,常见于儿童和青年;②后天获得性长 Q-T 间期综合征,常由电解质紊乱、药物、心动过缓、饥饿、中枢神经系统损伤、二尖瓣脱垂等引起。

(8)多形性室速(图 13-8)

a)宽大畸形的 QRS 波群呈 3 种或 3 种以上形态;

b)R-R 间期可不规则;

c)频率大于 200 次/分;

d)不同形态的 QRS-T 波形逐渐发生变化,但 QRS 波群主波方向基本一致;

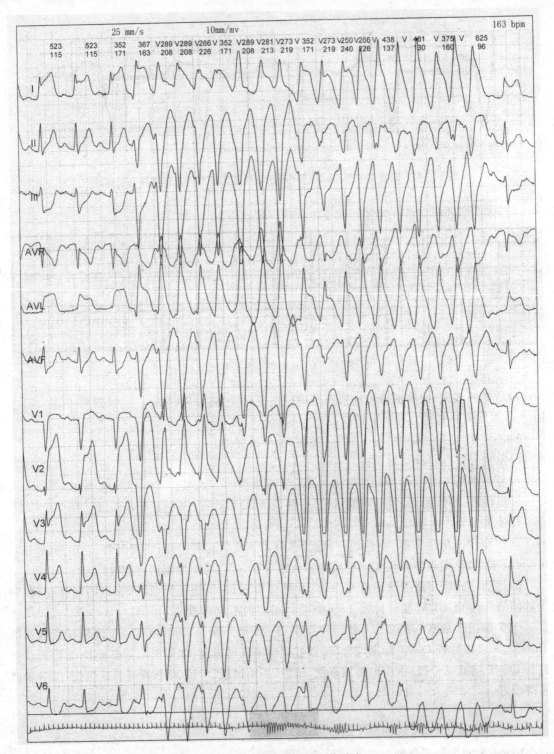

图 13-8　多形性室性心动过速

男性患者 Horlter 记录心电图示：QRS 波群呈 3 种形态

e)多形性室速是一种凶险的恶性心律失常,常蜕变为室颤,引起晕厥,甚至猝死。临床主要见于冠心病。

五、特发性室速

1.定义

经临床查体、体表心电图、运动心电图、动态心电图、超声、X线、心血管造影、核医学等手段,均未发现心脏结构异常的证据,而仅表现为单形性室速者,称为特发性室速。

2.分类

分为右室特发性和左室特发性室速。

(1)右室特发性室速(多起源于右室流出道)心电图表现(图13-9)

a)窦性心律时正常,可有同形室早。

b)发作时胸前导联呈左束支阻滞形及额面电轴右偏或极度右偏,Ⅰ导联呈小QRS波群,aVL导联呈QS波,Ⅱ、Ⅲ、aVF导联主波向上呈R波。

c)频率150～260次/分。

d)发作方式　阵发持续性单形性室速,持续时间大于30s。非持续反复性单形性室速,典型者可表现为无休止性室速,可在短阵室速之间夹有数个窦性搏动。

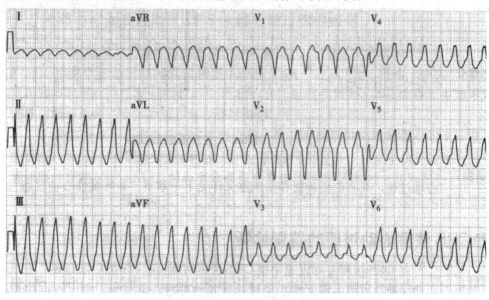

图13-9　右室特发性室速

心电图示:胸导联QRS波群呈左束支阻滞图形且心电轴右偏,QRS时限≥0.14s。

(2)左室特发性室速(起源于左室间隔)心电图表现(图13-10)

a)发作时为右束支阻滞图形及电轴左偏或极度右偏,Ⅰ、Ⅱ、Ⅲ导联主波一致向下,或Ⅰ导联主波向上,Ⅱ、Ⅲ导联主波向下,V₁导联呈R、Rr′、RsR′或rsR′等形态,胸前导联S波逐渐加深,V₆导联R/S<1。

b)QRS波群时限0.12～0.14s。

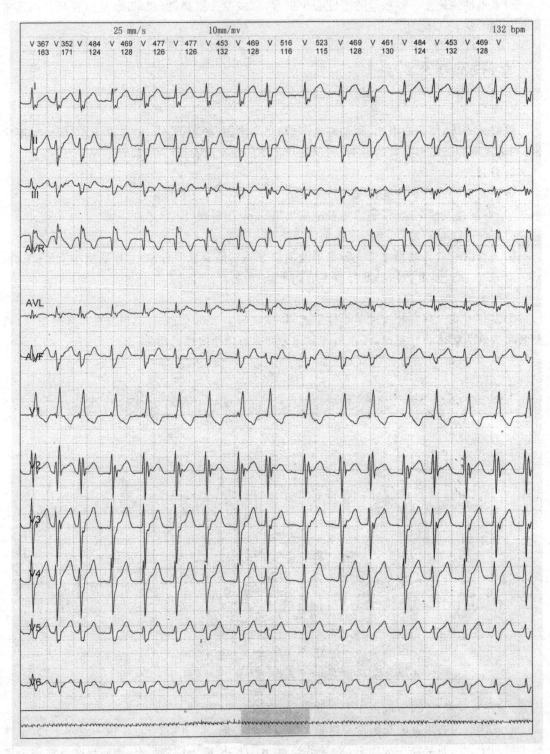

图 13-10　左室特发性室速

V_1 导联呈 rsR′，V_6 导联 R/S<1

c)频率 150~180 次/分。

3. 临床意义

特发性室速临床多见于无心脏病史的青年人。绝大多数预后良好,少数发作频繁并且引起血流动力学改变者,应选择导管射频消融治疗。

4. 室性心动过速的心电图鉴别诊断方案

Brugada 之四步法:

(1)观察全部心前区导联的 QRS 波形,如果没有一个导联呈 RS 图形,判断为室性心动过速。如果有的导联呈 RS 图形,则进行下一步。

(2)如果 V_1~V_6 导联有 RS 波,且 R-S 间距(指从 R 波起点至 S 波的谷底之间的距离)大于 100ms,则判断为室性心动过速,否则进行下一步。

(3)观察是否有房室分离。有房室分离,则判断为室性心动过速,否则进行下一步。

(4)导联 V_1 和 V_6 的 QRS 波形态表现为非经典束支阻滞图形为室性心动过速:①右束支阻滞型:V_1 或 V_2 导联呈 R、QR 或 Rs 型,或左突耳征,V_6 导联呈 QR、QS 型或 RS 型(R/S<1);②左束支阻滞型:V_1 导联为 rS 型时,r 时间>0.03s,RS 时间>0.07s,V_6 导联呈 QR 或 QS 型。

以上四步依次判断,任何一步成立,则不再进行下一步分析。如果全部否定,则为室上性心动过速伴室内差异传导或束支阻滞。

5. 鉴别诊断

(1)与室上速伴室内差异性传导的鉴别

a)室上速伴室内差异性传导时心室率在 160~250 次/分,R-R 间期绝多规则;室速时心室率在 100~180 次/分,R-R 间期可稍不规则。

b)室上速伴室内差异性传导时,如果有 P 波,其 P 波与 QRS 波群之间有固定关系;室速时若能见到 P 波,P 波也与 QRS 波群之间无关,且 P 波数目少于 QRS 波群数目,呈房室分离(见图 13-4)。室上速伴室内差异性传导时,极少出现心室夺获;室速时可见心室夺获和室性融合波。

c)室上速伴室内差异性传导时,70% V_1 导联 QRS 波群呈三相波右束支阻滞图,QRS 波群时限≤0.14s;室速时 V_1 导联 QRS 多呈单向或双向波,也有右束支阻滞图形,但其 QRS 波群时限>0.14s。室上速伴室内差异性传导时,如果呈左束支阻滞图形,QRS 波群时限<0.16s;室速呈左束支阻滞图形时,QRS 波群时限>0.16s。

d)当 V_1~V_6 导联 QRS 波群呈右束支阻滞图形:V_1 导联 QRS 波群主波向上。QRS 波群时限>0.14s,且 V_1 导联呈单相(R)、双相(qR、QR 或 RS),提示室速。如果 V_1 导联呈 RSR′三相波时,室上速和室速均可见。QRS 波群在右胸导联具有两个正向波,被形象地称为"兔耳征",如果 R>R′(前>后又称为左突耳征)时,提示室速。如果 R′>R(后>前又称为右突耳征)时,提示室上速伴室内差异传导。V_6 导联呈 rS、QS、QR、R 或 R/S<1 时,为室速;如果呈 qRs、Rs、R/S>1 时,提示为提示室上速伴室内差异传导。

e)当 V_1~V_6 导联 QRS 波群呈左束支阻滞图形:V_1 导联 QRS 波群主波向下。QRS 波群时限>0.16 秒,且 V_1 导联呈 rS、QS 形,r 时间>30ms 或 RS 时间>70ms。V_6 导联有 Q 波呈 QS,QR,R 或 R/S<1 时,为室速。

f)心电轴极度左偏或心电图呈右束支阻滞合并心电轴右偏时,大多数为室速,少数为室上速伴室内差异性传导。

g)胸前导联 V_1～V_6 导联 QRS 波群呈同向性(向上或向下),多为室速。

h)胸前导联 V_1～V_6 导联 QRS 波群均无 RS 型(包括 Rs、rS、RS 型),而呈 QR、R、QS 或 qR 型,可诊断为室速;V_1～V_6 导联 QRS 波群有 RS 波,且任一 RS 时间>0.1s,则为室速。

i)心动过速发作期后,室上速伴室内差异性传导可见房早或交界性期前收缩;室速可见同源性室性期前收缩。

j)刺激迷走神经时,如果是室上速伴室内差异性传导,心动过速可立即终止或出现及加重房室传导阻滞;室速无变化。

(2)与室上速伴束支传导阻滞的鉴别(图 13－11、13－12)

a)室上速伴束支传导阻滞时,发作期后常有束支传导阻滞的心电图表现,发作时 QRS 波群形态与窦性心律时一致;室速发作期后的心电图无束支传导阻滞表现,发作时 QRS 波群形态与窦性心律时不同,呈宽大畸形。

b)室上速伴束支传导阻滞时心室率在 160～250 次/分;室速时心室率一般在 200 次/分以内。

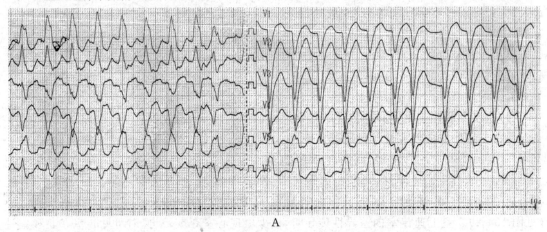

A

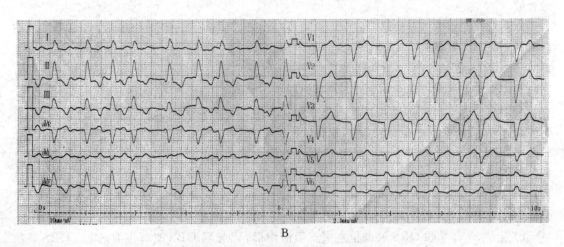

B

图 13－11　心房颤动伴左束支传导阻滞

A.快速房颤发作时心电图;B.心室率减慢时心电图示:心房颤动伴左束支传导阻滞

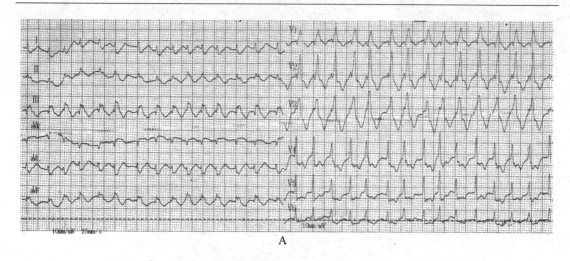

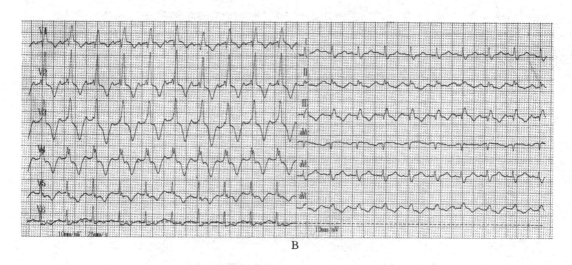

图 13-12 室上性心动过速伴右束支传导阻滞

A 心动过速发作时；B 发作终止后窦性心律示右束支传导阻滞

c)室上速伴束支传导阻滞时,如果有 P 波,P 波与 QRS 波群之间有固定关系；室速时若有 P 波,P 波与 QRS 波群无关。

d)室上速伴束支传导阻滞时,R-R 间期规则；室速时 R-R 间期稍不规则。

e)室上速伴束支传导阻滞时,一般无心室夺获和室性融合波；室速时可见心室夺获和室性融合波。

f)室上速伴束支传导阻滞时,刺激迷走神经可使部分患者终止发作；室速无变化。

（3）与室上速伴预激综合征的鉴别(图 13-13)

a)室上速伴预激综合征时,发作期后的心电图可有预激综合征的表现；室速无此表现。

b)室上速伴预激综合征时,有些可在心电图上找到预激波；室速则无。

c)室上速伴预激综合征时,如果显示 P 波,P 波与 QRS 波群之间有固定关系；室速若有 P 波,P 波与 QRS 波群之间无关,呈房室分离。

d)室上速伴预激综合征时,R-R 间期绝对规则；室速时 R-R 间期稍不规则,可有心室夺

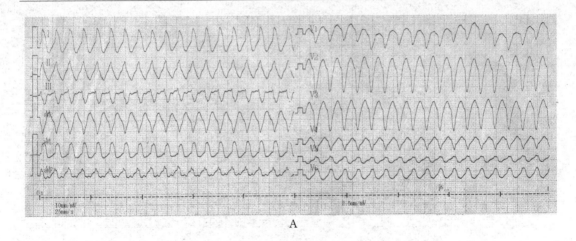

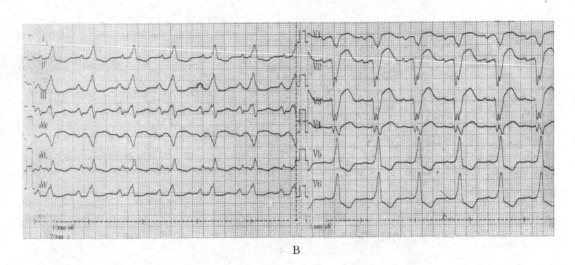

图 13-13 室上性心动过速伴预激综合征

A 心动过速发作时；B 发作终止后窦性心律示预激综合征

获和室性融合波。

e)室上速伴预激综合征时心室率大于 200 次/分；室速时心室率一般 200 次/分以内。

f)室上速伴预激综合征常有反复发作病史；室速无反复发作史。

(4)与预激综合征并房颤的鉴别(图 13-14)

a)预激综合征并房颤时，心室率 200 次/分或更快；室速时心室率一般在 200 次/分以内。

b)预激综合征并房颤 QRS 波群易变性大，R-R 间期绝对不规则；室速时 QRS 波群易变性小或呈单一形态，R-R 间期相对规则。

c)预激综合征并房颤发作时，心电图上可见 f 波，恢复窦性心律时可见预激波；室速在发作及恢复窦性心律时均无预激波。

d)预激综合征并房颤时可有反复发作病史；室速多无反复发作史。

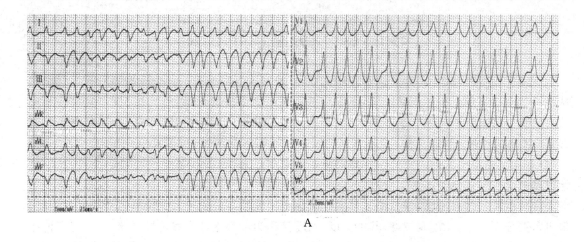

A

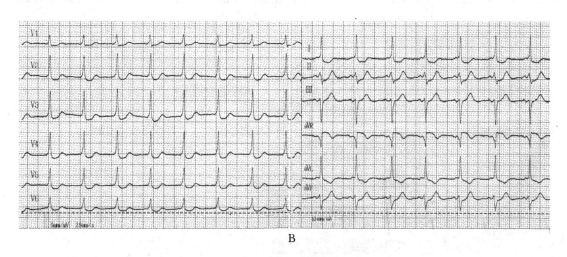

B

图 13-14 预激综合征并房颤

A 预激综合征并房颤发作时；B 房颤终止后窦性心律示预激综合征

第十四章 房室传导阻滞

房室传导阻滞(atrioventricular block,AVB)是临床上常见的一种心脏传导阻滞。当激动从心房传至心室的过程中受到障碍,使传导中断甚至全部传导中断,称为房室传导阻滞,又称房室阻滞。房室阻滞可发生在不同水平:在房内的结间束(尤其是前结间束)传导延缓主要引起 P-R 间期延长;房室结希氏束是常见的发生传导阻滞的部位;也可发生在左、右束支 或三支(右束支及左束支的前、后分支)传导阻滞。阻滞部位愈低,潜在节律点的稳定性愈差,危险性也就愈大。准确地判断房室阻滞发生的部位需要借助于希氏束(His bundle)电图。房室阻滞大多数由器质性心脏病引起,少数可发生在迷走神经增高的正常人。根据阻滞的严重程度,房室阻滞分为一度、二度及三度,其中一度、二度又称为不完全性房室传导阻滞;三度房室传导阻滞又称为完全性房室传导阻滞。不同程度的房室传导阻滞是由不同阶段不应期延长引起(图 14-1)。

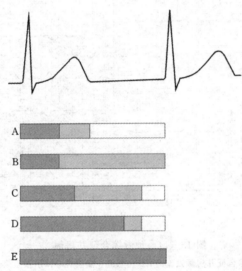

图 14-1 不同程度房室阻滞与阻滞部位不应期改变的关系

图 A、B、C、D、E 为等长的心动周期。深灰区代表有效不应期,浅灰区代表相对不应期,白色区代表应激期。A:房室传导正常。心率在 60~100 次/分时,有效不应期与相对不应期大致相等,有效不应期和相对不应期约占整个心动周期的 50%;B 一度房室传导阻滞。有效不应期不变,相对不应期延长至整个心动周期;C 二度 I 型房室传导阻滞。有效不应期与相对不应期均延长,但多数主要以相对不应期延长为主;D 二度 II 房室传导阻滞。有效不应期延长,相对不应期缩短或不变;E 三度房室传导阻滞。有效不应期占整个心动周期

一、一度房室传导阻滞

一度房室传导阻滞:激动从心房传至心室的时间延长,但心房的激动均可下传心室。发生的原因主要是房室传导系统某部位的相对不应期出现功能性或病理性延长。其阻滞可发生在心房、房室结、希氏束、或双侧束支不同部位(图 14-2),其最常见于房室结内。激动在以上任何部位出现的传导延迟,在心电图上都表现出 P-R 间期的延长。所以,如果根据心电图,对发生传导延长的具体部位难以作出准确的诊断。必须做希氏电图检测,才能明确发生房室阻

滞部位。

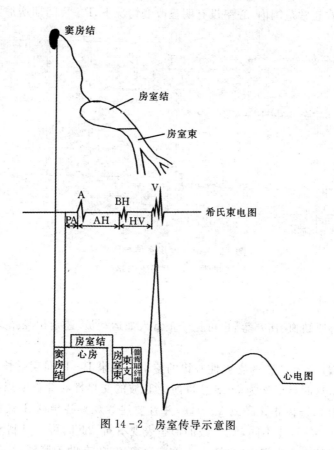

图 14-2 房室传导示意图

1. 心电图表现

心电图表现如图 14-3,14-4。

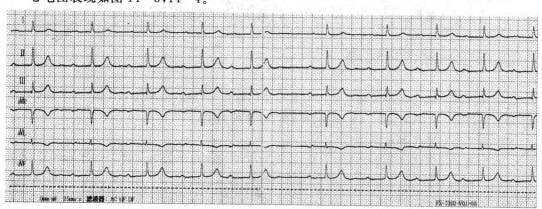

图 14-3 一度房室传导阻滞

心电图示:P-R 间期 0.40s

(1)P-R 间期延长,在成人若 P-R≥0.21s,儿童(14 岁以下)≥0.18s;

(2)老年人>0.22s;

(3)小儿>该年龄、该心率的正常上限;

（4）P－R间期在正常范围内，心率没有明显改变情况下，P－R间期增加≥0.04s。

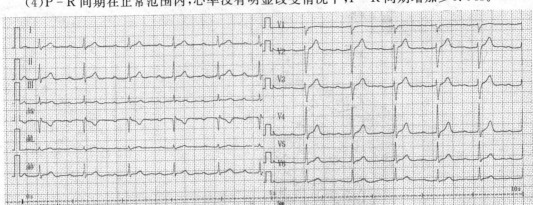

图 14－4　一度房室传导阻滞

心电图示：P－R间期 0.32s

2.临床意义

见于心肌炎、心肌缺血、伤寒等，也可见于正常人如运动员、迷走神经张力增高者。

3.鉴别诊断

（1）与 QRS 波群前无 P 波的交界性心律的鉴别　如果 P－R 间期延长，P 波重叠于期前的 T 波或 ST 段上，这时易误诊为 QRS 波群前无 P 波的交界性心律。所以在分析 QRS 波群前无 P 波的心电图时，选择Ⅱ导联或 V₁导联，并且要注意观察各导联 T 波的形态有无不同。由于 P 波与 T 波重叠的位置不同，使 T 波的形态表现不同。此时可通过刺激迷走神经的方法（如压迫颈动脉窦），使心率变慢，P 波可从 T 波中分离出来，有助于鉴别。

（2）与窦性心律中出现的未下传的房性早搏的鉴别　如果交界区产生隐匿性的传导，使窦性 P 波下传受到干扰而出现的 P－R 间期延长，造成"伪一度房室传导阻滞"。

二、二度房室传导阻滞

二度房室传导阻滞是指激动从心房传至心室的过程中，部分激动传导中断，即出现心室漏搏现象。根据 P－R 间期变化及心室漏搏规律，分两种类型：二度Ⅰ型和二度Ⅱ型。

1.二度Ⅰ型房室传导阻滞

又称为文氏现象或亦称 Morbiz Ⅰ型，表现为 P 波规律地出现，P－R 间期逐渐延长，直至一个 P 波后脱漏一个 QRS 波群，漏搏后传导阻滞得到一定恢复，P－R 间期又趋缩短，之后又复逐渐延长，如此周而复始地出现，称为文氏现象。阻滞部位多数位于房室结或希氏束近段。房室之间的传导比率可以是 3：2、4：3、5：4 等，也可呈固定的传导比率，也可呈不固定的传导比率。（图 14－5，14－6）。

（1）典型的文氏现象的心电图特点

a）P－R 间期逐渐延长，直至一个 P 波后脱漏一个 QRS 波群结束一个文氏周期，如此周而复始；

b）P－R 间期增量逐次减小，从而使 R－R 间期逐渐缩短直至出现一个心室漏搏的长 R－

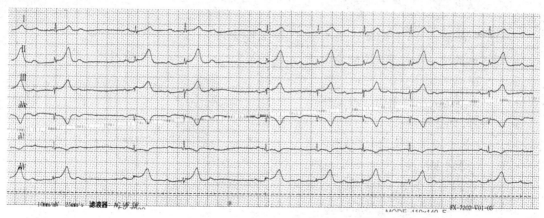

图 14-5 二度Ⅰ型房室传导阻滞
典型文氏现象

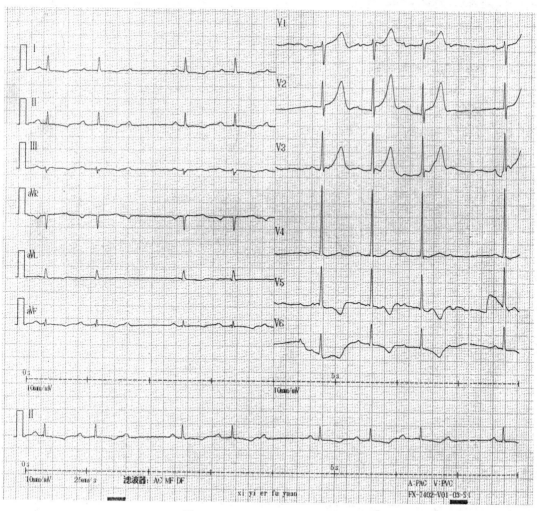

图 14-6 二度Ⅰ型房室传导阻滞
典型文氏现象

R 间期；

　　c)漏搏引起的长 R-R 间期小于两个 P-P 间期之和；

　　d)漏搏后的第一个长 R-R 间期最长,漏搏前最后一个 R-R 间期最短；

　　e)心室漏搏后的第一个 P-R 间期最短。

　　(2) 非典型的文氏现象的心电图特点

　　a)P-R 间期逐渐延长,直至一个 P 波后脱漏一个 QRS 波群；

　　b)P-R 间期增量逐次增大,漏搏前最后一个 P-R 间期增量最大；

　　c)R-R 间期进行性延长至心室漏搏,呈渐长突长的特点；

　　d)漏搏后的第一个 R-R 间期短于漏搏前的 R-R 间期。

　　(3)变异性文氏现象的心电图特点

　　a)每次文氏周期以 QRS 波群脱漏而结束；

　　b)P-R 间期增量增减不一,一般是先递减后递增,通常是第二个和最后一个 P-R 间期的增量最大；

　　c)R-R 间期呈渐短渐长的规律变化；

　　d)漏搏后的第一个 R-R 间期短于漏搏前的 R-R 间期。

2.二度Ⅱ型房室传导阻滞

又称 Morbiz Ⅱ型,比 Morbiz Ⅰ型少见。

(1)心电图的表现

a)P-R 间期恒定(正常或延长),部分 P 波后无 QRS 波群(图 14-7、14-8)。

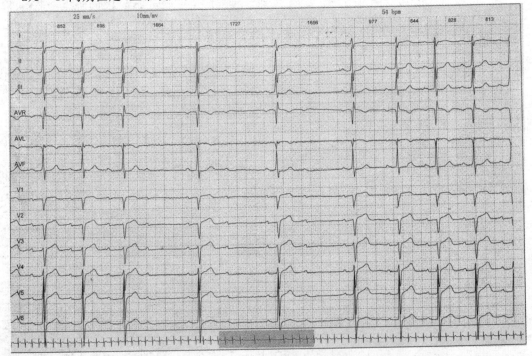

图 14-7　二度Ⅱ型房室传导阻滞

　　b)连续出现三次或三次以上的 QRS 波群脱漏者,称高度房室传导阻滞(图 14-9)。

c)阻滞部位在房室结以下,位于希氏束内或双侧束支水平。

d)房室之间的传导比率可以是 4∶3、3∶2、2∶1、3∶1 等,也可呈固定的传导比率,也可不固定。

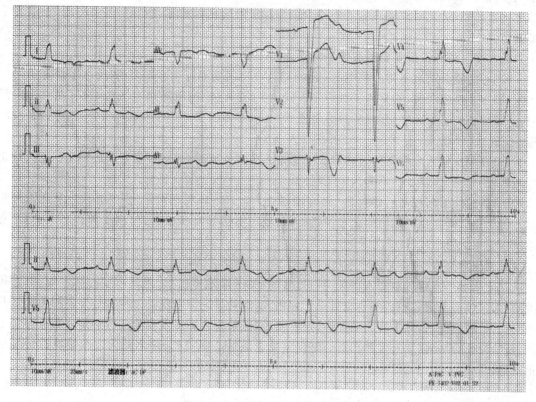

图 14-8　二度Ⅱ型房室传导阻滞

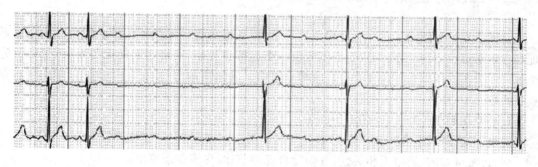

图 14-9　高度房室传导阻滞

(2)2∶1 房室阻滞　　2∶1 房室阻滞既可发生在二度Ⅰ型房室传导阻滞,也可发生于二度Ⅱ型房室传导阻滞。其阻滞的部位可以在房室结,也可在希-普系统。由于每下传一次心室就发生一次脱漏,所以无法根据 P-R 间期的变化来做出分型诊断。诊断中应注意:

a)此时如果记录较长时间的心电图并且能够记录到 1 次 3∶2 传导,测量 P-R 间期是否相等,相等为Ⅱ型阻滞,不等为Ⅰ型阻滞;

b)2∶1 房室阻滞时,如果 P-R 间期延长和不伴有束支阻滞是Ⅰ型阻滞;如果 P-R 间期正常并伴有束支阻滞是Ⅱ型阻滞。

c)如果运动或应用阿托品时,Ⅰ型阻滞程度可减轻,而Ⅱ型阻滞程度不变或加重。

(3)高度房室传导阻滞　高度房室传导阻滞可以是Ⅰ型阻滞,也可是Ⅱ型阻滞。由于心室率减慢,常出现交界性或室性逸搏及逸搏心律,形成不完全性房室分离。室上性激动常以夺获的形式下传心室,此时注意观察心室夺获的P-R间期是否相等,相等为Ⅱ型阻滞,不等为Ⅰ型阻滞。

3.二度Ⅰ型和二度Ⅱ型房室传导阻滞鉴别诊断

(1)心搏脱漏前后下传心搏中P-R间期:P-R间期固定为Ⅱ型阻滞,反之Ⅰ型阻滞;

(2)在Ⅱ型阻滞时,常常可见2:1和3:1阻滞,但Ⅰ型阻滞也可发生,只有在发生阻滞时,记录较长的心电图中记录到3:2阻滞,并且依下传的P-R间期是否相等,相等为Ⅱ型阻滞,不等为Ⅰ型阻滞;

(3)高度房室传导阻滞伴逸搏形成不完全性房室分离时,观察心室夺获心搏P-R间期是否相等,相等为Ⅱ型阻滞,不等为Ⅰ型阻滞;

(4)静脉注射阿托品后观察P-R间期是否恒定,P-R间期恒定为Ⅱ型阻滞,反之Ⅰ型阻滞。因为注射阿托品可以消除迷走神经影响,使房室传导有所改善;但由于加快心率,使希普系统内阻滞加重。

4.临床意义

二度Ⅰ型房室传导阻滞大多数为一过性的,见于洋地黄过量、急性下壁心肌梗死、急性风湿热、病毒性心肌炎、高血钾等,也可见于健康人、运动员。但二度Ⅱ型房室传导阻滞阻滞区几乎全在希-浦系统内,几乎均为病理性,预后差,容易发展为高度及完全性房室传导阻滞而发生阿-斯综合征,因此需要安装起搏器。临床常见于急性心肌梗死、洋地黄中毒及原发性传导束退化症。

三、三度房室传导阻滞

三度房室传导阻滞又称完全性房室传导阻滞,是指来自房室交界区以上的激动一个也不能通过阻滞部位下传心室。心房、心室各由一个起搏点控制,两者之间毫无关系,而引起的完全性房室分离。所以也称为完全性房室传导阻滞。其阻滞的部位可位于房室结、希氏束和双束支系统。

1.心电图表现

心电图表现如图14-10、14-11。

(1)P波与QRS波毫无相关性,各保持自身的节律,房率高于室率;

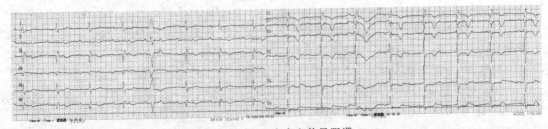

图14-10　三度房室传导阻滞

（2）常伴有交界性（多见）或室性逸搏；

（3）交界性逸搏，频率 40～60 次/分，QRS 波群多正常；室性逸搏心律，频率 20～40次/分。

（4）心房颤动合并三度房室传导阻滞时表现：缓慢的心室率<60 次/分，伴 1.5s 的长 R-R间期，或伴室性逸搏多次出现或伴有心动过缓临床症状（黑矇、晕厥）；缓慢的心室率≤50 次/分或缓慢的室性或交界性逸搏≥心搏总数 50%。

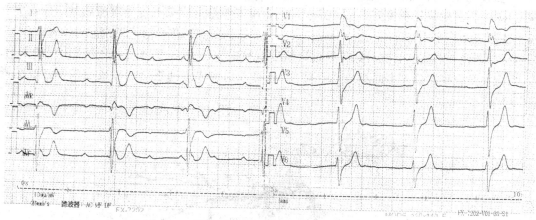

图 14-11　三度房室传导阻滞

2. 鉴别诊断

与干扰性房室分离鉴别　三度房室传导阻滞时，心房率>心室率；干扰性房室分离心房率<心室率。

心室必须为缓慢的逸搏心律，只有心室必须为缓慢的逸搏心律才能说明不应期极度延长>逸搏周期；反之，如心室为加速性自主心律时，不能排除不完全性房室阻滞伴干扰引起的完全性房室分离。

3. 临床意义

三度房室传导阻滞可呈暂时性和持久性。暂时性见于急性下壁心肌梗死、急性心肌炎、药物过量等；持久性见于冠心病、原发性传导束退化症、扩张性心肌病等。

如果三度房室传导阻滞伴有过缓的逸搏心律如交界性<40 次/分，室性<25 次/分，应警惕心室停搏的发生。

第十五章　室内阻滞

希氏束分叉以下的传导阻滞称为室内阻滞。包括右束支、左束支、左前分支、左后分支左间隔分支的阻滞。它们可发生不同程度的传导阻滞(图 15-1)。一侧束支阻滞时,激动从健侧心室跨越室间隔后再缓慢地激动阻滞一侧的心室,在时间上延长 0.04~0.06s 以上。可根据 QRS 波群的时限是否大于 0.12s 而分为完全性与不完全性束支传导阻滞两种。所谓完全性束支阻滞并不意味着该束支绝对不能下传,只要两侧束支的传导时间差别超过 0.04s 以上,延迟传导一侧的心室就会被对侧传导过来的激动所激动,从而表现出完全性束支阻滞的图形。左、右束支及左束支分支不同程度传导障碍,还可分别构成不同组合的双支阻滞和三支阻滞(图 15-1)。

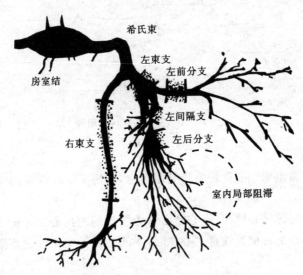

图 15-1　束支阻滞与分支阻滞部位

一、右束支阻滞(right bundle branch block,RBBB)

右束支细长,由单侧冠状动脉分支供血,且不应期比左束支长,故传导阻滞多见。完全性右束支阻滞时,心室除极始于室间隔中部,自左向右方向除极,接着通过普肯耶纤维正常快速激动左室,最后通过缓慢的心室肌传导激动右室。所以 QRS 波群前半部接近正常,主要表现在后半部 QRS 时间延迟、形态发生改变。

1. 完全性右束支阻滞心电图

心电图表现如图 15-2,15-3。

(1)QRS 波群时限≥0.12s;

(2)V₁导联室壁激动时间≥0.06s;

(3)QRS 波前半部接近正常,后半部在多数导联,如Ⅰ、Ⅱ、aVL、aVF、V₄、V₆等表现为具有宽而有切迹的 S 波其时限≥0.04s;aVR 导联呈 QR 型,其 R 波宽而有切迹,最有特征性变

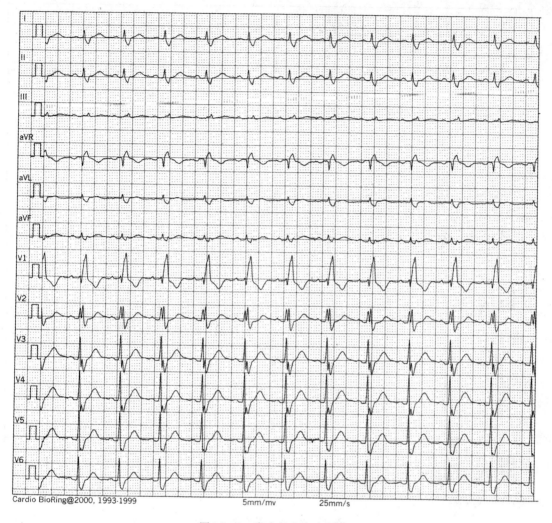

Cardio BioRing@2000, 1993-1999　　　　　5mm/mv　　　　25mm/s

图 15-2　完全性右束支阻滞

化的是 V_1 导联,呈 rsR' 型的 M 波形,且 $R'>r$;

（4）V_1、V_2 导联 ST 段轻度压低,T 波倒置,V_5、V_6 导联 ST 段轻度抬高,T 波直立。

2. 不完全性右束支阻滞心电图

心电图表现如图 15-4。

（1）QRS 波群时限<0.12s,且≥0.10s;

（2）QRS 波群形态改变同完全性右束支阻滞。

3. 右束支阻滞合并心室肥大诊断

（1）右束支阻滞合并右心室肥大

a）不完全性右束支阻滞时,$R'_{V_1}>1.0$ mV;完全性右束支阻滞时,$R'_{V_1}>1.5$ mV;

b）心电轴右偏≥+110°;

c）V_5、V_6 导联 R/S<1;

d）临床病史并排除右束支阻滞合并左后分支阻滞。

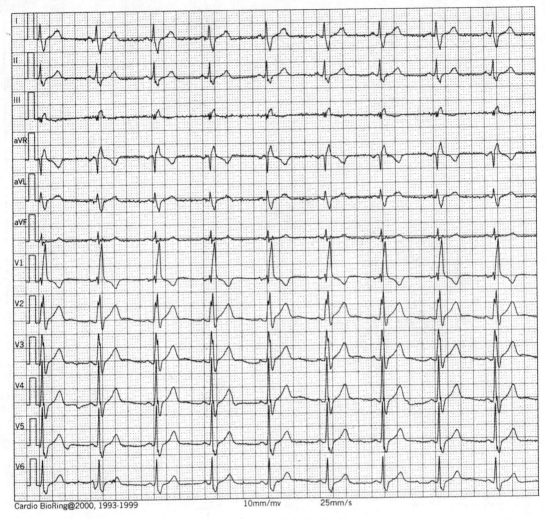

图15-3 完全性右束支阻滞

（2）右束支阻滞合并左心室肥大 既有左心室肥大的心电图表现，又有右束支阻滞的心电图表现。

4.右束支阻滞合并心肌梗死诊断

右束支阻滞合并心肌梗死示，心电图既有右束支阻滞的表现，又有心肌梗死的改变，二者互不影响。

（1）合并后壁心肌梗死

a）QRS波群时间正常；

b）V_1导联室壁激动时间<0.06s；

c）V_5、V_6导联S波无增宽；

d）V_7、V_8导联有ST-T动态演变。

（2）合并间壁心肌梗死

a）V_1、V_2导联QRS波群的r波消失，出现异常Q波呈qR或QR型；

b）Ⅰ、V_5、V_6导联S波仍宽顿；

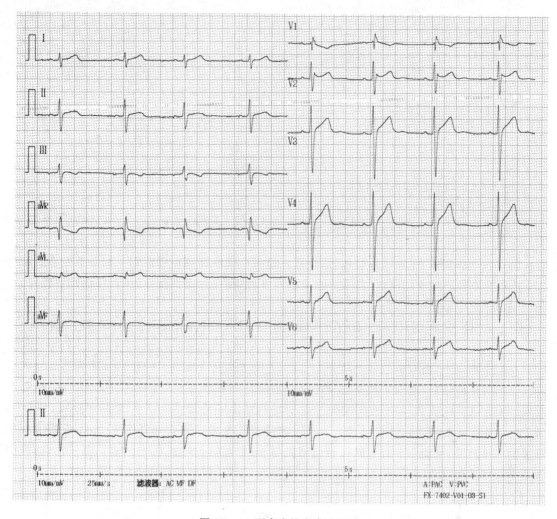

图 15-4 不完全性右束支阻滞

c)ST-T 动态演变。

（3）合并前壁心肌梗死

a)V_3、V_4 导联出现异常 Q 波；

b)V_1、V_2 导联仍表现为右束支阻滞图形；

c)ST-T 动态演变。

（4）合并下壁心肌梗死（图 15-5）

a)II、Ⅲ、aVF 导联出现异常 Q 波；

b)V_1、V_2 导联仍表现为右束支阻滞图形；

c)ST-T 动态演变。

5.临床意义

不完全性右束支阻滞多见于先天性心脏病，如房间隔缺损等。也可见于风心病二尖瓣狭窄、肺心病等。约 2.4％的正常人也出现不完全性右束支阻滞图形。

完全性右束支阻滞见于大多数器质性心脏病，如冠心病、高血压心脏病、风湿性心脏病、肺

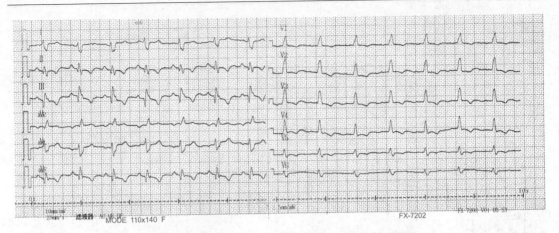

图 15-5　完全性右束支传导阻滞合并急性下壁心肌梗死

心病、心肌炎、心肌病、先天性心脏病、传导系统退行性病变及高血钾症等。如果急性心肌梗死时新出现完全性右束支阻滞时，常常伴有大面积梗死，是一种恶性预兆，患者往往预后较差。

二、左束支阻滞(lefe bundle branch block,LBBB)

　　左束支粗而短，由双侧冠状动脉分支供血，不易发生传导阻滞，如有发生，多为器质性病变所致。左束支阻滞时，激动沿右束支下传至右室前乳头肌根部才开始向不同方向扩布，引起心室除极顺序从开始就发生一系列改变。由于初始室间隔除极变为右向左方向除极，导致 I、V_5、V_6 导联正常室间隔除极波(q 波)消失；左室除极不是通过普肯耶纤维激动，而是通过心室肌缓慢传导激动，从而引起心室除极时间明显延长；心室除极向量主要向左后，其 QRS 向量中部及终末部除极过程缓慢，使 QRS 主波(R 或 S 波)增宽、粗顿或有切迹(图 15-6)。

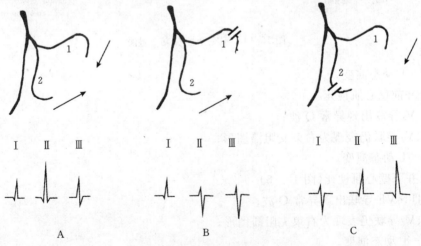

图 15-6　左束支分支阻滞示意图
1:左前分支　2:左后分支
A:左前及左后分支正常，电轴不偏；B:左前分支阻滞，心电轴左偏；C:左后分支阻滞，心电轴右偏

1. 完全性左束支阻滞心电图表现

心电图表现如图 15－7,15－8。

(1)QRS 时限≥0.12s;

(2)I、V_5、V_6导联 q 波减小或消失,呈宽阔、顶部粗钝或切迹的 R 波,I、V_5、V_6导联常无 S 波,V_1、V_2导联常呈 QS 形,或有一极小 r 波,呈 rS 型;

(3)心电轴有不同程度的左偏;

(4)I、V_5、V_6室壁激动时间≥0.06s;

(5)ST－T 方向与 QRS 主波方向相反。V_5、V_6导联 ST 段下移、T 波倒置;V_1、V_2导联 ST 段抬高,T 波直立。

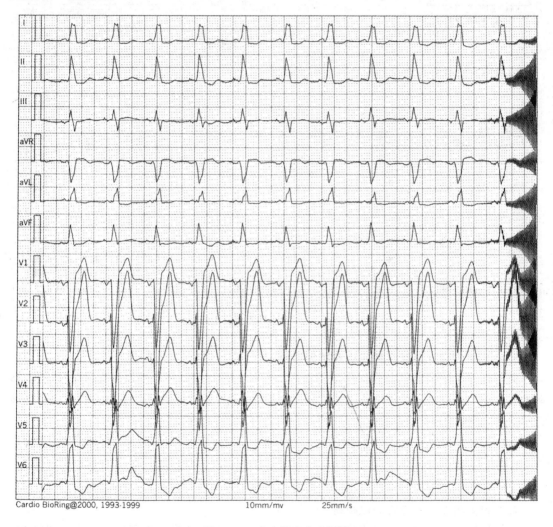

图 15－7　完全性左束支阻滞

2. 不完全性左束支阻滞心电图表现

心电图表现如图 15－9。

(1)QRS 波群时限<0.12s,且≥0.10s;

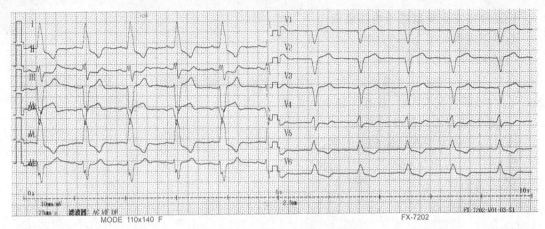

图 15-8　完全性左束支阻滞

（2）QRS 波群形态改变同完全性左束支阻滞。

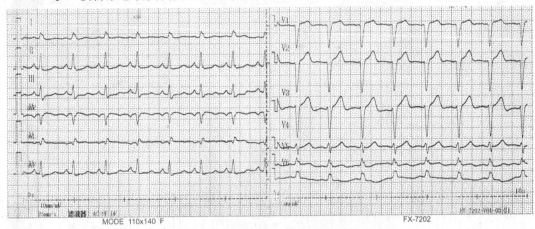

图 15-9　不完全性左束支阻滞

3. 完全性左束支阻滞合并左心室肥大诊断

完全性左束支阻滞患者合并左心室肥大的情况很多，但是在完全性左束支阻滞时，用原诊断左心室肥大的标准不能作出诊断。Kafka 推荐完全性左束支阻滞合并左心室肥大诊断标准（此标准特异性达 90%）是：

a）$R_{aVL} > 1.2\text{mV}$；

b）QRS 电轴 $< -40°$，$R_{II} \leqslant R_{III}$；

c）$S_{V3} > 2.5\text{mV}$。

4. 左束支阻滞合并急性心肌梗死

心肌梗死可引起完全性左束支阻滞，也可在完全性左束支阻滞的基础上发生心肌梗死。从心电图上诊断完全性左束支阻滞合并心肌梗死有一定困难。

（1）当左束支阻滞合并广泛前壁心肌梗死时，I、V_5、V_6 导联 QRS 波群出现 Q 波或 V_5、V_6 导联的 Q 波 $\geqslant 0.04\text{s}$，考虑有心肌梗死的发生。

（2）当左束支阻滞合并前壁心肌梗死时，如果 V_1 导联出现 r 波并且 V_3、V_4 导联 r 波低于

V_1、V_2导联，是等位性 Q 波表现；或 V_3、V_4导联 S 波或 QS 波的下降支或终末部出现宽而深的切迹，考虑由前壁心肌梗死所致。

5. 临床意义

左束支阻滞多见于器质性心脏病，如高血压、冠心病、心肌病、心肌炎、瓣膜性心脏病等。单纯性左束支阻滞多与传导系统原发性退行性病变有关。

三、左前分支阻滞(lefe anterior fascicular block，LAFB)

左前分支细长，支配左室左前上方，易发生传导阻滞。左前分支时，主要变化在前额面，其初始向量朝向右下方，在 0.03 s 之内经左下转向左上，使此后的主向量位于左上方。

1. 心电图表现(图 15 - 10，15 - 11)

(1)心电轴明显左偏达−30°～−90°，超过−45°者诊断价值更大；

(2)QRS 波在 Ⅱ、Ⅲ、aVF 导联呈 rS 型，$S_{Ⅲ}>S_{Ⅱ}$，I、aVL 导联呈 qR 型，aVL 导联的 R 波大于 I 导联的 R 波；

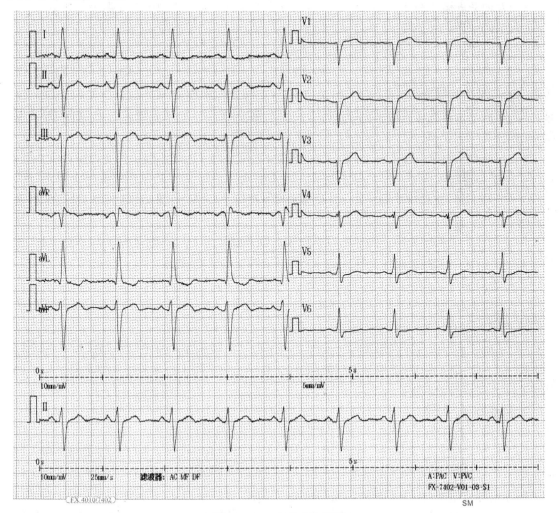

图 15 - 10　左前分支阻滞

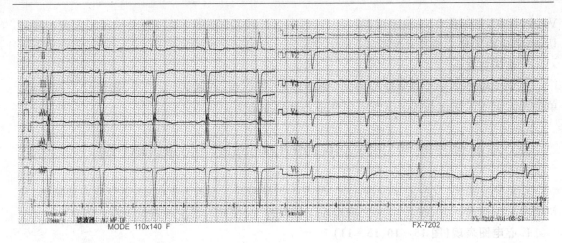

图 15-11　左前分支阻滞

(3)QRS 时限无明显增宽。

2. 左前分支阻滞合并症

(1)左前分支阻滞合并左心室肥大　左前分支阻滞合并左心室肥大心电图表现如下：

a)QRS 电轴左偏 60°；

b)肢体导联：$R_{aVL} > 1.2mV$，$S_{III} > 1.5mV$；

c)胸导联：右胸导联 S 波增深。左胸导联取决于两者改变的程度：如果左前分支阻滞较严重而左心室肥大比较轻时，V_5、V_6 导联呈 RS 型，左前分支阻滞掩盖了左心室肥大的部分特征；如果左前分支阻滞比较轻而左心室肥大比较严重时，V_5、V_6 导联表现为高 R 波的 QRS 波群，并伴有 ST-T 改变。

(2)左前分支阻滞合并下壁心肌梗死　左前分支阻滞合并下壁心肌梗死心电图表现如下：

a)下壁心肌梗死使合并存在的左前分支阻滞表现不出来。如果合并左前分支阻滞：II、III、aVF 导联 QRS 波群均呈 QS 型。并且 QS 波表现为 III > aVF > II，肢体导联 QRS 波群电压不降低；

b)左前分支阻滞可使小范围下壁心肌梗死受到掩盖。II、III、aVF 导联初始均有 r 波，I 导联初始有 q 波。此时如果 III、aVF、II 三个导联 r 波依次减低，提示下壁心肌梗死；

c)初始向量部分受到影响：出现一些非典型改变，如 II 导联呈 qrS 型或 rS 型或呈双峰或切迹，上述表现，可提供两者并存的一些诊断线索，急性期 ST-T 的演变和结合临床分析有助于两者并存的明确诊断。

(3)左前分支阻滞合并高侧壁心肌梗死　当左前分支阻滞合并高侧壁心肌梗死时，$Q_{I、aVL} \geqslant 0.04s$，I、II、III 导联 QRS 波群主波均向下，尤其如 I 导联呈 QS 型则是典型高侧壁心肌梗死伴左前分支阻滞的表现。

3. 鉴别诊断

(1)左前分支阻滞与下壁心肌梗死的鉴别

a)在同步记录的心电图上，如果 aVR 导联及 aVL 导联的 QRS 波群都以 R 波结束，且 R_{aVL} 先于 R_{aVR}，提示为左前分支阻滞，如与此相反，提示为下壁心肌梗死；

b)左前分支阻滞时，aVR 导联可见起始 Q 波，当下壁梗死时，aVR 导联可见起始 r 波。

(2)左前分支阻滞与前间壁、前壁心肌梗死的鉴别　可通过降低一肋描记 V_1、V_2 导联

QRS 波群形态,如果呈 rS 型,是左前分支。若为 QS 型,心电图同时伴有 ST - T 动态变化,则为心肌梗死。

(3)左前分支阻滞与肺气肿所致的"假性"心电轴左偏的鉴别　肺气肿、肺心病的右心室肥大时,心电图上可出现 $S_1S_2S_3$ 图形,Ⅱ、Ⅲ、aVF 导联 QRS 波群均呈 rS 型,并且 $S_Ⅱ > S_Ⅲ$;同时伴有:Ⅱ、Ⅲ、aVF 导联 P 波高尖及 QRS 波群低电压。

4. 临床意义

左前分支阻滞可见于冠心病、心肌病、心肌炎、先天性心脏病、高钾血症及传导系统退行性病变。

四、左后分支阻滞

左后分支粗,向下向后散开分布于左室的隔面,具有双重血液供应,所以左后分支阻滞(lefe posterior fascicular block,LAFB)比较少见。

1. 心电图表现

心电图表现如图 15 - 12 所示。

(1)临床上没有右室肥大而心电轴明显右偏达 90°～120°。以超过 110°为可靠诊断价值;

(2)QRS 波在Ⅰ、aVL 导联呈 rS 型,Ⅱ、Ⅲ、aVF 导联呈 qR 型,q≤0.02s,Ⅲ导联 R 波特别高,$R_Ⅲ > R_Ⅱ$;

(3)QRS 时限≤0.11s。

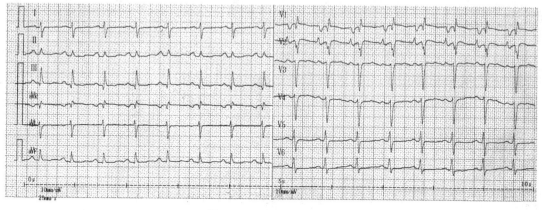

图 15 - 12　左后分支阻滞

五、左间隔支阻滞

又称左中隔支阻滞。左间隔支多起自于左束支主干,也可由左前分支或左后分支分出,分布于室间隔下部及左室前壁。

1. 心电图表现

(1)QRS 波群时限正常;

(2)QRS 电轴不偏;

(3)V_1、V_2导联 R 波增高,R_{V_1} 或 $R_{V_2} ≥ R_{V_6}$,V_2导联 R/S>1;

(4)Ⅰ、V_5、V6 导联无 q 波或仅有很小的 q 波(q<0.1 mV)。

2. 临床意义

左间隔支阻滞见于冠心病、糖尿病、心绞痛发作时等。

六、室内多分支阻滞

室内多分支阻滞是较为复杂的室内传导阻滞。通常认为室内传导系统包括：右束支和左束支（主干），左束支又分为左前分支和左后分支。如右束支和左束支主干同时发生阻滞，称为双束支阻滞；如右束支合并左束支某一分支阻滞，称为双分支阻滞；如右束支、左前分支及左后分支均发生阻滞，称为三分支阻滞。

1. 双束支阻滞

指右束支、左束支同时发生传导阻滞。

2. 双分支阻滞

（1）右束支合并左前分支阻滞心电图特征（图 15-13）

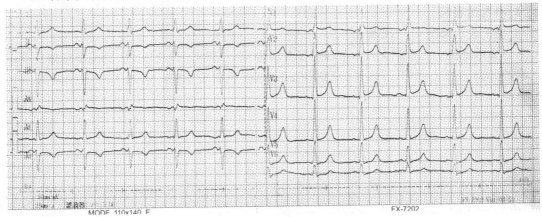

图 15-13 右束支合并左前分支阻滞

a）QRS 电轴在 $-45°\sim-90°$；

b）V_1 导联 QRS 波与左束支阻滞图形相似；

c）I、aVF 导联呈 QR 型；II、III 和 V_6 导联呈 RS 型。

（2）右束支传导阻滞合并左后分支传导阻滞心电图特征（图 15-14）

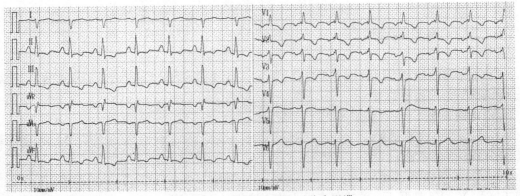

图 15-14 右束支合并左后分支阻滞

a)QRS 电轴在＋110°～＋180°；

b)V₁ 导联 QRS 波与右束支阻滞图形相似；

c)aVF 导联呈 RS 型；

d)Ⅱ、Ⅲ 导联呈 QR 型或出现高大的 R 波。

3. 室内三束支阻滞

右束支、左前分支和左后分支同时发生阻滞称为室内三束支阻滞。

(1)右束支合并左前分支阻滞伴房室阻滞(一度或二度)(图 15-15)　常见。右束支与左前分支为完全性阻滞,同时伴有一度或二度房室阻滞;

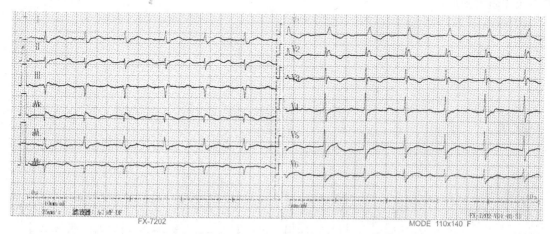

图 15-15　右束支合并左前分支阻滞伴一度房室传导阻滞

(2)右束支合并左后分支阻滞伴房室阻滞(一度或二度)(图 15-16)　少见。右束支与左后分支为完全性阻滞,同时伴有一度或二度房室阻滞。

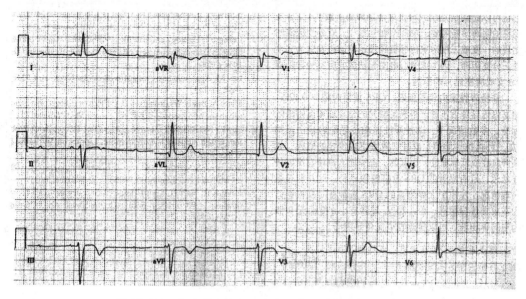

图 15-16　右束支合并左后分支阻滞伴三度房室传导阻滞

心电图示:三分支阻滞伴三度房室传导阻滞,心房率:100 次/分,心室率:35 次/分

七、不定型室内阻滞

不定型室内阻滞又称为末梢型室内阻滞、非特异性室内阻滞。末梢型室内阻滞属于室内传导系统的末梢阻滞,其阻滞的部位在束支的细小分支以下或在普肯耶纤维网,阻滞范围较广泛,有人称之为"心室肌阻滞"。

心电图特征如图 15-17 所示。

(1)QRS 波群时限增宽≥0.12s,形态畸形,其 QRS 波群形态既不像左束支阻滞图形也不像右束支阻滞图形;

(2)伴有 ST - T 改变及 Q - T 间期延长。

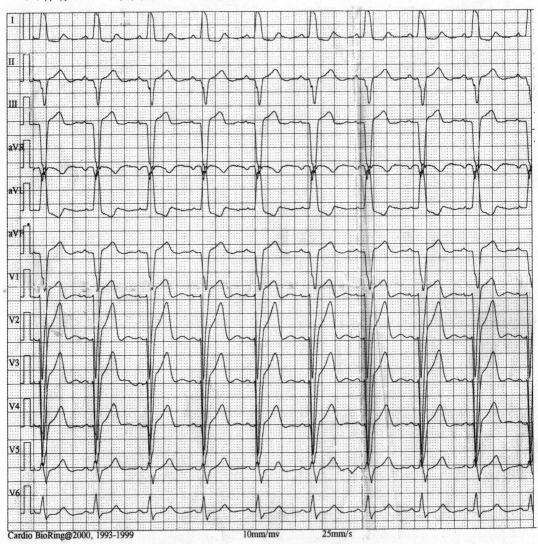

Cardio BioRing@2000, 1993-1999　　　　　10mm/mv　　　25mm/s

图 15-17　不定型室内阻滞

第十六章　预激综合征

一、定义

　　预激综合征是由于房室间除有正常房室传导系统外,还存在异常附加的房室传导旁道或旁路,当室上性激动下传至心室时,沿房室结正常传导通道下传外,同时经附加旁道下传,部分激动沿旁道快速下传,使部分心室肌提前激动,故 P-R 间期缩短;又由于部分心室肌提前激动,其兴奋传布不是沿普肯耶纤维下传,而是沿心室肌本身进行,传导缓慢,形成 QRS 波起始顿挫、模糊的预激波(δ 波);其他部分心室肌仍接受沿正常传导通道下传的激动,进行除极,因此,自心房开始除极至心室除极结束的总时间(P-J 间期)是正常的。另外,由于旁路的存在为激动在房室之间折返创造了条件,所以有心电图改变的患者,常常伴有阵发性室上性心动过速,或伴阵发性房颤等发作,称之为预激综合征。然而,有些阵发性室上性心动过速患者,平时心电图不表现有心室预激,但电生理检查发现有逆向传导的房室旁道,也属于预激综合征。

二、分类

　　预激综合征可分为典型预激综合征、短 P-R 间期综合征(即 L-G-L 综合征)、变异型预激综合征。

三、典型预激综合征

　　典型预激综合征也称经典预激综合征、Kent 束综合征,1930 年由 Wolff、Parkinson 、While 首先进行报道,故又称为 W-P-W 综合征。典型预激综合征是各种预激综合征中最常见类型。大多数为年轻患者,男性多于女性。

1. 心电图特征

　　(1)在 QRS 波之前出现"δ"(delta)波(图 16-1);

　　(2)P-R 间期缩短<0.12s,但 P-J 间期正常<0.27s(图 16-2);

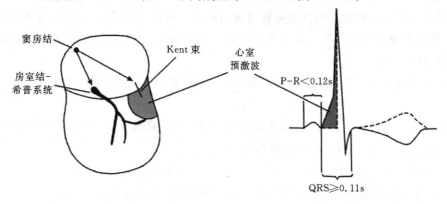

图 16-1　典型 W-P-W 综合征的心电图特征

(3)QRS 波群增宽>0.10s;

(4)常有继发性 ST - T 波改变;

(5)部分患者有阵发性心动过速反复发作。

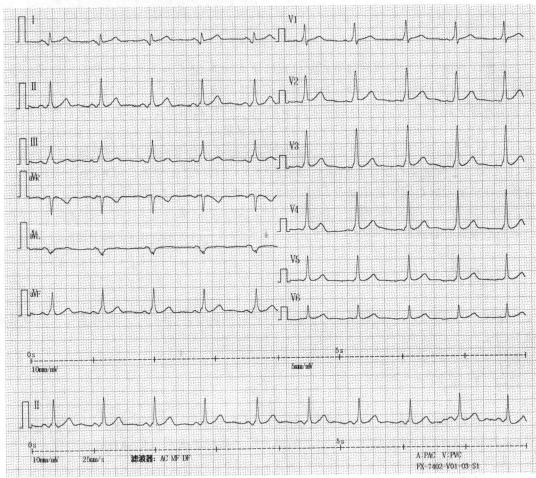

图 16 - 2　典型 W - P - W 综合征

2. 分型

典型预激综合征根据心电图和旁路前传功能分为显性、间歇性、潜在性、隐匿性 4 种类型。

(1)显性典型预激综合征　心电图类似心室预激表现。根据胸导联 QRS 波群的特点,一般分为 A、B、C 三型。

a)A 型:胸前 $V_1 \sim V_6$ 导联 QRS 波群均呈 R 型,常以 V_{3R} 为最高。"δ"波均向上(图 16 - 3)。

b)B 型:$V_1 \sim V_1$ 导联 QRS 波群主波向下为主。"δ"波向下,R 波消失或减少,S 波加深; V_5、V_6 导联"δ"波向上,QRS 波以 R 波为主(图 16 - 4)。

c)C 型:V_1、V_2 导联的"δ"波及主波均向上,V_5、V_6 导联相反(以 S 波为主)。

(2)间歇性预激综合征　间歇性出现心室预激图形,易被漏诊。

(3)潜在性预激综合征　因旁路有前传功能,平时心电图心室预激图形表现,但可在心房

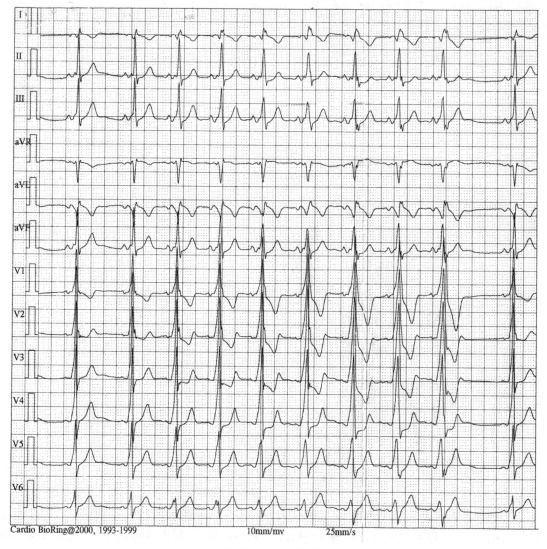

Cardio BioRing@2000, 1993-1999　　　　　　10mm/mv　　　　25mm/s

图 16 - 3　A 型预激

调搏诱发出现。

（4）隐匿性旁路　旁路无前传功能，而能逆传，平时心电图无心室预激图形表现，但患者反复发生心动过速就诊。

3. 典型预激综合征合并快速心律失常

（1）阵发性室上性心动过速（见第十章）。

（2）典型预激综合征伴心房颤动

a）心电图特点　①房颤多呈阵发性，反复发作；②极快的心室率，大多超过 180 次/分；③QRS波群宽大畸形，且具有多变性，QRS 波群的起始向量与"δ"波向量方向一致；④控制心室率的药物选择抑制旁路传导药物如胺碘酮；⑤使用洋地黄类药物或钙离子阻滞剂，可使心室率更加快速；⑥患者多无器质性心脏病。

b）典型预激综合征伴心房颤动与心房颤动伴室性心动过速鉴别见表 16 - 1。

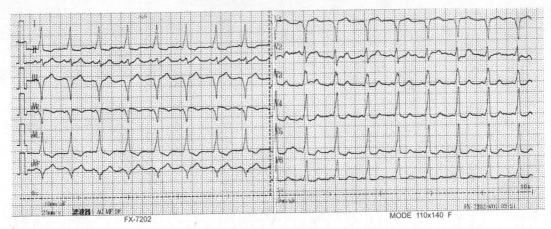

图 16-4　B 型预激

表 16-1　典型预激综合征伴心房颤动与心房颤动伴室性心动过速鉴别

	典型预激综合征伴房颤	房颤伴室速
P-R 间期差	≥130ms	<130ms
宽 QRS 波形群	具有易变性(预激程度不同),初始向量与 δ 向量相同,常可见粗钝	同源波形相同(偶见心室融合波)
窄 QRS 波规律	延迟出现(正路下传比例增加)	提早出现(心室夺获)
临床情况	有室上速反复发作史,发作前后有典型预激综合征电力表现	常有器质性心脏病,多在房颤、心衰加重、心肌缺血、电解质紊乱、药物影响等情况下发生

(3)心室颤动

典型预激综合征发生室颤者 81% 有房颤史,当发生房颤(或房扑)及大于 200 次/分室上速时,快速的心房激动通过不应期短的旁路迅速下传心室,引起极快的心室率,甚至恶化为室颤而猝死。发生室颤的主要危险因素与旁路有效不应期过短有关。当旁路有效不应期为短不应期(小于 0.30 s)时,易引起快速心室率;当旁路有效不应期小于 0.25 s 或房颤中最短 R-R 间期小于 0.25 s,是发生室颤和猝死的高危人群。

(4)快慢综合征

典型预激综合征伴房室折返性心动过速终止时,可出现极缓慢心律失常,是其发生晕厥甚至猝死的另外一个原因并称之为快慢综合征。心电图特征:

a)房室折返性心动过速反复发作,发作时心率在 200 次/分以上,同时伴有 ST-T 改变;

b)与心动过速终止同时发生的晕厥,且反复发作,心电图表现有严重的窦性心动过缓、窦性停搏或窦房阻滞并伴有长 R-R 间期,产生不同程度的急性脑缺血的临床表现,甚至猝死;

c)多见于 20~40 岁无器质性心脏病的年轻人,患者平时心率和窦房结功能正常。

4.鉴别诊断

(1)与束支传导阻滞的鉴别见表 16-2。

表 16 - 2 预激综合征与束支传导阻滞的鉴别

	预激综合征	束支阻滞
P - R 间期	<0.12ms	≥0.12ms
宽 QRS 波形群特征	初始有粗钝的 δ 波向量相同,常可见	QRS 波群中、末粗钝
易变性	预激程度易变	固定
P - J 间期	正常	延长(>0.27s)
临床情况	有心动过速反复发作史	多有器质性心脏病

(2)与心肌梗死的鉴别

a)负向"δ"波酷似心肌梗死 负向"δ"波的存在,使 Q 波加深、增宽,如 A 型预激时,V_1、V_2 导联出现高大 R 波,似正后壁心肌梗死;B 型预激时,$V_1 \sim V_3$ 呈 QS 型,似前间壁壁心肌梗死;C 型预激时 $V_5 \sim V_6$ 导联呈 QS 型或 Qr 型,似侧壁心肌梗死。心室预激时 P - R 间期缩短、相关导联上可见"δ"波、QRS 波群时限>0.10s,而心肌梗死无这些特征。

b)正向"δ"波掩盖心肌梗死 当预激向量与异常 Q 波向量处于对应位置时,由于预激波的存在,使原有的 Q 波缩小或消失而掩盖心肌梗死,心肌梗死时有伴随的临床症状同时有 ST - T 动态变化和血清酶学改变,以此有助于诊断。

5. 临床意义

典型预激综合征患者大多数是因快速心律失常来医院就诊,如不伴有快速心律失常也无需治疗。其临床意义就是对伴发快速心律失常的治疗,以阵发性室上性心动过速最为常见,其次心房颤动,偶有心室颤动引起猝死。

四、其他心室预激综合征

1. 短 P - R 综合征(L - G - L 综合征)

临床上以阵发性心动过速反复发作,平时心电图表现为)P - R 间期<0.12s,而 QRS 波群正常,所以称为短 P - R 综合征。因为是由 Lown、Ganong、Levine 三位学者于 1952 年把它作为综合征描述,故又称为 L - G - L 综合征。

心电图表现如图 16 - 5:

(1)P - R 间期<0.12s;

(2)QRS 波群时间正常(初始无预激波);

(3)伴有阵发性心动过速反复发作史。

2. 变异型心室预激

1937 年和 1941 年 Mahaim 报道了结-室旁路(房室结-心室肌的旁路纤维)和束-室旁路(希氏束—心室肌的旁路纤维),二者即认为传统的 Mahaim 纤维。由 Mahaim 纤维导致的心室预激称为 Mahaim 型预激综合征,又称为变异型预激综合征。

心电图表现如图 16 - 6:

(1)P - R 间期延长或正常;

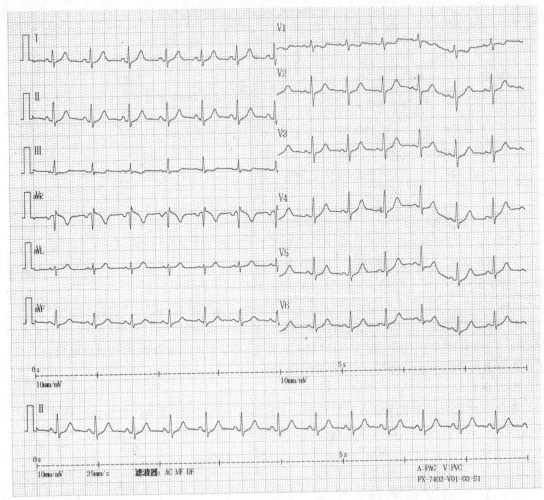

图 16 - 5   短 P - R 综合征

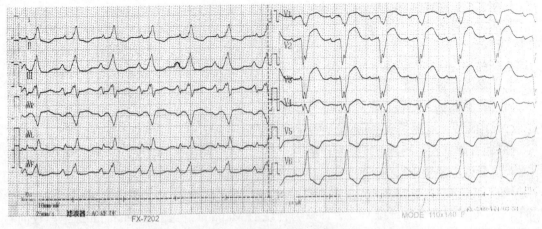

图 16 - 6   马海姆型心室预激

P - R 间期 0.16s，V_1 导联 δ 波负向

(2)QRS 波群时限延长或正常,初始可有预激波;

(3)伴 ST - T 改变;

(4)常伴有心动过速发作,心动过速发作时呈类左束支阻滞型。

第十七章　起搏心电图

植入人工心脏起搏器患者的心电图称之起搏心电图。起搏心电图是由患者自主心律和起搏心律共同组成。分析起搏心电图必须首先确定患者自身的主导节律、存在的心电图图形异常及心律失常。其次,在分析自主心律的基础上,通过分析起搏心电图能判定起搏器的功能是否正常,同时是对植入起搏器病人进行随访的工具。起搏心律因起搏器类型、功能和参数不同,会有相应的起搏心电图特征。

一、起搏系统

人工心脏起搏系统由脉冲发生器及电极导线组成(图 17-1,17-2)。

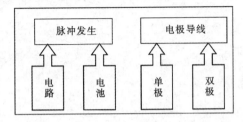

图 17-1　起搏系统

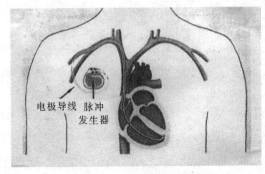

图 17-2　起搏器系统组成

1. 脉冲发生器

又称为起搏器,是起搏系统的主体,外壳由钛合金制成,经激光焊接将电子线路和电池密封在外壳内。电子线路采用高集成电路将几万个元件构成,控制起搏器工作状态,其功能可经过体外程控仪进行程控。电源多采用锂电池供电,其寿命在 8~10 年,电池耗竭需要更换起搏器。使用的起搏器如埋在患者体内称为埋藏式起搏器,也称为永久起搏;如放在体外称为体外式起搏器,又称为临时起搏。

2. 电极导线

由铂铱合金制成的细导丝盘旋成螺旋形,其柔软易弯曲,抗折性能好,其外面包裹硅胶或其他绝缘体。电极导线的顶部有起搏和感知功能的金属电极,负责起搏器的起搏和感知功能。电极导线经周围静脉植入,放置在相应的心腔,紧贴心内膜,其尾部与脉冲发生器的连接孔相连。电极导线头部在心腔固定模式分为主动和被动固定两类。主动固定电极其头部螺旋电极的螺旋可旋入心肌内,不易脱位,易于拔除。被动固定电极其头部的翼状的电极的倒钩植入肌小梁内,此后固定处心肌发生纤维化而达到永久固定,但拔除比较困难。

　　起搏器电极导线有单极和双极之分,单极导线的顶部电极(一)与脉冲发生器的金属壳(十)组成单极起搏及感知,这种起搏正、负极之间相距远,构成的回路大,故起搏信号大,而且易发生电磁干扰和对骨骼肌电位的超感知。双极电极导线的顶部电极(一)与体部的环状电极(十)组成双极起搏及感知,这种起搏正、负极之间相距近,构成较小回路,故起搏信号小,有时甚至看不清,受外界信号的干扰小(图 17 - 3)。

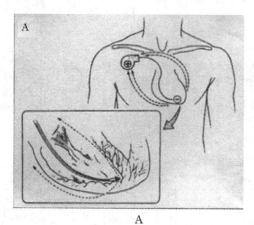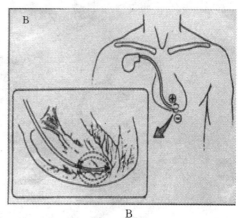

图 17 - 3　单极起搏(A)、双极起搏(B)及感知

二、起搏器的类型和功能

1. 起搏器类型

　　(1)单腔起搏器　起搏器只有一根电极导线放在心房或心室内(图 17 - 4A、B)。

　　(2)双腔起搏器　起搏器有两根电极导线分别放在心房和心室内(图 17 - 4C)

　　(3)频率适应性起搏器　起搏器的频率随机体不同状态而改变,如可感知身体活动、Q - T间期、通气量、血氧等。这种起搏器有单腔如 AAIR、VVIR 和双腔如 DDDR、VDDR,其更加接近生理要求。

　　(4)抗心动过速起搏器　能自动识别心动过速的发作,针对不同的心动过速,发放不同的刺激脉冲程序以终止心动过速。

　　(5)植入型心律转复除颤器(implantable cardioverter defibrillator,ICD)　当发生室性快速心律失常时,ICD 可在数秒内将其转复为正常心律。如果一次电击不成功,可自动进行再次充电和电击。

2. 起搏器的代码

　　随着起搏器工作方式或类型的不断增加,起搏器的各种功能日趋复杂。为便于医生、技术人员、患者间的各种交流,国际心电图会议和心脏起搏会议制订了起搏器的代码。目前通过1987 年由北美心脏起搏电生理学会(NASPE)与英国心脏起搏和电生理组专家委员会

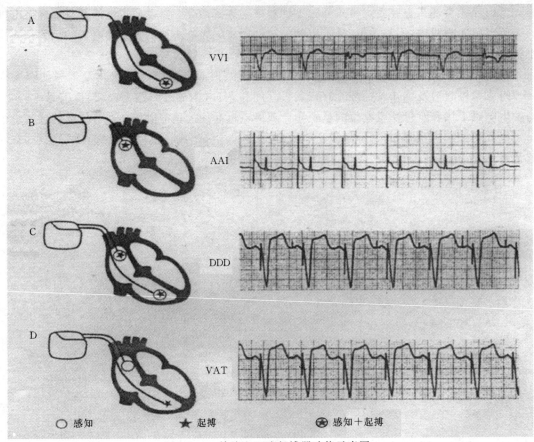

图 17-4 单腔和双腔起搏器功能示意图

为单腔(VVI、AAI)和双腔(DDD)起搏器的起搏和感知功能示意图及相应的起搏心电图。图 D 中 VAT 是双腔起搏器一种表现形式,即 DDD 或 VDD 起搏器的患者自身窦性心率正常,房室结传导功能较差时的工作模式,自身心房 P 波被感知后,经起搏器下传引起心室起搏

(BPEG)制定的 NASSPE/BPEG 代码(表 17-1)。

表 17-1 起搏器代码(1987)

序号	第一位	第二位	第三位	第四位	第五位
含义	起搏心腔	感知心腔	感知后反应方式	程控功能	抗心动过速功能
起搏方式组合	O:无	O:无	O:无	O:无	O:无
	A:心房	A:心房	T:触发	P:简单程控	P:抗心动过速起搏
	V:心室	V:心室	I:抑制	M:多项程控	
	D:双腔	D:双腔	D:双重(I+T)	C:遥测	S:电击
	S:心房或心室	S:心房或心室		R:频率调节	D:双重(P+S)

通过起搏器代码便可知该起搏器的类型和功能,所以,熟悉和记忆起搏器代码的含义非常重要。如 AAI 起搏器代表起搏部位在心房,感知的是自身心房信号,自身心房信号被感知后的反应是抑制起搏器的脉冲发生器发放一次脉冲。VVI 起搏器代表起搏部位在心室,感知的

是自身心室信号,自身心室信号被感知后的反应是抑制起搏器的脉冲发生器发放一次脉冲。DDD 起搏器起搏心房及心室,感知自身心房及心室信号,自身心房及心室信号被感知后抑制或触发起搏器的脉冲发生器发放一次脉冲。AAIR 起搏器起搏的是心房,感知自身心房信号,自身心房信号被感知后则抑制起搏器的脉冲发生器发放一次脉冲,此外还有起搏器的频率适应性起搏功能。VVIR 起搏器起搏的是心室,感知自身心室信号,自身心室信号被感知后则抑制起搏器的脉冲发生器发放一次脉冲,此外还有起搏器的频率适应性起搏功能。

三、起搏的部位

根据电极导线在心脏不同的部分分四种:

(1)单腔起搏器　仅有一根电极导线放在心房或心室内。永久起搏多采用右心室起搏,临时性起搏多采用右心房起搏(图 17-4A、B);

(2)双腔起搏器　心房和心室内各有一根电极导线,以心房和心室顺序起搏,获得较好的血流动力学(图 17-4C、D);

(3)三腔起搏　左、右心房及右心室的三腔起搏,适用于阵发性心房颤动患者;或右心房和左、右心室的三腔起搏,适用于顽固性心力衰竭患者;

(4)四腔起搏　左、右心房同步和左、右心室同步起搏,适用于阵发性心房颤动、房内阻滞、室内阻滞、顽固性心力衰竭患者。

四、起搏器的功能与心电图

1. 起搏器的起搏功能与心电图

(1)起搏回路及起搏信号(图 17-5)　起搏器系统的脉冲发生器不断放出起搏脉冲,经电极导线刺激和起搏心脏。起搏时,电流由起搏电极流向无关电极。起搏可以以单极或双极两种形式起搏,并以不同方式组成起搏回路。刺激信号或脉冲信号是起搏器发放有一定能量的刺激脉冲,脉冲宽度 0.4~0.5ms,心电图上表现为一条直上直下的垂直线,也称为钉样标记。刺激信号的幅度与两个电极间的距离成正比关系。因此,双极性起搏时,正负两极间距小,刺激信号较低,在某些导联上几乎看不到。单极性起搏时起搏的正负两极之间距离大,刺激信号大,有时呈双相。在不同导联上记录的刺激信号幅度高低有一定的差异,原因与起搏电脉冲的方向在心电图导联轴上的投影不同有关。

(2)起搏间期和起搏逸搏间期(图 17-6)　起搏器连续发放两个脉冲信号之间的间期称为起搏间期;起搏心电图中,自身的心电活动即 P 波或 QRS 波群与其后的起搏信号之间的间期称为起搏逸搏间期。起搏间期与设定基本的起搏频率一致。大多数情况下起搏逸搏间期与起搏间期相等,具有频率滞后功能的起搏器启用滞后功能后,起搏逸搏间期比起搏间期长。起搏频率的滞后功能主要目的是保护和鼓励更多自主心律,并能节约电能。

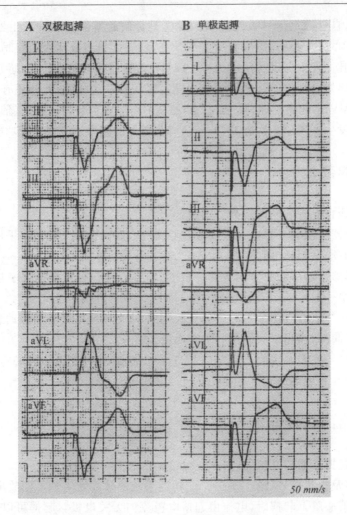

图 17-5　单极和双极起搏信号的比较

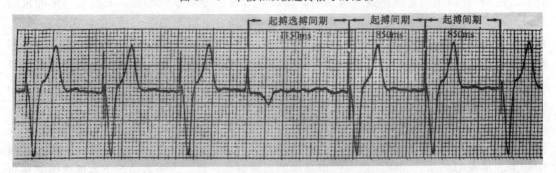

图 17-6　起搏间期与起搏逸搏间期示意图

2. 起搏器的感知功能与心电图

如图 17-7 所示。

（1）感知与感知回路　感知功能由起搏器内含的感知器完成，起搏器能检测出一定的自身心电活动，并能做出相应的反应。反应的形式有两种：一种是自身心电信号感知后抑制起搏器发放一次电脉冲，并引起起搏器的节律重整。感知回路的正负极与起搏回路一样，而感知电场

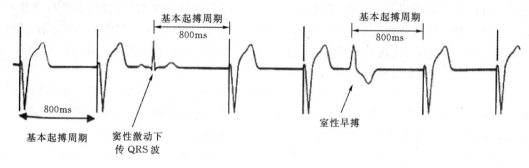

图 17 - 7　起搏节律重整，感知功能正常

的大小或感知天线的空间相当的感知的正负极间的距离。另一种是感知自身电活动后触发起搏器发放一次起搏脉冲，但此起搏脉冲落入心脏自身除极后的有效不应期而变为无效起搏。那么双极感知时的感知电场小，骨骼肌的肌电信号或其他电磁信号不易被感知，而单极感知的电场大，易发生肌电的误感知。

（2）起搏器的节律重整　自身心电活动出现并被起搏器感知后，起搏器将发生一次节律重整，即以自身心电活动的出现为起点，以原有的起搏间期发放下一次的起搏脉冲，心电图表现为正常的起搏逸搏间期。感知功能是否正常，就是心电图上自身心电活动后能否引起起搏器节律重整，如果能表现节律重整，感知功能正常，否则不正常。

（3）感知功能不良与调整　起搏心电图中，每次自身心电活动出现后能引起起搏节律重整时，可诊断起搏感知功能正常，反之，诊断感知功能不良。感知功能不良是十分严重情况，可引发心律失常，甚至可以致命。感知功能不良可通过提高感知灵敏度来纠正。

五、单腔起搏器及起搏心电图

1. VVI 起搏器心电图

（1）VVI 起搏器原理

心室单腔起搏、单腔感知、感知自身信号后抑制脉冲发放的起搏器为 VVI 起搏器。电极常放置在右心室心尖部。心室单腔 VVI 起搏器可转换为 VVT 和 VOO 模式工作，但后两者临床几乎不用。但临时起搏术以右室的 VVI 常用。

（2）VVI 起搏心电图表现

a）VVI 起搏器电极放置在右心室心尖部比较常见，心电图特点　在起搏信号后紧跟着一个 QRS 波群及 T 波，QRS 波群宽大畸形＞0.12s，T 波方向与 QRS 波群方向相反。心电图产生类左束支阻滞图形 QRS 波群伴心电轴左偏 30°～90°；伴有 ST - T 改变；左胸导联 V_5、V_6 的 QRS 波群可表现为以 S 波为主的宽阔波，也可呈宽阔、低幅向上的波；当自身激动提前激动心室时，起搏器停止发放一次脉冲，当自身心率过缓出现长间歇时，起搏器便按起搏时间发放刺激，起搏心室。

b）融合波　VVI 起搏的患者有自身心律，而自身心律可以与起搏节律发生干扰，尤其自身心率与起搏频率接近时，一部分心室肌可被自身节律控制，另一部分被起搏节律所激动，此时便形成室性融合波。包括真性融合波和假性融合波。真性融合波：是由两个节律点引起的心肌激动在时间上和空间上的融合;假性融合波:当起搏器的脉冲发放较迟时,由于自身的心室电活动已经使电极部位的心肌除极,该脉冲正好落入电极周围心肌组织的有效不应期,所以该次起搏为无效起搏,只是起搏信号在时间上与心室激动产生的 QRS 波群融合(图 17 - 8)。

(3)单腔起搏功能及间期

a)起搏功能　起搏功能是起搏器按一定的周期、电压、脉宽发放刺激脉冲使心脏除极。正常起搏功能是起搏器能按照感知的信号和自身的定时周期进行起搏。通过心电图是否记录到脉冲信号和脉冲信号后有无相应的宽大畸形的 QRS 波群来判断刺激是否激动或夺获心室。

b)感知功能　感知是起搏器对自身起搏以外的信号进行的识别和认可。在心电图上,起搏器的感知功能无法直接表现出来,必须通过起搏功能间接地反映。VVI 感知功能在心电图上的表现是当有自身节律时,起搏器就会延迟发放起搏脉冲,通过节律重整表现出来。即起搏器从感知的信号开始,按照逸搏间期重新发放起搏脉冲。当自身心室率超过基础起搏频率时,

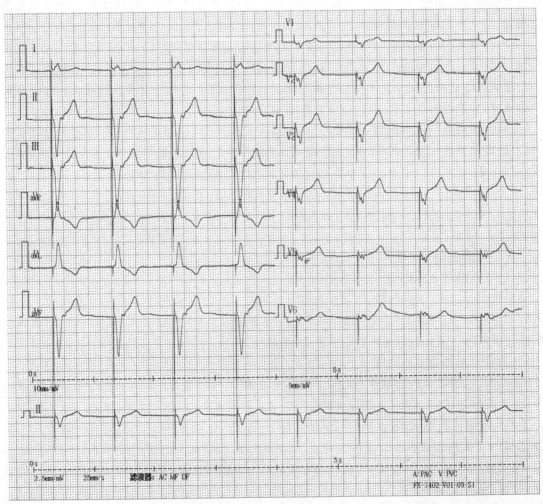

A

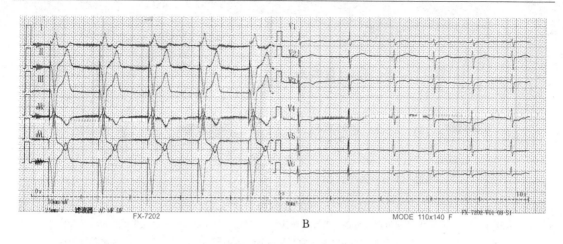

图 17-8　VVI 起搏心电图

心电图示：A 心室起搏心律：起搏心率 60 次/分；B 心室起搏心律和窦性心律，起搏心率 60 次/分，窦性心率：平均 68～75 次/分，可见融合波

起搏器处于连续感知和连续节律重整的状态，使起搏脉冲的发放完全抑制，在心电图上暂时表现为"静止状态"，即自身节律心电图。

c)频率滞后　频率滞后是 VVI 起搏器感知自身 QRS 波群发生抑制后，重新开始发放脉冲的频率与基础起搏频率不等的功能。频率滞后的程度取决于起搏逸搏间期或滞后间期。起搏逸搏间期与基础起搏间期之差称为滞后间期。当起搏器的起搏逸搏间期长于基础起搏间期时，称为负性频率滞后，如果短于起搏间期称为正性频率滞后。滞后频率或间期可程控。

（4）VVI 起搏的异常心电图表现

a)感知异常　感知异常分感知不良和感知过度两种。感知不良是在起搏器感知灵敏度设置不当、电极导线发生故障等情况时，起搏器对自身心脏正常的 QRS 波群不能感知，仍按自身的基础起搏周期发放起搏脉冲。感知过度是起搏器对幅度较低或不应该感知的信号发生感知。感知过度的干扰源分外源性因素（交流电、电磁信号、静电磁场）和内源性因素（肌电信号、T 波、极化电位）。感知过度时，可表现抑制 VVI 起搏器起搏脉冲发放，出现起搏的暂停或起搏间期延长。

b)起搏功能障碍　起搏功能障碍表现为间歇性或持续性出现起搏脉冲不能按时发放，或发放后不能引起心室除极波，心电图表现为起搏间期长于基础起搏间期或起搏逸搏间期，或起搏信号后无 QRS 波群。因起搏器类型不同，起搏功能障碍的原因不同，心电图的表现也不一样。

2.AAI 起搏心电图

（1）AAI 起搏器原理

a)电极放置的位置：起搏电极导线放置在右心房的右心耳。

b)起搏器的计时周期

①基础起搏间期。基础起搏间期是 AAI 起搏器正常工作时，在无自身心律的情况下连续两个起搏信号之间的时距（图 17-9）。

②起搏逸搏间期。起搏逸搏间期是起搏信号与前一个自主 P 波起始到下一个相邻起搏信号之间的时距（即自身 P 波起始到下一个相邻起搏信号之间的时距）。如果起搏器没有滞

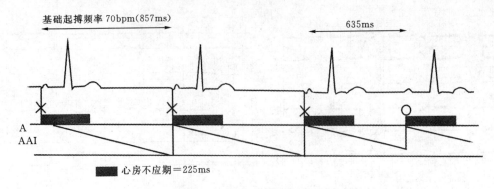

图 17-9　AAI 起搏器的计时周期

图中前 3 个 P′波为 AAI 起搏器发放的起搏脉冲夺获心房产生,在第 3 个起搏脉冲发生后 635ms 感知到窦性 P 波(第 4 个 P 波),起搏器以此点为起点重新按照 857ms 的周期发放下一次冲动。因此感知使起搏器发生节律重整

后功能或滞后功能没有打开,基础起搏间期应等于逸搏间期。一般逸搏间期略长于自动起搏间期。基础起搏间期和起搏逸搏间期均可程控。

③心房不应期。心房不应期是起搏器发放一次电脉冲后或感知一次自身 P 波后,感知线路关闭,不感知任何心电信号的间期,通常为 300~500ms。不应期的设置可防止起搏器感知起搏脉冲本身、起搏产生的极化电位及自身的 QRS 波群。

(2)AAI 起搏心电图特征

a)起搏心房图形　由起搏信号和其后紧跟 P′波(应激波)组成。

b)房性融合波　当植入起搏器患者的自身心律与起搏节律发生干扰时,就可产生房性融合波或假性房性融合波。房性融合波的形态介于自身的 P 波和起搏的 P′波之间,可有多种形态。当起搏脉冲发放较迟时,由于自身的心房电活动已使电极部位的心房肌除极,使起搏脉冲正好落入该部位心房肌的有效不应期,所以不能夺获心房而成为无效起搏,在心电图上表现为假性融合波。

(3)AAI 起搏正常时心电图表现(图 17-10)

a)起搏功能　AAI 起搏器的起搏功能是指起搏器按一定的周期、电压、脉宽发放刺激脉冲使心房除极的功能,因此,在心电图上,AAI 起搏器的起搏功能可通过心电图上的起搏信号及相应的 P′波来确认。采用双极心房电极导线起搏时,起搏信号很小甚至不能分辨,但会出现与基础起搏频率相对应的 P′波和 QRS 波群。如果起搏频率较快或房室传导功能较差时,起搏信号及 P′波后跟的 QRS 波群可能有脱漏,多表现为文氏型二度阻滞,有时也可出现二度Ⅱ型房室阻滞。

b)感知功能　AAI 起搏器具有感知功能,感知后的反应为抑制(I)。在心电图上,AAI 起搏器的感知功能通过心房起搏间接地反映出来。当自身节律使起搏器从感知信号开始按照基础起搏期间重新发放起搏脉冲时,提示起搏器感知了自身心律并发生节律重整。当窦性心率超过基础起搏频率时,起搏器脉冲的发放可被完全抑制而表现为起搏处于"静止状态"。

(4)AAI 起搏的异常心电图表现

a)感知异常　感知异常分感知不良和感知过度两种。起搏器对自身心脏正常的 P 波群不能感知,仍按自身的基础起搏周期发放起搏脉冲为 AAI 起搏器的感知不良。结果造成不适

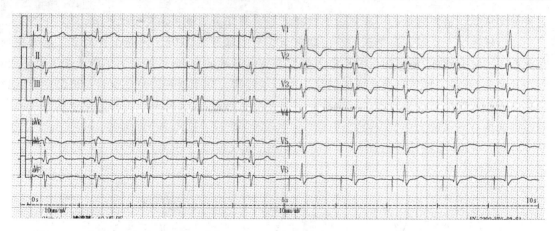

图 17-10　AAI 起搏心电图

男性,76 岁。8 年前植入 AAI 起搏器。心电图示:起搏心律:起搏频率 60 次/分,AAI 起搏模式,完全性右束支传导阻滞

当的起搏,可引起竞争性心律,甚至严重的快速房性心律失常。感知过度对振幅较低或不应该感知的信号发生感知。由于 P 波的振幅低,AAI 起搏器的感知灵敏度设置要比 VVI 灵敏,所以比 VVI 起搏器更容易发生感知过度。常见的感知对象为肌电位和 QRS 波群。

b)起搏功能障碍　AAI 起搏功能障碍表现为间歇性或持续性出现心房起搏停止,心电图表现为起搏间期长于基础起搏间期或起搏逸搏间期。

六、双腔起搏器及其心电图

1. 工作参数

(1) 双腔起搏器基本功能

a)感知功能　分别感知心房及心室自主除极产生的心房、心室波。下面关于双腔起搏器感知功能的一些概念叙述如下:

心房不应期(atrial refractorory period,ARP)是指在感知的或起搏的心房事件后的一段时间内不发生心房感知。包括 A-V 延迟及心室后心房不应期(postventricular atrial refractorory period,PVARP)),一般在 400ms 左右,可避免逆传 P 波被感知(图 17-11)。

心室不应期(ventricular refractorory period,VRP)是指感知的或起搏的心室事件后的一段时间内不再发生心室感知。

心室空白期是指心房电脉冲发生后,为避免被心室电极导线感知而在心室感知电路内设置 10～60ms 的电子不应期(图 17-12)。

交叉感知是指当心房起搏电脉冲能量较大时,可于心室空白期结束时被心室电极导线感知为心室事件,把这种现象称

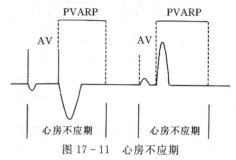

图 17-11　心房不应期

第 1 个为起搏心房后的心房不应期,第 2 个为感知心房电活动后的心房不应期

之为交叉感知。适当减低心房起搏输出或减低心室感知灵敏度可避免交叉感知。

非生理性 A－V 延迟是指新的空白期末至心房电脉冲后 110ms 内被设置为交叉感知窗，在此期内心室有感知，但感知后的反应为触发心室电脉冲的发放，目的是为了防止交叉感知或感知其他非 QRS 波群信号而造成抑制反应使心室停搏。如果感知的是心室自身电活动，则电脉冲落于心室除极后的有效不应期内从而不引起心室除极，这样就避免了心室竞争的发生，这种心室起搏方式又称为心室安全起搏（safety pacing，图 17－12）。A－V 延迟 110ms 短于正常 P－R 间期，此时，窦性或房性激动不能下传心室，所以称之为非生理性 A－V 延迟（图 17－12）。

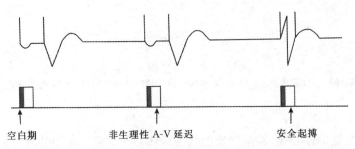

空白期　　　非生理性 A-V 延迟　　　安全起搏

图 17－12　心室空白期、非生理性 A－V 延迟及心室安全起搏

b）起搏功能　双腔起搏器在两次起搏的心房或心室电活动之间的最长间期，是最低起搏频率，称为基础频率或低限频率（lower rate limit，LRL，该值常为 60～70 次/分）（图 17－13）。下限频率间期＝VA 间期＋AV 间期。一个感知的或起搏的心室波之间最短的起搏间期为最高起搏频率或上限频率（upper rate limit，URL，该值常为 130 次/分）。自主或起搏心房波的频率低于该频率时，心室将以 1：1 频率跟随心房起搏，超过此频率时，心室起搏与心房波的关系出现文氏下传或 2：1 传导，使心室率不超过上限频率（图 17－14）。感知或起搏心房波与心室起搏之间存在约定或相互制约的间期，房室正向传导间期称房室延迟间期或 A－V 间期（A－V Interval，AVI）（图 17－15）。该值一般设为 140～200ms 时，房室收缩的协调性及血流动力学效果最佳。心室与下一次心房电活动之间的间期称 V－A 间期或心房逸搏间期（图 17－16）。

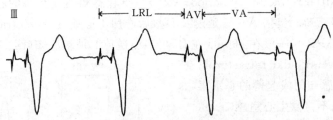

图 17－13　DDD 起搏器的下限频率
图示：下限频率 60 次/分

（2）双腔起搏器的传导功能　双腔起搏器植入人体后，犹如植入了一个人造房室结，心房的电活动可沿双腔起搏器下传到心室（图 17－17）。

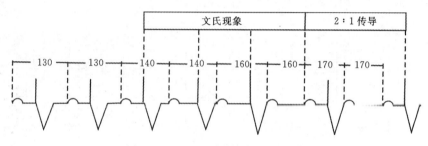

图 17－14 DDD 起搏器的上限频率

图示:上限频率 130 次/分,当心房率大于上限频率时,AV 间期出现文氏现象,心房率进一步加快,则出现 2:1 传导

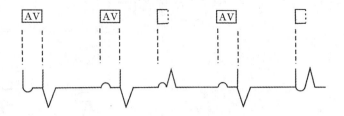

图 17－15 A－V 间期

第一个为起搏的 A－V 延迟,第 2 及第 4 个为感知心房事件后的 A－V 延迟,第 4 及第 5 个因心室搏动的出现使 A－V 延迟不完全

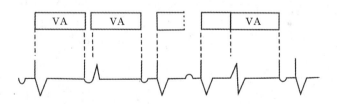

图 17－16 V－A 间期

第 1 个为心室起搏后的 V－A 间期,第 2 及第 5 个为感知心室 QRS 波群后的 V－A 间期,第 3 及第 4 个因出现自身 P 或 QRS 波群使起搏心室后的 V－A 间期不完全

2. 双腔起搏器的基本工作方式

(1) VAT 工作方式 感知自身的窦性 P 波或异位 P′波;延迟触发脉冲发生器向心室放电,起搏心室。AV 间期通常为 150～200ms。

(2) DDD 工作方式 可见心房感知和心房起搏,心室感知和心室起搏。DDD 起搏器的工作方式可转变为 AAI、VAT 等工作方式,特殊情况下还能转换为 AOO、VVI、DVI、DOO、VOO 等工作方式。

3. DDD 起搏器感知功能异常的心电图表现

(1) 感知过度 一种是心房感知器超感知后,经 AV 间期触发心室起搏;另一种是感知器超感知后对起搏功能产生抑制,使起搏信号延长出现(图 17－18)。

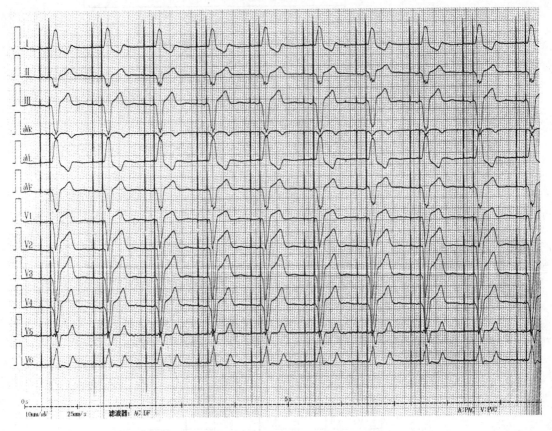

图 17-17 双腔起搏心电图

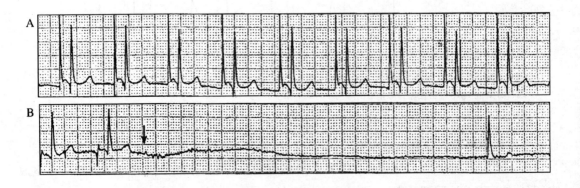

图 17-18 DDD 起搏器心房、心室起搏功能同时被抑制

心电图示：A：DDD 起搏器工作正常。B：被感知的外界电信号（箭头示），同时抑制心房、心室的起搏功能，引起 6s 的心脏停搏

（2）感知不良 对心脏自身的P波或QRS波群不能感知。原因是心内电信号的幅度低、与感知灵敏度值不匹配；或被感知的电信号向量与起搏器的感知导联轴没有形成适当的角度。心房、心室或二者同时均可发生感知不良。感知不良可持续发生，也可间歇发生。

4. DDD起搏功能不良的心电图表现

起搏功能异常也称为起搏障碍，表现为间歇性或持续性的无效起搏、起搏频率下降。心电图表现心房起搏信号或心室起搏信号后无跟随相应的心肌除极波（图17－19）。

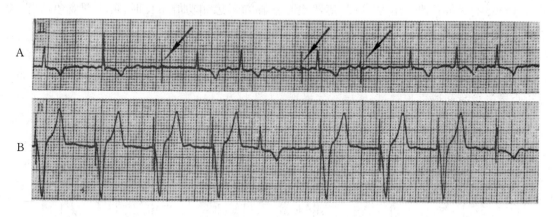

图17－19 心室起搏与感知功能障

A：箭头指示的起搏信号后无相应的心室除极波，属于起搏功能不良，将起搏电压从1.5V程控调整到3.5V后起搏功能恢复正常。A图中第3个起搏信号除未能有效起搏外，感知功能也有问题

5. 电池耗竭的心电图表现

起搏器电池耗竭时，出现起搏功能障碍早期表现是增加起搏脉宽，进一步发展，起搏器的磁铁频率和基础起搏频率下降。严重起搏脉冲不能夺获心房或心室。起搏器的磁铁频率和基础起搏频率下降10%时，应及时更换起搏器（图17－20）。

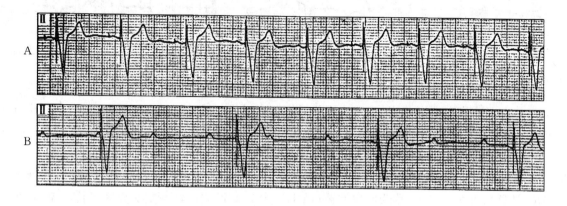

图17－20 DDD起搏器电池耗竭时的心电图表现

A：电池未发生耗竭，DDD起搏器工作正常；B：电池耗竭时，工作模式自动转为VVI起搏模式，起搏频率也明显下降

七、起搏器所致心律失常

1. 竞争心律

(1)心房竞争心律　用 AOO 方式或 DVI 方式起搏时,心房刺激与自身激动发生竞争,若落于易损期可引起心房颤动。也可发生在心房感知不良。

(2)心室竞争心律　用 VOO 起搏器或心室感知器感知功能不良时,可出现竞争心律,多为窦性或心室自身激动与起搏刺激之间竞争,如果出现在心室易损去则引起室颤。

2. 房室分离

用 VVI 起搏器的患者,不能感知心房电活动,所以起搏心室时,心房的电活动与起搏器无关,心房由自身起搏点控制,形成房室分离现象(图 17-21)。

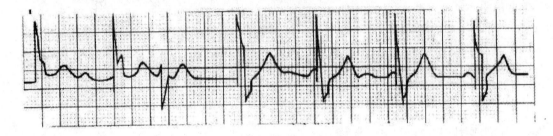

图 17-21　房室分离

3. 逸搏-夺获二联律与三联律(图 17-22)

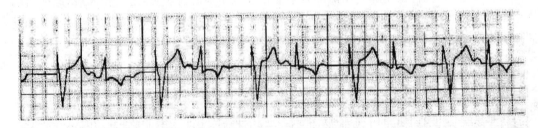

图 17-22　逸搏-夺获二联律

植入 VVI 起搏器的患者,当窦性搏动下传时可形成起搏逸搏一窦性夺获心律,即一个起搏的 QRS 波群后紧跟一个自身心搏或两个起搏的 QRS 波群后跟随一个自身心搏。

4. 起搏器介导心动过速

植入 VAT、VDD、DDD 等双腔起搏器的患者,当房室交界区具有逆向传导时,起搏的 QRS 波群后可产生 P′波,称为心房回波(图 17-23),此回波可经房室交界区下传心室,产生反复搏动(图 17-24)。

如果该心房回波被起搏器感知并经 A-V 延迟后触发心室起搏,心室起搏的 QRS 波群又经房室交界区逆向传导到心房产生 P′波(见图 17-23),如此反复则形成起搏器介导的心动过速(图 17-25、17-26)。折返也可由室性期前收缩引起,室性期前收缩的 QRS 波群经自身房

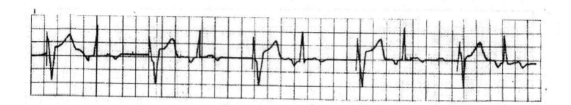

图 17-23　心房回波

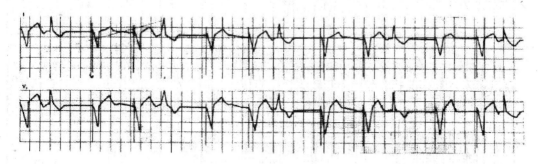

图 17-24　反复搏动

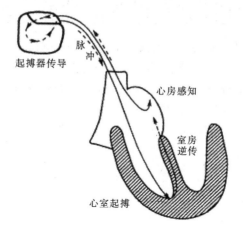

图 17-25　双腔起搏器介导心动过速机制示意图

室结逆传激动心房,被感知的心房波经起搏器下传心室。心室率一般为 90～130 次/分。房性期前收缩、室性期前收缩等原因诱发起搏器介导性心动过速,心动过速又常被起搏器内置的起搏器介导性心动过速的终止程序终止。也可通过取消心房感知功能或程控延长心室后心房不应期使 P′不被感知而终止心动过速。

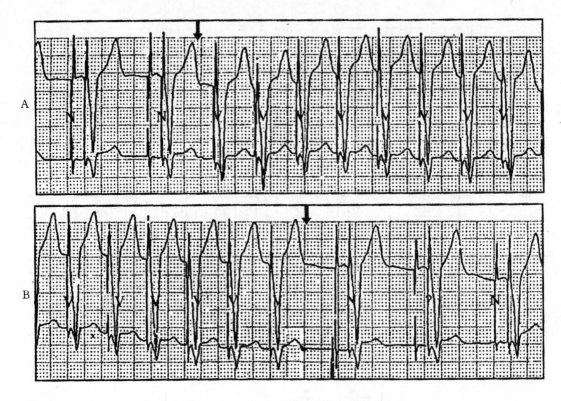

图 17-26　双腔起搏器介导性心动过速

A:开始两个周期系 60 次/分的双腔起搏,箭头示一次房性期前收缩诱发起搏器介导性心动过速,频率 130 次/分,每个周期中均可见室性起搏,逆传激动的 P'波可能与 T 波或 QRS 波群融合而不清楚;B:起搏器介导性心动过速持续 15 个心动周期后在箭头指示处自行被起搏器内置的终止程序终止。

第三篇 常见疾病的心电图表现

第十八章 心肌缺血心电图

一、心肌缺血心电图改变机制

心肌缺血(myocardial ischermia)通常发生在冠状动脉粥样硬化的基础上。当心肌某一部位缺血时,就会影响到心室复极的正常进行,并可导致缺血区相关导联发生 ST - T 异常改变。心肌缺血的心电图改变类型取决于缺血的严重程度、持续时间和缺血发生部位。

1. T 改变的机制

正常情况下,心外膜下心肌的动作电位时程较心内膜下心肌短,心外膜完成复极早于心内膜,因此心室肌复极过程是由心外膜向心内膜方向推进的。发生心肌缺血时,缺血部位的心肌复极时间延长,复极过程发生改变,心电图上出现 T 波变化(图 18 - 1)。

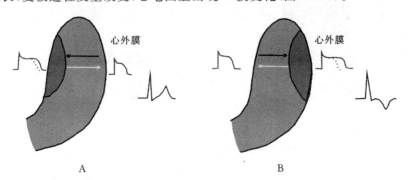

图 18 - 1　心肌缺血与 T 波变化的关系
A:心内膜下缺血;B:心外膜下缺血(黑色箭头代表心室复极顺序;灰色箭头代表复极向量方向)

(1)心外膜下心肌缺血(包括透壁性心肌缺血)　心外膜下心肌缺血时,心外膜动作电位时程比正常时明显延长,从而引起心室壁复极顺序发生逆转,即心内膜下心肌复极早于心外膜下心肌,于是出现与正常方向相反的 T 向量,使面向外膜缺血区的导联记录出倒置的 T 波。

(2)心内膜下心肌缺血　心内膜下心肌缺血时,该部分心肌动作电位时程更加延长,复极完毕时间较正常时更加推迟,造成该部分心肌在复极时,而其他部位心肌已复极完毕,与之对应方向相反的 T 向量减小或消失,导致该部位心肌复极产生的 T 向量增大。由于心室壁复极顺序没改变而复极向量增大,所以面向缺血区的导联记录出直立高大的 T 波。

2. ST 偏移的机制

心肌缺血除了可出现 T 波改变外,还可出现损伤型 ST 改变,损伤型 ST 改变包括 ST 段下移和 ST 段抬高两种。目前多数学者认为心肌缺血发生的 ST 段偏移是由于心肌损伤电流所致,常用"舒张期损伤电流"、"收缩期损伤电流"两种学说解释。

(1)舒张期损伤电流

损伤心肌由于缺血,导致细胞膜受损,在静息期,膜电位不能到达极化状态水平而导致"极化不足",其静息膜电位低于正常部位心肌,两者之间因存在电位差而产生舒张期损伤电流。如果心肌的损伤发生在心外膜下,使面向损伤心肌导联记录出低于等位线的基线。当全部心肌除极完毕时,损伤心肌与正常心肌全都处于相等的负电位而无电位差,此时记录到等位线的 ST 段高于除极前的基线,形成 ST 段相对抬高(参见图 19 - 2)。相反,如果损伤发生在心内膜下心肌,该导联记录出的 ST 段相对下移。

(2)收缩期损伤电流

损伤心肌由于缺血,在除极时,发生除极不完全,在 2 相时部分保持在极化状态而导致"过度极化",其静息膜电位高于正常部位心肌,两者之间因存在电位差而产生收缩期损伤电流,ST 向量从正常心肌指向损伤心肌。如果心肌损伤发生在心内膜下,ST 向量背离心外膜面指向心内膜,使面向损伤心肌的导联记录到 ST 段的下移;如果损伤发生在心外膜下(包括透壁性心肌缺血),ST 向量指向心外膜面,使面向损伤心肌的导联记录到 ST 段抬高(图 18 - 2)。发生损伤型 ST 改变时,对侧部位的导联常常记录到相反的 ST 改变。

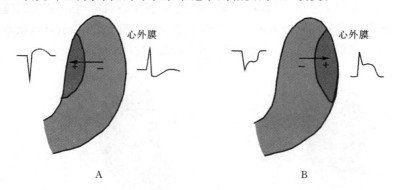

图 18 - 2　心肌损伤与 ST 段偏移的关系
A:心内膜下损伤;B:心外膜下损伤(箭头表示 ST 向量的方向)

其实当心肌损伤时,舒张期损伤电流和收缩期损伤电流大多同时存在(图 18 - 3)。另外,临床上发生透壁性心肌缺血时,心电图表现为心外膜下缺血(T 波深倒置)或心外膜下损伤(ST 段抬高)类型。有学者把引起这种现象的原因归为:①透壁性心肌缺血时,心外膜缺血范围大于心内膜;②由于检测电极靠近心外膜缺血区,因此透壁性心肌缺血在心电图上主要表现为心外膜缺血改变。

二、心肌缺血心电图改变

心肌缺血的主要心电图表现为 ST 改变、T 波改变、U 波改变、QT 间期延长,有时也影响

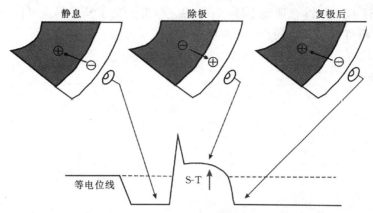

图 18-3　舒张期损伤电流与收缩期损伤电流共同作用引起的 ST 段抬高

到 QRS 波群。临床上心肌缺血呈发作性，持续时间比较短暂≤15 分钟，因此心电图的改变也呈发作性出现，诊断心肌缺血时要注意与未发作时的心电图做对比。

1. ST 段改变

（1）ST 段形态改变　正常情况下，ST 段在基线持续时间很短，逐渐与 T 波升支融合，使 ST-T 的交角较顿，分界点不明确。心肌缺血时，可引起心电图出现 ST 段异常改变：可发生向上或向下的偏移，也可发生水平型性延长＞0.12s 伴 ST-T 的交角变锐（图 18-4）。

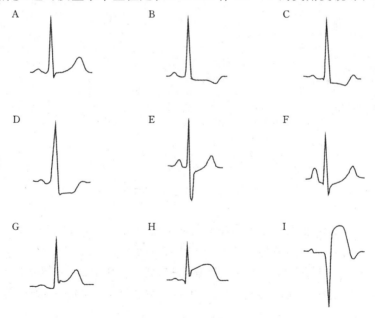

图 18-4　ST 段改变的形态

A：正常形态；B：水平型下移；C：下斜型下移；D：近似水平型下移；E：缓慢上升
连接点型下移；F：假性 ST 段下移；G：弓背向下型抬高；H、I：弓背向上型抬高

（2）ST 段下移　ST 段下移又称为 ST 段压低。反映心内膜下心肌缺血，是心肌缺血最重要的心电图表现。

a）ST 段下移的分型　ST 段压低分 5 种类型，但有诊断意义的是下斜型和水平型。

①下斜型 ST 段下移:J 点明显下移,ST 段从 J 点开始向下呈下斜型下移,直至与 T 波交接。下移的 ST 段与 R 波顶点的垂线形成的夹角>90°(图 18-5)。

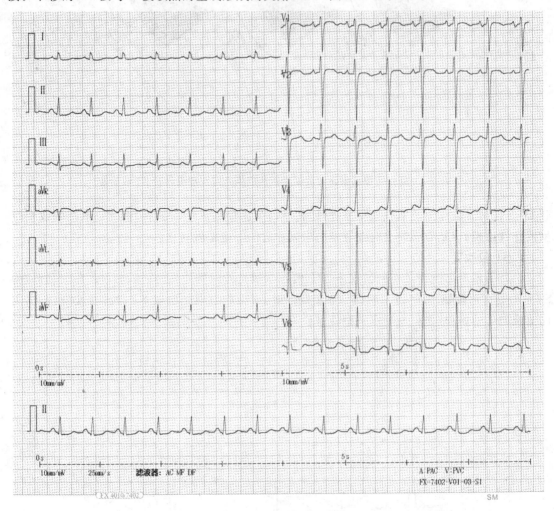

图 18-5　下斜型 ST 段下移

②水平型 ST 段下移:J 点明显下移,ST 段从 J 点开始水平下移,直至与 T 波交接。下移的 ST 段与 R 波顶点的垂线形成的夹角>90°(图 18-6)。

③缓慢上升连接点型 ST 段下移:J 点明显下移,从 J 点开始 ST 段缓慢升至基线。下移的 ST 段与 R 波顶点的垂线形成的夹角 81°~89°。一般在 J 点后 0.08s 处测量 ST 段下移的程度。

④快速上升连接点型 ST 段下移:J 点明显下移,从 J 点开始 ST 段快速升至基线。下移的 ST 段与 R 波顶点的垂线形成的夹角≤80°。

⑤假性 ST 段下移:在心动过速时,心房除极波(P 波)和心房复极波(Ta 波)均增大,后者使 P-R 段向下倾斜,并且 Ta 波可延伸至 ST 段近段,形成连接点型 ST 段下移,这时需要与病理性情况鉴别。鉴别的方法:P-R 段向下延伸和 ST 段、T 波的升支相连形成假想的抛物线,抛物线不中断提示为生理性,抛物线中断(P-R 段延长线与 ST 段相差 0.5mm 以上)则为

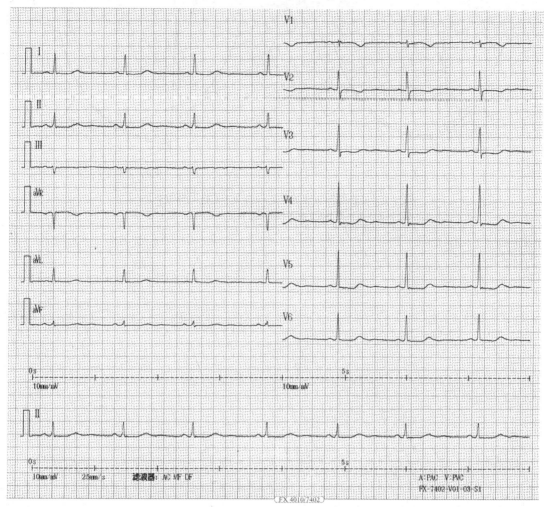

图 18-6　水平型 ST 段下移

$ST_{V_4\sim V_6}$ 水平下移>0.05mV,且持续时间>0.08s

病理性,反映心肌缺血(图 18-7)。

　　b)ST 段压低标准　下斜型、水平型压低>0.05~0.10mV;ST 段在 J 点之后 0.08s 处压低≥0.20mV。

　　(3)ST 段抬高(图 18-8)　ST 段抬高反映是心外膜下心肌缺血或透壁性心肌缺血,缺血性 ST 段抬高临床上主要见于急性心肌梗死、变异型心绞痛。缺血性 ST 段抬高>0.1~0.3 mV,且呈弓背向上型,伴有与之对应的导联 ST 段压低,ST 段抬高和 ST 段压低可出现在同一患者的不同导联。有时在两个不同部位出现的 ST 段抬高和 ST 段下移,提示两处的心肌缺血。如 Ⅱ、Ⅲ、aVF 导联 ST 段抬高的程度与 $V_1\sim V_3$ 导联 ST 段压低的程度相等时,提示下壁和后壁均发生透壁性心肌缺血。

　　2. T 波异常

　　心肌缺血常出现 T 波改变,T 波可表现为直立高耸、低平或双向或倒置。常见 T 波改变类型如下(图 18-9):

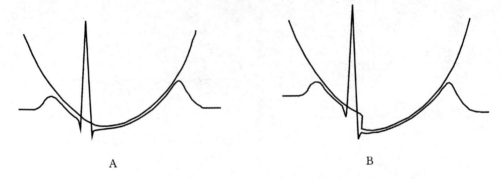

图 18-7 生理性和病理性连接点型 ST 段下移的鉴别

A:生理性连接点型 ST 段下；B:病理性连接点型 ST 段下移

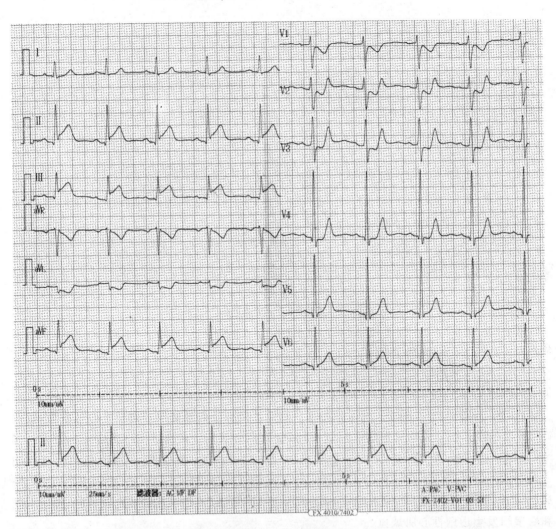

图 18-8 ST 段抬高

$ST_{II、III、aVF}$抬高 0.2~0.3mV

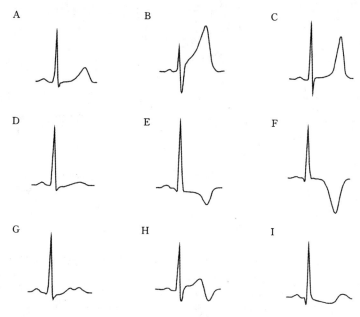

图 18-9　各种 T 波形图

A:正常 T 波；B:高耸 T 波；C:高尖 T 波；D:低平 T 波；E:倒置 T 波；F:冠状
T 波；G:双峰 T 波；H:正负双向 T 波；I:负正双向 T 波

(1)T 波高耸(图 18-10)

a)肢体导联 T 波>0.05mV；

b)胸导联 T 波>1.0mV；

c)正常人 V_3～V_4 导联 T 波≥1.5 mV；

d)T 波高耸见于急性心肌梗死的超急性期、变异性心绞痛。也可见于高血钾、脑出血、早期复极综合征等。

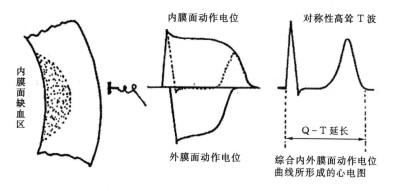

图 18-10　T 对称性高耸

(2)T 波倒置(冠状 T 波)(图 18-11A、B)　T 波倒置是心肌缺血最常见的 T 改变,可见于心外膜下心肌缺血,也可见于心内膜下心肌缺血。T 波倒置可有多种表现,但对称性、深倒置(冠状 T 波:T 波的双支对称,顶端或低端尖锐,呈箭头样)较多见于心肌缺血。

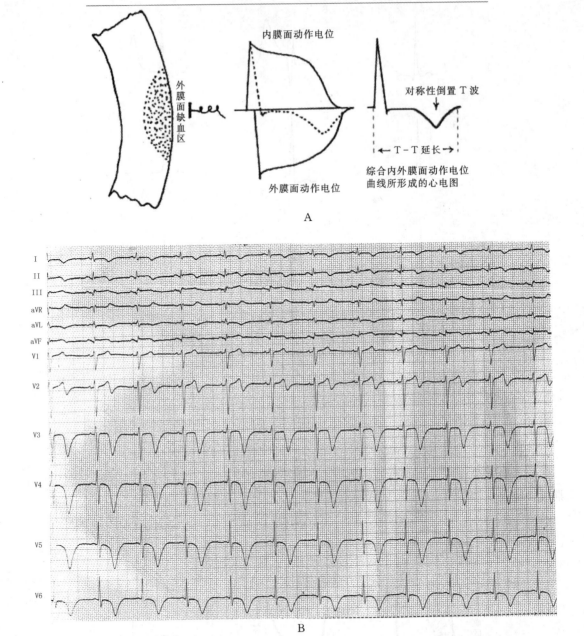

图 18-11　冠状 T 波

（3）T 波低平或双向　T 波低平是以 R 波为主的导联，T 波振幅小于 R 波 1/10，如图 18-12。T 波双向：T 波先直立后倒置为正负双向；T 波先倒置后直立为负正双向，如图 18-13。

（4）QRS-T 的夹角增大　心肌缺血的早期，心室复极向量方向发生改变，使心室复极的平均向量与心室除极的平均向量夹角增大，可出现 QRS-T 的夹角增大。额面导联 T 向量向右下偏移，出现Ⅲ导联 T 波＞Ⅰ导联 T 波（$T_Ⅲ > T_Ⅰ$ 综合征）。横面导联 T 向量向右前偏移，出现 V_1 导联 T 波＞V_5 导联 T 波（$T_{V_1} > T_{V_5}$ 综合征）。但这些改变仅能提示可能存在心肌缺血，而不能作为诊断的依据。

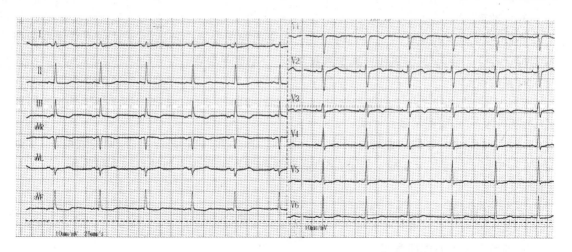

图 18-12　低平 T 波

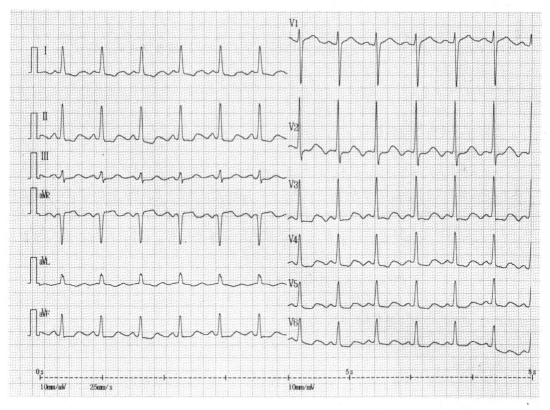

图 18-13　负正双向 T 波

（5）T 波伪性改善　急性心肌缺血发作时，可使原来倒置的 T 波转为直立称为伪性改善或伪正常化，此时可能伴有 ST 段压低的改善。这可能是由于原 T 波倒置的导联相对应的部位发生新的心肌缺血，产生的 T 向量指向 T 波倒置的导联，从而使 T 波转为直立。

（6）Q-T 间期延长　心肌缺血可引起 Q-T 间期的延长。

3. U 改变

在以 R 波为主的导联，T、U 波均应直立，如果出现倒置或运动试验时 U 波由直立变为倒置都属于异常。但 U 波倒置还可见于高血压、左心室肥厚患者。

4. 其他改变

(1) QRS 波群的变化　心肌缺血时 QRS 波群可出现一过性 Q 波，在心绞痛发作时，病理性 Q 波一旦出现，则提示缺血严重。

(2) 心律失常　心肌缺血时还可出现一过性心律失常，包括传导阻滞、期前收缩、心房颤动、阵发性心动过速甚至室颤。但是，出现心律失常尚不能作为心肌缺血的直接依据。

三、心绞痛

1. 典型心绞痛心电图表现

(1) ST 段压低　呈水平型或下斜型；

(2) T 波改变　T 波低平、双相、倒置；

(3) U 波倒置；

(4) 原有 ST - T 改变者，缺血发作时心电图改变更加典型，或者出现假正常；

(5) 一过性 Q 波；

(6) 短阵心律失常；

(7) Q - T 间期延长。

2. 变异性心绞痛心电图表现

心电图表现如图 18 - 14A、B 所示。

(1) ST 的变化　约 80% 的患者于发作期出现异常。

ST 段抬高：ST 段抬高呈弓背样，出现 $V_2 \sim V_4$ 导联尤其 $V_4 \sim V_6$ 导联更加显著，与其对应的导联出现 ST 段压低；伴有 R 波增高与增宽；心绞痛缓解后，抬高的 ST 段立即回到等位线。

(2) T 波异常　变异性心绞痛患者，T 波由原先的倒置变为直立，或原先直立的 T 波振幅增加呈高尖 T 波；

(3) 伴有 R 波增高与增宽；S 波变浅甚至消失。

(4) 心律失常　心绞痛发作时，出现一过性房性或室性期前收缩、阵发性房性、交界性或室性心动过速、房颤、房室传导阻滞、束支阻滞。

(5) 异常 U 波　倒置，有时是部分不稳定型心绞痛患者急性发作时的唯一心电图表现。

3. 鉴别诊断

与急性心肌梗死、急性心包炎、心肌炎、早期复极综合征、洋地黄作用、高钾血症、预激综合征、束支传导阻滞等进行鉴别。

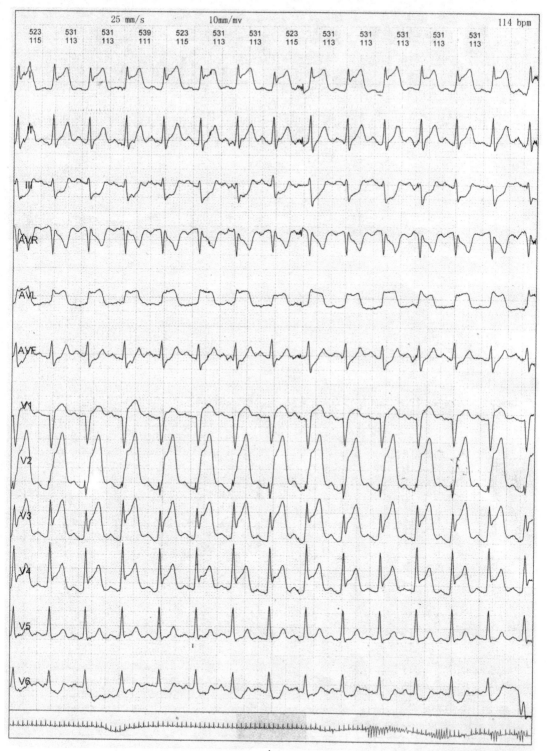

A

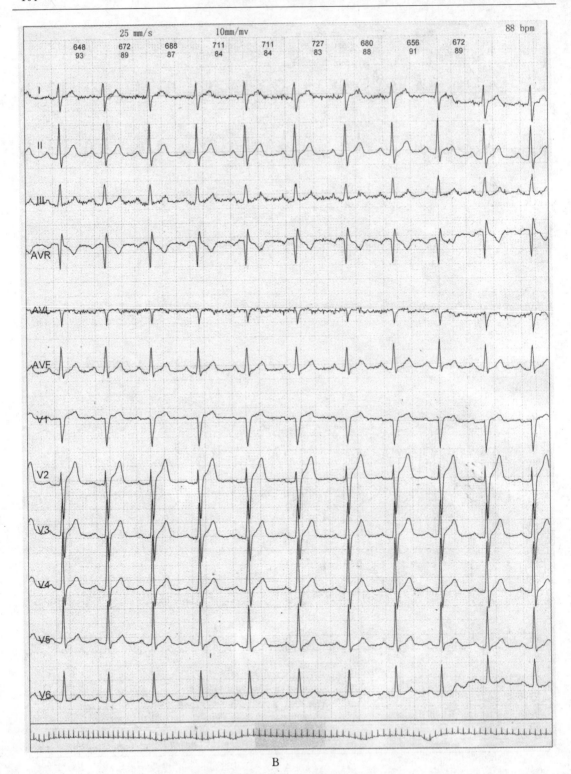

图 18-14　变异性心绞痛

A：心绞痛发作时描记。Ⅰ、aVL、V₄～V₆ 导联 ST 段抬高；B：心绞痛缓解后描记

第十九章　心肌梗死心电图

急性心肌梗死(acute myocardial infarction，AMI)是冠状动脉急性阻塞引起的心肌严重缺血和坏死，而冠状动脉粥样硬化是其发生的主要原因。急性心肌梗死的发生与阻塞冠状动脉的大小、时间及梗死前有无侧支循环形成、缺血预适应等情况有关。急性心肌梗死和不稳定性心绞痛二者有共同的发病机制，是由于冠状动脉粥样硬化病变中不稳定斑块破裂引起内皮下组织暴露，刺激血小板和纤维蛋白原活化形成血栓，阻塞冠状动脉所引起的临床表现总称为急性冠脉综合征。急性心肌梗死的心电图最初可表现为 ST 段抬高或不抬高，所以按有无 ST 段抬高将心肌梗死分为 ST 段抬高型心肌梗死和非 ST 段抬高型心肌梗死。ST 段抬高型心肌梗死是供应某块无侧支循环的重要区域心肌的冠状动脉持续、完全闭塞所致。非 ST 段的抬高型心肌梗死是血栓不完全阻塞或供应区域的血管不重要或短暂阻塞或阻塞区域侧支循环好，且急性心肌梗死时 ST 段压低和 T 波改变，但无 ST 段的抬高，其初始临床表现和心电图特点与不稳定性心绞痛很难鉴别，鉴别主要依据是肌钙蛋白。

一、急性心肌梗死心电图表现

冠状动脉闭塞发生后，随时间的推移在心电图上先后出现缺血、损伤和坏死 3 种类型的心电图改变。各部分心肌接受不同冠状动脉分支的血液供应，因此图形改变具有显著的区域特征。心电图显示的电位变化是梗死后心肌多种心电变化综合的结果(图 19-1)。

1. 心肌缺血型改变

(1)心电图表现　T 波高耸(心肌梗死早期出现在心内膜下的肌层)，低平及双向。T 波倒置(心外膜下或透壁性心肌梗死)，典型者 T 波倒置、双支对称、顶部变尖、形如箭头呈冠状 T 波(常出现在心肌梗死的急性期和亚急性期)。

(2)心肌缺血发生机制　缺血区的心肌复极时间延长(特别是 3 位相延缓)，缺血区心肌的复极晚于正常区域心肌的复极，产生背离缺血区的 T 向量，使心内膜下心肌缺血表现为 T 波增高；心外膜下心肌缺血表现为 T 波倒置。

2. 心肌损伤型改变

(1)心电图表现

a)ST 段偏移　损伤型 ST 段改变是缺血进一步加重的结果。表现为在心肌梗死的早期和急性期，心电图上在面向损伤心肌的导联出现 ST 段抬高，ST 段的抬高可表现为上斜型抬高不对称，并与高耸直立的 T 波相融合；部分患者表现为 ST 段呈缺血性下移。

b)ST 段形态改变　ST 段继续抬高，呈弓背样凸面向上及凹面向下，最后形成 QRS-T 单向曲线。

(2)损伤型改变发生机制　心肌缺血进一步严重，心肌的细胞膜部分丧失维持细胞内钾离子的浓度的能力，产生指向损伤区的 ST 向量，目前可用"损伤电流学说"和"除极受阻学说"两种学说来解释。

a)"损伤电流学说"　认为心肌发生严重损害时，引起该处细胞膜的极化不足，使细胞膜外正电荷分布较少而呈相对负电位，而正常心肌由于充分极化使细胞膜外正电荷分布较多而呈

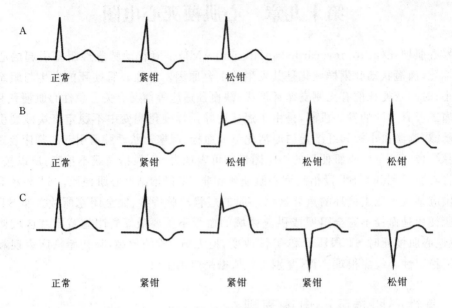

图 19-1　不同程度心肌缺血所引起心电图改变

将狗麻醉后剖开前胸及心包,用套有橡皮的止血钳阻断冠状动脉的血流,并记录缺血部位心外膜处心电图,可观察到 A、B、C 三种不同程度阻断冠状动脉血流后所引起的心电图 T 波、ST 段 QRS 的典型系列变化

相对正电位,二者之间因有电位差而产生"损伤电流"。如果将电极放于损伤区,即描记出低电位的基线。当全部心肌除极完毕时,此区完全处于负电位而不产生电位差,于是等电位的 ST 段就高于除极前低电位的基线,形成 ST 段"相对"抬高(图 19-2)。ST 段明显抬高可形成单向曲线(mono-phasic curve)。一般地说损伤不会持久,要么恢复,要么进一步发生坏死。

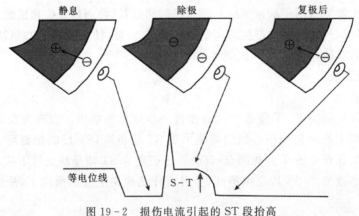

图 19-2　损伤电流引起的 ST 段抬高

　　b)"除极受阻学说"　当部分心肌受损时,产生保护性除极受阻,即大部分正常心肌除极后呈负电位时,而损伤心肌不除极,仍为正电位,结果出现电位差,产生从正常心肌指向损伤心肌的 ST 向量(19-3),使面向损伤区的导联出现 ST 段抬高。两种学说的结论是外膜下或透壁性的心肌损伤表现为损伤区域相关的心电图导联 ST 段抬高,内膜下心肌损伤表现为损伤区域相关的心电图导联 ST 段下移。

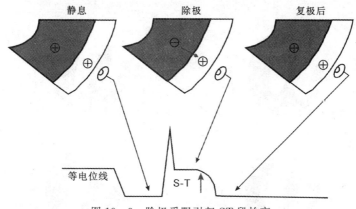

图 19-3　除极受阻引起 ST 段抬高

3. 心肌坏死型改变

更进一步的缺血导致心肌细胞变性、坏死,坏死的心肌细胞丧失了电活动,该部位心肌不再产生心电向量,而正常健康的心肌仍照常进行除极,结果产生一个与梗死部位相反的综合向量,即异常 Q 波。

(1)典型的心电图表现为异常 Q 波

a)Q 波时限≥0.04s;

b)Q/R(振幅)的比值≥1/4;

c)异常 Q 波存在切迹更能确定为异常 Q 波;

d)可呈 QR(Qr)或 QS 型。

(2)不典型的心电图表现为"等位性 Q 波"　心电图出现一些与坏死型 Q 波意义相似的改变称为等位性 Q 波。

a)q 波　胸前导联 q 波不够异常 Q 波的诊断标准,但其宽于或深于下一个胸前导联的 q 波,如 $q_{V_3}>q_{V_4}$;

b)进展型 Q 波　同一患者在相同体位条件下,出现 Q 波的进行性增宽或加深,或在原先无 q 波的导联上出现新的 q 波,并能排除间歇性室内阻滞或预激等继发因素;

c)Q 波区　面向梗死区的胸前导联的周围(上下或左右)均可记录到 Q 波的区域;

d)QRS 波群起始部的切迹、顿挫　在 QRS 波群起始 0.04s 内,梗死区导联的 R 波出现切迹、顿挫。其与小面积梗死有关;

e)R 波降低,包括胸导联的 R 波递增不良、两个连续相邻的胸前导联 R 的振幅相差≥50%。或同一导联的 R 波在不同次的心电图记录中呈进行性降低。

(3)异常 Q 波发生机制

a)坏死性 Q 波的发生机制　正常的心室除极从室间隔开始,由心内膜下心肌向心外膜下心肌扩布。那么 QRS 波群的起始向量 0.01~0.02s 是室间隔及心内膜下心肌的除极向量,0.03~0.04s 为右心室及大部分左心室除极产生的向量,最后为左心室后基底部的除极。正常人 QRS 波群的 0.03~0.04s 的向量大致指向左下方偏后。所以,当某部分心肌坏死时,由于坏死心肌丧失了电活动能力,该处心肌不产生除极向量,致综合的除极向量背离坏死区. 如果梗死发生在心内膜下肌层,使面对梗死区的心外膜导联记录到一个负向波即病理性 Q 波,如果是透壁性心肌梗死,则为 QS 波,并且对应导联可出现 R 波振幅增高(图 19-4)。

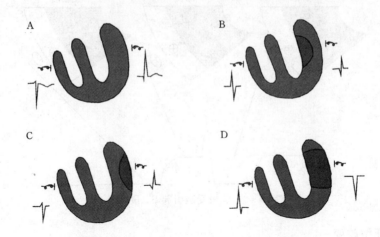

图 19 - 4　坏死型 Q 波或 QS 波发生机制

A：正常心肌除极顺序；B：心内膜下心肌梗死，相应心外膜导联出现坏死型 Q 波（呈 QR 型），对应
导联的 R 波增高；C：心外膜下心肌梗死，对应导联的 R 波降低，即等位性 Q 波；D：透壁型心肌梗
死，相应心外膜导联出现 QS 波，对应导联的 R 波显著增高

　　b）坏死性 Q 波产生的条件　①梗死的范围：当梗死心肌灶的直径≥2～2.5cm 或梗死面
积≥左心室的 10％时，可出现 Q 波；②梗死心肌的厚度：当梗死的厚度≥5～7mm 或＞心室壁
厚度的 50％；③心肌梗死的部位：当梗死的心肌除极的时间在心室除极前 0.04s 时，心电图上
出现 Q 波，相反，梗死心肌的部位位于左心室后基底部时，除极的时间较靠后，其相应的导联
心电图上不会出现 Q 波或 QS，但会出现 R 波的振幅的减小、增宽、切迹等的变化。

　　c）坏死性 Q 波消失的原因　部分急性心肌梗死患者出现的 Q 波或 QS 波在其后的恢复
期或慢性期中可以消失，消失的原因可能是心室肌细胞的冬眠、对侧心肌发生了新的梗死导致
异常向量互相抵消，或合并了束支传导阻滞等，这类病例诊断需要靠临床表现及血清酶学等资
料加以判断。

二、急性心肌梗死的分类

　　急性心肌梗死分为 ST 段抬高型心肌梗死和非 ST 段抬高心肌梗死。

三、ST 段抬高型急性心肌梗死

1. ST 段抬高型急性心肌梗死的心电图演变和分期

　　急性心肌梗死发生后，随着心肌缺血、损伤、坏死的发展和恢复，心电图可呈特定的演变规
律。根据心电图图形的演变过程和时间可将心肌梗死分为超急性期、急性期、亚急性期（近期）
和陈旧期（图 19 - 9）。

(1)超急性期 超急性期又称超急性损伤期,是急性心肌梗死的初始,冠状动脉闭塞数分钟至数十分钟,此时心肌出现严重缺血和损伤。由于持续时间短暂,临床上大多数情况下是记录不到此前的心电图的改变。此时心肌仍处于可逆性损伤阶段,如果及时治疗,有可能不发生心肌梗死或使已发生心肌梗死的范围缩小。心电图表现主要是:

a)高耸 T 波 T 波高耸,两支对称,此阶段不出现异常 Q 波(图 19-5)。

b)损伤性 ST 段抬高 ST 段开始呈上斜形抬高,与高耸直立 T 波相连(图 19-6、19-7)。

c)急性损伤性阻滞 面向梗死区导联的 R 波上升缓慢,QRS 波群时限≥0.12s。

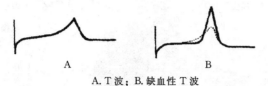

A.T 波;B.缺血性 T 波

图 19-5 心肌缺血性 T 波示意图

A.T 波;B. 缺血性 T 波

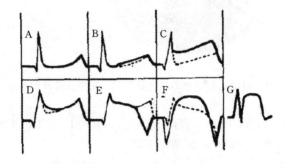

图 19-6 损伤性 S-T 段抬高

A 正常;B、C 斜型向上形;D 凹面向上形;E 弓背向上形;F 抛物线形;G 矩形

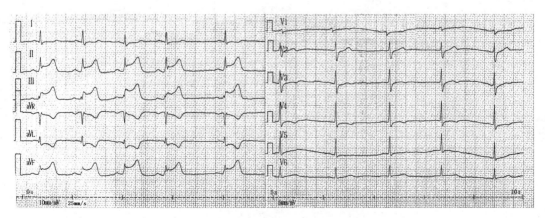

图 19-7 超急性期下壁心肌梗死

男性,51 岁,超急性期下壁心肌梗死。冠状动脉造影示:左冠状动脉 LAD7 段弥漫性狭窄 80%,右冠状动脉 RCA3 段 100%闭塞

（2）急性期（图19-8、19-10、19-11）　急性期又称充分发展期,开始于心肌梗死后的数小时至数天,并可持续数周。此期不仅有心肌缺血、损伤,且出现心肌的坏死。心电图表现主要是：

a)坏死性 Q 波　面向梗死区的导联出现 R 波振幅降低、病理性 Q 波的出现,且 Q 波的振幅逐渐加深；

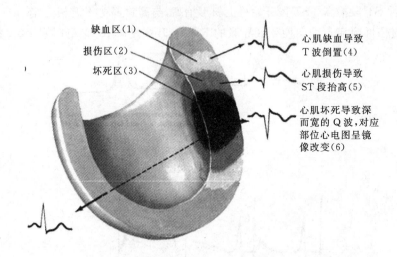

缺血区(1)
损伤区(2)
坏死区(3)

心肌缺血导致
T 波倒置(4)

心肌损伤导致
ST 段抬高(5)

心肌坏死导致深
而宽的 Q 波,对应
部位心电图呈镜
像改变(6)

图19-8　ST 段抬高型急性心肌梗死及周围病变分布及与心电图的关系

b)损伤性 ST 段改变　ST 段呈弓背向上抬高,并常与其后直立 T 波相融合形成单向曲线(mono-phasic curve),然后 ST 段开始缓慢下降；

c)缺血性 T 波改变　T 波由高耸逐渐下降,呈对称性倒置。

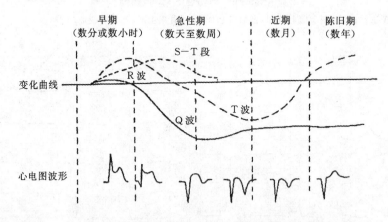

早期
（数分或数小时）

急性期
（数天至数周）

近期
（数月）

陈旧期
（数年）

S-T 段

变化曲线

R 波

Q 波

T 波

心电图波形

图19-9　急性心肌梗死的图形演变

（3）近期（亚急性期）（图19-12）　近期是出现心肌梗死后的数周或数月。心电图表现：

a)坏死型 Q 波存在；

b)损伤型 S-T 段恢复至基线；

c)T 波倒置由深变浅,可呈典型的冠状 T 波。

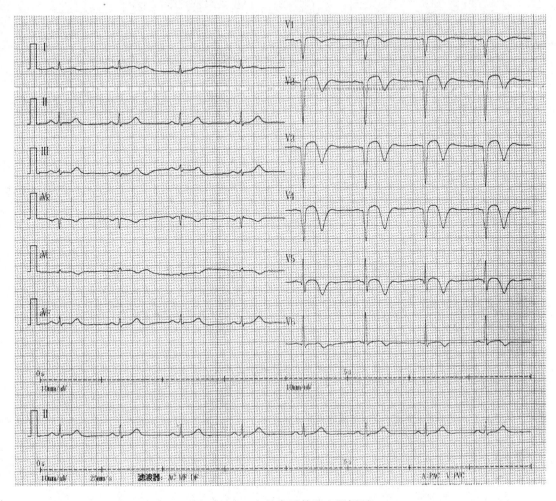

图 19 - 10　急性广泛前壁心肌梗死

（4）陈旧期（图 19 - 13）　又称愈合期、慢性期，常出现在心肌梗死后的 3～6 个月称为陈旧性心肌梗死期。

　　a）ST 段恢复正常；

　　b）T 波可恢复正常，但有部分患者 T 波倒置可持续存在；

　　c）坏死型 Q 波多数永久存在（但部分可变浅，出现小 r 波，少数患者的坏死型 Q 波完全消失）。

　　特别注意的是，近年来，溶栓治疗和经皮冠状动脉介入治疗（PCI），使急性急性心肌梗死闭塞的冠脉及时开通，不仅缩小心肌梗死的面积，同时也大大缩短了急性心肌梗死的病程，可改变心电图的表现和典型的演变过程。

2. ST 段抬高型急性心肌梗死的定位心电图诊断

　　心电图对心肌梗死部位的诊断是以异常 Q 波（坏死图形）出现于哪些导联为依据。早期ST 段抬高出现的导联对急性损伤区有定位诊断意义。急性心肌梗死时，闭塞的冠状动脉支配的是某部分心肌，所以其心电图的改变为某个心室壁的梗死。将左心室分为前间壁、前壁、

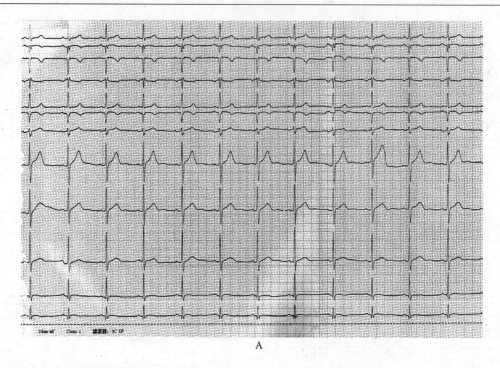

A

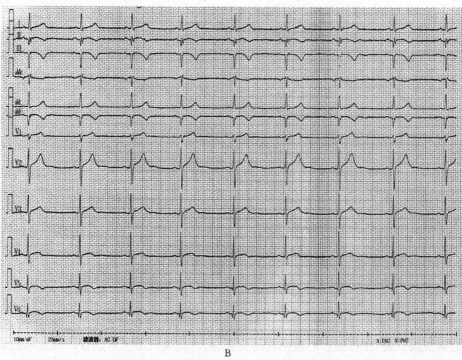

B

图 19-11   急性下壁心肌梗死的演变

A：2011 年 6 月 24 日 9 时 43 分；B：2011 年 6 月 27 日 12 时 22 分。与图 19-7（2011 年 6 月 18 日 22 时 41 分）是同一位患者心电图。通过以上图可看到 Q 波、ST 段及 T 波在心肌梗死急性期的演变过程

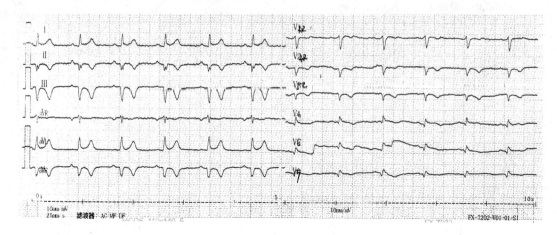

图 19-12　亚急性下壁、正后壁心肌梗死

男性,61 岁,下壁、正后壁心肌梗死一月余。冠状动脉造影示:左冠状动脉回旋支 CX11 段弥漫性狭窄 90%,右冠状动脉 RCA3 段 100%闭塞

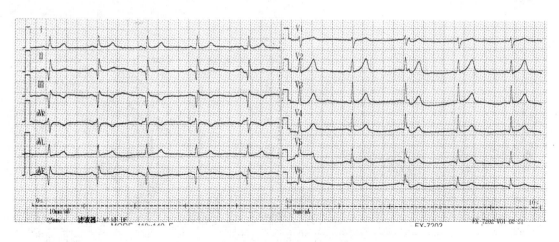

图 19-13　陈旧性下壁心肌梗死

患者,男性,2 年前发生下壁心肌梗死。

前侧壁、高侧壁、下壁(膈面)、正后壁。广泛前壁包括前间壁、前壁、前侧壁;广泛下壁包括下壁和正后壁。前间壁、前壁、前侧壁、后壁和右室梗死在横面导联上(胸导联)反映,下壁及高侧壁是在额面导联上(肢体导联)显示(图 19-14)。心电图的定位与病理解剖的结果基本一致。

　　另外,aVR 导联在进行心肌梗死中的诊断价值:①前壁急性心肌梗死伴有 aVR 导联 ST 段抬高,提示左前降支闭塞发生在第一间隔支近侧;②下壁或前侧壁急性心肌梗死如伴有 aVR 导联 ST 段下移,提示梗死面积大,预后不良;

　　心绞痛发作时,若 Ⅰ、Ⅱ、V₄~V₆ 导联 ST 段下移伴 aVR 导联 ST 段抬高,提示有左主干的病变。

　　(1)急性前间壁心肌梗死　典型梗死出现在 V₁~V₃ 导联出现坏死图形(图 19-15);如果出现以下情况时,也可考虑前间壁心肌梗死:

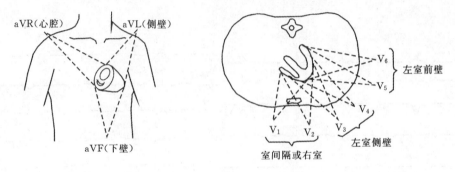

图 19-14　心肌梗死的定位诊断

a)V_1导联呈 rS 型,V_2、V_3呈 QS 型;

b)V_1～V_3导联均呈 qrS 型;

c)V_1～V_3导联均呈 rS 型,但 r 波所占时限极短;

d)V_1～V_3导联均呈 rS 型,但 r 波逐渐降低;

e)V_1～V_3导联均呈 rS 型,但 r 波渐高,但与既往心电图对比,其 R 波振幅显著降低(排除心脏顺钟向转为)。

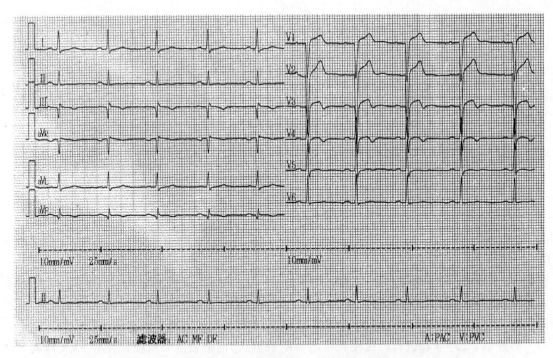

图 19-15　急性前间壁、心尖部心肌梗死

男性,47 岁。冠状动脉造影示:左冠状动脉 LAD6、7 段弥漫性狭窄 99%,CX15 段局限性狭窄 90%. 心肌酶学:CK264 u/L ,CK-MB260 u/L,LDH1213 u/L,a-HBDH1463 u/L。肌钙蛋白(+)

(2)急性局限前壁心肌梗死　V_1、V_2导联仍有初始小 r 波,而 V_3、V_4导联出现坏死图形,或 V_3、V_4导联初始 r 波不是递增反而减小,或 V_3、V_4导联出现不成按比例的 Q 波时,都提示

前壁局限性心肌梗死。

（3）急性前外侧壁心肌梗死　指左心室前壁和侧壁同时发生急性心肌梗死。Ⅰ、aVL、V₅、V₆导联出现坏死图形（图 19-16），Ⅰ、aVL、V₅、V₆导联 R 波振幅明显降低，或从 V₄～V₆导联的 R 波递增不良。

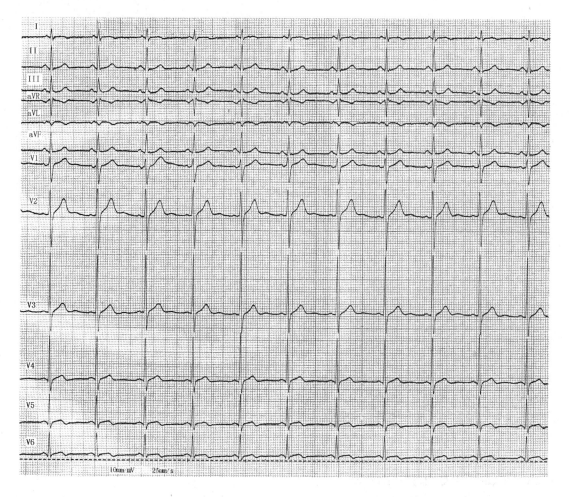

图 19-16　急性前外壁侧心肌梗死

男性，59 岁。心电图示：Ⅰ、aVL、V₅、V₆导联 ST 段呈弓背样，Ⅰ、aVL、V₅、V₆导联 R 波振幅明显降低。冠状动脉造影示：左冠状动脉 LAD8 开口端局限性狭窄 80％，中间动脉近端 100％闭塞

（4）急性高侧壁心肌梗死：指左心室外侧壁的上部或高侧部发生的心肌梗死。Ⅰ、aVL 导联出现坏死图形（图 19-17）；当患者心脏呈半垂位时，aVL 导联的 QRS 波群很小，致使病理性 Q 波不易辨认，可将 V₄～V₆导联向上移 1～2 个肋间，有助于高侧壁心肌梗死的诊断。

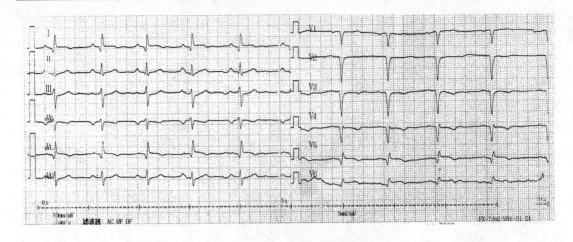

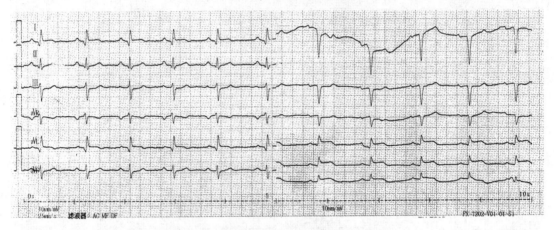

图 19 - 17   急性高侧壁、心尖部、正后壁心肌梗死

患者,男性,08 年 7 月患前间壁心肌梗死。10 年 1 月再发急性高侧壁、心尖部心肌梗死,冠状动脉造影示:左冠状动脉 LAD6 段 100% 闭塞,CX11 段弥漫性狭窄 99%,CX13 段段弥漫性狭窄 99%,右冠状动脉 RC1、2 段弥漫性狭窄 80%

(5)急性间侧壁心肌梗死   指急性前间壁心肌梗死同时合并急性高侧壁心肌梗死,即 V_1、V_2、V_3、Ⅰ、aVL 导联出坏死图形。

(6)急性广泛前壁心肌梗死   Ⅰ、aVL、$V_{1\sim6}$ 导联出现坏死图形(图 19 - 18)。

(7)急性下壁心肌梗死   Ⅱ、Ⅲ、aVF 导联出现坏死图形(图 19 - 19)。如果出现以下情况时,可考虑下壁心肌梗死:a)Ⅲ、aVF 导联有胚胎型 r 波,Ⅱ 导联有 q 波;b)虽然Ⅱ、Ⅲ、aVF 导联有 q 波,但不够诊断标准,此时小 q 波若有切迹或顿挫;c)Ⅱ、Ⅲ、aVF 导联有 q 波,但不够诊断标准,但电轴左偏小于 30°,Ⅲ、aVF 导联的 QRS 波群呈"W"型。

(8)急性下后壁心肌梗死   指急性下壁心肌梗死合并急性正后壁心肌梗死。Ⅱ、Ⅲ、aVF、$V_{7\sim9}$ 导联出现坏死图形,V_1、V_2 导联出现高大 R 波 R/S>1(图 19 - 20)。

(9)急性正后壁心肌梗死 V_7、V_8、V_9 导联出现坏死图形,在 V_1、V_2、V_{3R} 到出现 R 波振幅增高、ST 段压低及 T 波增高的对应性改变。由于正常人 V_7、V_8、V_9 导联的 R 波较小,可呈 qR 或 qr 形,所以对于正后壁心肌梗死的诊断,需要结合右前胸导联的 ST - T 的改变及典型的演变和有关的生化检验。

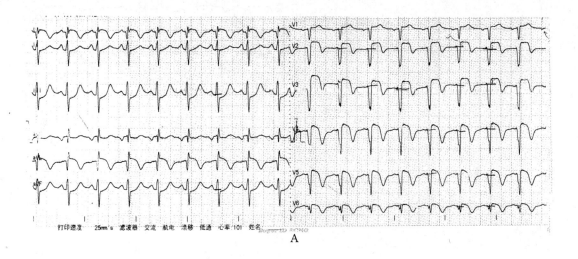

打印速度 25mm/s 滤波器 交流 肌电 漂移 低通 心率 101 姓名

A

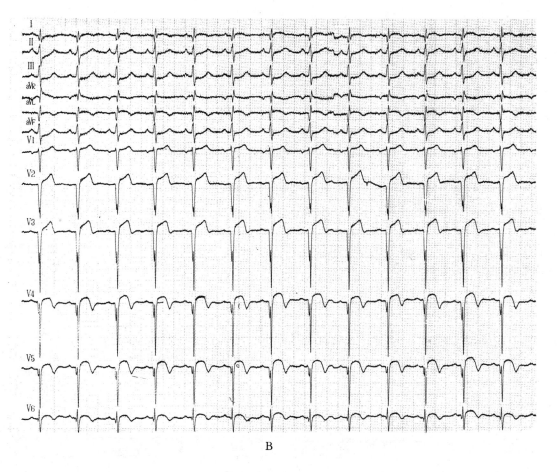

B

图 19-18 急性广泛前壁心肌梗死

男性,52岁。心电图:A:Ⅰ、aVL、V$_{1\sim6}$导联出现坏死图形;B:支架术后心电图。冠状动脉造影示:左冠状动脉 LAD10 段 100％闭塞

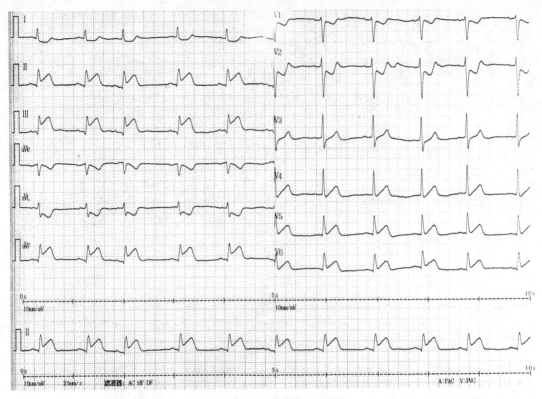

图 19-19　急性下壁心肌梗死

男性,40 岁。心电图示:Ⅱ、Ⅲ、aVF 导联出现坏死图形

(10)急性下间壁心肌梗死　指急性前间壁心肌梗死合并急性下壁心肌梗死。V₁、V₂、V₃、Ⅱ、Ⅲ、aVF 导联出现坏死图形。

(11)急性下侧壁心肌梗死:指左心室下部心肌及附近侧壁心肌同时发生的急性心肌梗死。在Ⅰ、Ⅱ、Ⅲ、aVF、V₄～₆ 导联出现坏死图形,aVR 导联呈 RS 型,Ⅰ、aVL、V₄～₆ 导联 R 波的振幅降低(图 19-21)。

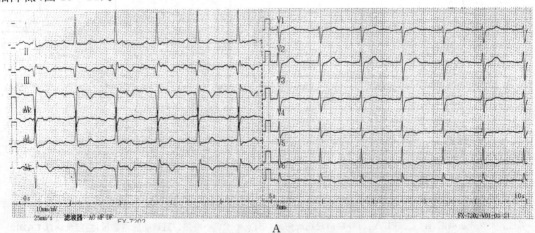

A

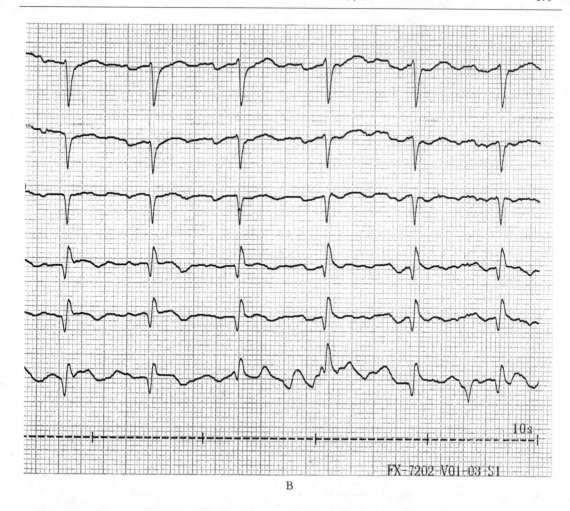

B

图 19-20　急性下后壁心肌梗死

冠状动脉造影示：左冠状动脉 LMT5 段分叉前局限性狭窄 90％，LAD6 段弥漫性不规则狭窄 90％，LCX11～13 段弥漫性不规则狭窄 90％，右冠状动脉 RCA2 段 100％闭塞

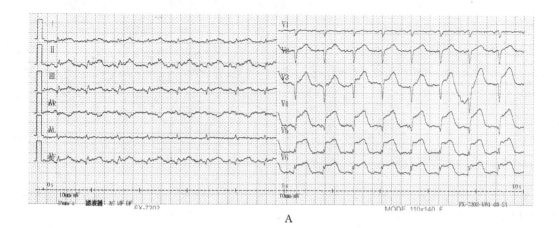

A

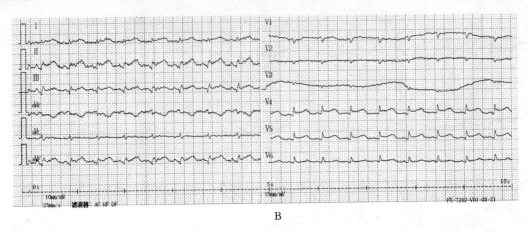

B

图 19-21 急性下侧壁、正后壁心肌梗死

患者,男性,76 岁。心电图示:Ⅰ、Ⅱ、Ⅲ、aVF、$V_{4\sim9}$ 导联出现坏死图形,aVR 导联呈 RS 型,Ⅰ、aVL、$V_{4\sim6}$ 导联 R 波的振幅降低。

(12)急性心尖部心肌梗死　典型坏死图形出现在 V_4 导联,有时可波及 $V_{3\sim5}$ 导联,单纯心尖部心肌梗死较少见,多于前间壁心肌梗死合并存在(图 19-22)。

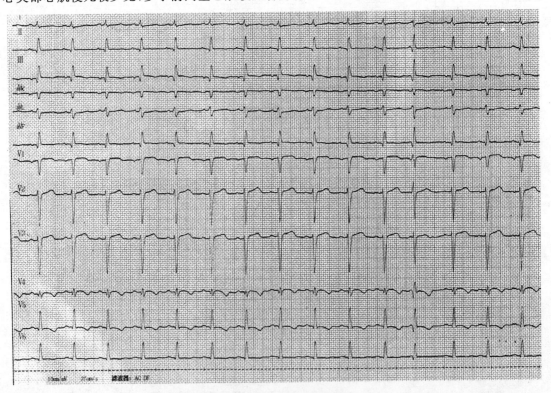

图 19-22 急性心尖部心肌梗死

男性,66 岁。冠状动脉造影示:左冠状动脉主干 RCA 开口 100%闭塞,LAD7 段弥漫性偏心 90%狭窄,LCX11 段开口局限狭窄 90%,LCX13 段开口局限狭窄 80

四、非 ST 段抬高急性心肌梗死

非 ST 段抬高急性心肌梗死曾经称为"非透壁性"心肌梗死、心内膜下心肌梗死等,心电图变化主要是 ST - T 的改变,QRS 波群变化不明显或有等位性 Q 波变化(图 19 - 23、19 - 24)。与 ST 段抬高急性心肌梗死比较,非 ST 段抬高急性心肌梗死较多见多支冠状动脉病变,有多次梗死的倾向。由于仅有 ST - T 改变,使诊断较困难,所以必须进行动态心电图观察及结合临床表现和血清酶学改变。

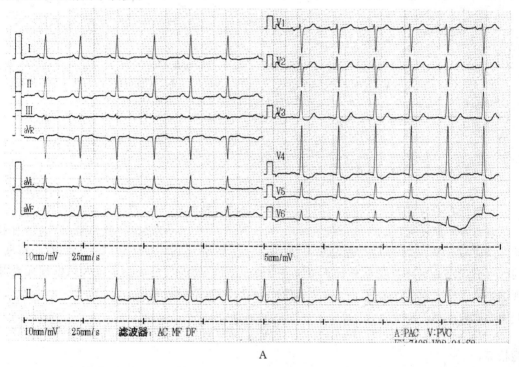

图 19 - 23　急性无 Q 波心肌梗死

女性,67 岁。心前区疼痛 6 小时,记录心电图表现:Ⅰ、Ⅱ、Ⅲ、aVF、V$_{3\sim6}$导联 ST 段下移 0.1～0.3mV 及 T 波倒置。心肌酶学:CK - MB166u/L,CK1760 u/L,LDH419 u/L,α - HBDH463 u/L。冠状动脉造影示:左冠状动脉 LAD6、7 段弥漫性狭窄 80%,CX11 段 100%闭塞(回旋支动脉)

1. ST 段的改变

心内膜下心肌损伤表现 ST 段显著下降≥0.1mV,规律是发病开始 ST 段突然下降,后逐渐加重,持续数日或数周后,ST 段逐渐回到基线;也可无 ST 段下移。

2. T 波改变

在 ST 段显著下降的导联 T 波由直立转变为倒置并逐渐加深,呈"冠状 T 波",伴 QT 间期延长,V$_3$、V$_4$ 导联的 T 波倒置最深,持续数日后,倒置的 T 波又逐渐变浅。

3. QRS 波群的改变

非 ST 段抬高急性心肌梗死时,相应导联的 QRS 波群可以无明显的变化,也可出现"等位性 Q 波"。

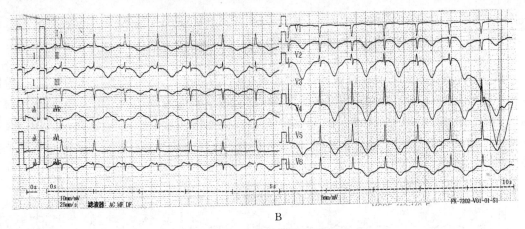

B

图 19-24　急性无 Q 波心肌梗死

患者女,65 岁。心前区疼痛 5 小时。记录心电图示:Ⅰ、Ⅱ、Ⅲ、aVF、$V_{2\sim6}$ 导联 T 波倒置,呈"冠状 T 波",伴 QT 间期延长,V_3、V_4 导联的 T 波倒,置最深。冠状动脉造影示:左冠状动脉 LAD6、7 段弥漫性狭窄 90%～99%,右冠状动脉 RCA1 段弥漫性偏心狭窄 90%,RCA2 段弥漫性偏心狭窄 99%

五、特殊类型心肌梗死

1. 急性右心室梗死

右心室心肌梗死(right ventricular myocarction infarction)很少单独出现,原因是右冠状动脉供应右心室、左心室后及左心室下壁的血液,所以右冠状动脉闭塞时可引起右心室梗死,同时可引起左心室后及左心室下壁,因此右心室心肌梗死多与左心室下壁及后壁梗死合并出现。临床上如果发生左心室下壁及后壁梗死,就应该加做右胸导联,以了解有无右心室梗死。心电图主要表现为:

(1)$V_{6R}\sim V_{3R}$ 导联的 ST 段抬高≥0.1mV,以 V_{4R} 导联的诊断价值最大,呈水平型和弓背型抬高;

(2)$V_{6R}\sim V_{3R}$ 导联 QRS 波群出现 Q 波,Q 波时间≥0.03s,V_1、V_2 导联呈 rS 型;

(3)Ⅲ导联与Ⅱ导联 ST 段抬高的比值>1(图 19-25);

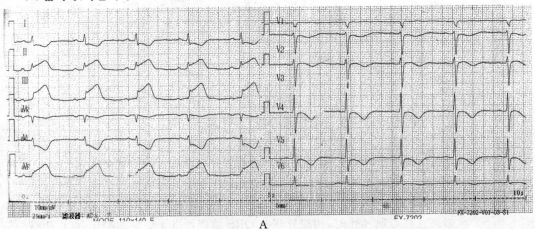

A

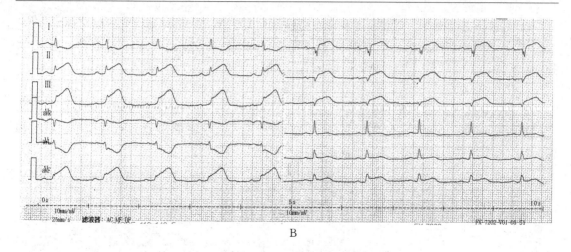

图 19-25　急性下壁心肌梗死合并右心室梗死

女性,67 岁。冠状动脉造影示:左冠状动脉 LAD6 段弥漫性偏心狭窄 80%,LAD7 段弥漫性偏心狭窄 90%,LCX13 段弥漫性偏心狭窄 80%,右冠状动脉 RCA1 段弥漫性偏心狭窄 80%,RCA2 段 100%闭塞

（4）常伴有下壁及后壁心肌梗死；

（5）可合并房室阻滞、房性心律失常；

（6）右心室壁比左心室壁薄、电位低,且 ST 段持续的时间短（约 50%患者<10h）,心电图的表现不典型,有时需要结合 ST 段的动态变化才能做出诊断。

2. 心房梗死

心房梗死（图 19-26）比较少见,单独性心房梗死更为少见,常在心室肌梗死时,累及心房肌,大约占全部心肌梗死病例的 7%～17%,在心房梗死中,右房梗死比左房梗死多见。当心肌梗死并同时出现如下心电图改变时,应考虑同时伴有心房梗死。

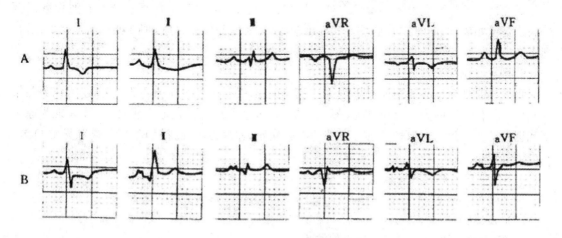

图 19-26　心房梗死

A:第一日心电图 B:第三日心电图

（1）PR 段的移位　Ⅰ、V$_5$、V$_6$导联 PR 段抬高>0.05mV,Ⅱ、Ⅲ、V$_1$、V$_2$导联 PR 段压低>0.1mV,尤其Ⅰ导联的 PR 段抬高更有诊断价值。

(2)P波形态的改变　P波宽度及形态畸形,如M型、W型、不规则型或出现切迹。

(3)有急性心肌梗死的临床表现,并伴发明显而持久的房性期前收缩、房性心动过速、心房扑动或颤动。

(4)同时有对应的心室梗死。

3.右胸导联R波递增不良

患者有急性心肌梗死的临床症状,并且心电图 $V_1 \sim V_4$ 导联R波振幅由右向左进行性降低,或R波不是进行性增加,提示有前壁心肌梗死(图19-27)。

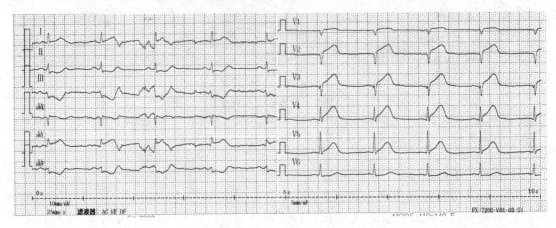

图 19-27　前壁心肌梗死伴右胸导联R波递增不良

患者,男性,50岁。心电图示: $V_1 \sim V_4$ 导联R波振幅由右向左进行性降低, $V_1 \sim V_4$ 导联T波增宽,经冠脉造影证实:前壁心肌梗死

4.复合性心肌梗死

复合性心肌梗死是患者心室呈多处心肌梗死(见图19-17)。如果复合性心肌梗死时两处病变部位相邻,可同时在心电图上表现出来;如果病变部位相对应,那么梗死向量互相抵消,则在心电图上就表现不出梗死的图形。

5.再发心肌梗死

再发心肌梗死是心肌梗死发生后,可以是同一部位再次发生新的心肌梗死,也可以为与第一次梗死部位不同的另一部位梗死(图19-28)。发生在原部位的心肌梗死,主要表现为原来梗死区的扩大。发生在原梗死部位以外的心肌梗死,表现为出现新的ST段抬高和异常Q波。心电图表现特征:

(1)无Q波心肌梗死变成Q波心肌梗死;

(2)异常Q波或QS波进一步加深加宽,或由QR、rS形转为QS型;

(3)出现新的异常Q波;

(4)原有的异常Q波或QS波突然消失;

(5)同时伴有ST段的抬高及T波的演变。

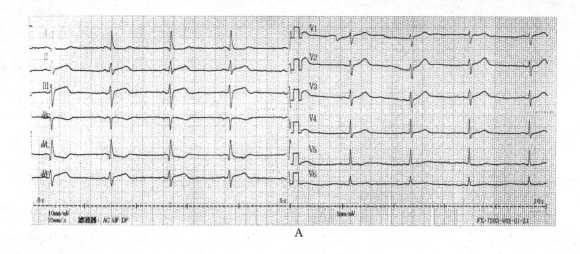

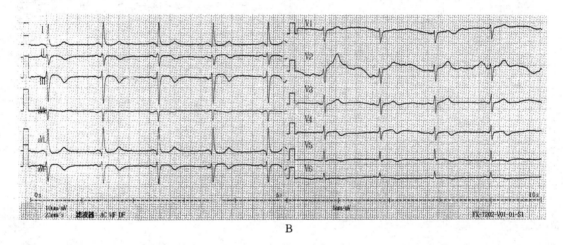

图 19 - 28　陈旧性高侧壁心肌梗死,再发急性下壁心肌梗死合并左前分支阻滞

男性,64 岁,2006 年 10 月患高侧壁心肌梗死。2010 年 8 月再发下壁心肌梗死。冠状动脉造影示:左冠状动脉 LAD6 段开口局限狭窄 80％,CX13 段 100％闭塞。心电图示:A:2010 年 8 月 23 日入院时心电图,陈旧性高侧壁心肌梗死; B:2010 年 8 月 25 日心电图,左前分支传导阻滞,Ⅱ、Ⅲ、aVF 导联 ST－T 动态变化

六、心肌梗死合并症

1. 心律失常

急性心肌梗死并发心律失常(图 19－29)见于 75％～95％患者,多发生在起病 1～2 周内, 而以 24h 最多见。各种心律失常中以室性心律失常最多,尤其是室性期前收缩。房室传导阻 滞和束支阻滞也较多见。

(1)室性心律失常

a)室性期前收缩　最多见。发生率 70％～100％。

b)室性心动过速　可由室性期前收缩诱发,呈非阵发性,多发生在心肌缺血再灌注时。

c)室颤　最为严重,是急性心肌梗死死亡的原因之一。

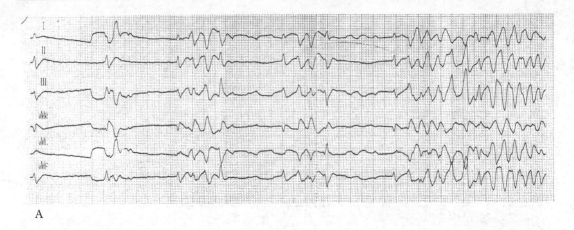

A

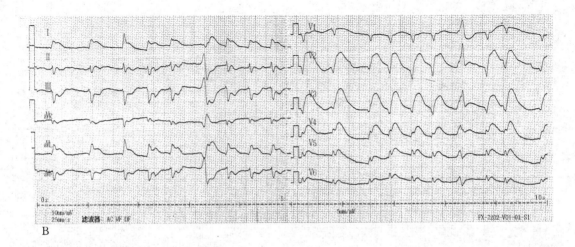

B

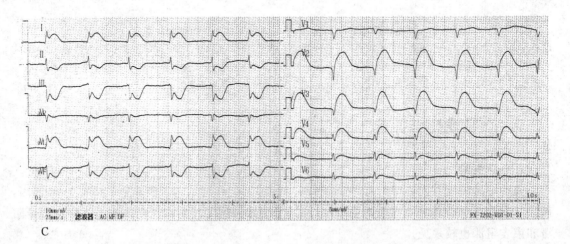

C

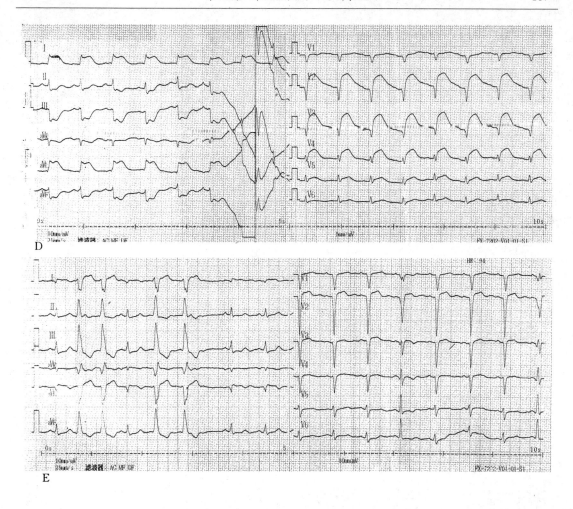

图 19 - 29　急性广泛前壁心肌梗死合并心律失常

患者,男性,47 岁。心电图示:A:室扑、室颤;B:阵发性交界性心动过速,室性逸搏及急性广泛前壁心肌梗死图形;C:加
速性交界性心动过速,急性广泛前壁心肌梗死 ST - T 演变图形;D:窦性心律:心率 96 次/分,急性广泛前壁心肌梗死
ST - T 演变图形;E:支架术后,窦性心律:94 次/分,成对室性早搏及急性广泛前壁心肌梗死 ST - T 演变图形

该患者冠状动脉造影示:左冠状动脉 LAD6 段开口 100％闭塞,LCX13 段弥漫性不规则狭窄 99％,中间动脉近段弥漫
性偏心 80％狭窄

(2)房室传导阻滞　急性心肌梗死可合并各种缓慢型心律失常,而以房室阻滞多见,其发
生率 13.4％～20％。

a)下壁心肌梗死合并房室传导阻滞　大多数是右冠状动脉闭塞引起的房室结缺血引起,
阻滞的部位在房室结,心电图常表现一度、二度Ⅰ型、或三度房室传导阻滞,一般不出现二度Ⅱ
型的房室传导阻滞。该房室传导阻滞多为暂时性的,常在两周内恢复,不需要植入永久性心脏
起搏器。

b)前壁心肌梗死合并房室传导阻滞　房室阻滞的部位多在希氏束或束支水平,心电图的
表现为二度Ⅱ型或三度房室传导阻滞。此种房室阻滞常因希普系统缺血、损伤引起,所以往往
是不可逆的,易发生为高度或完全性房室传导阻滞,应尽早进行临时或者永久心脏起搏器的
治疗。

（3）室内阻滞

a）合并右束支传导阻滞（图 19-30、19-31）　心肌梗死时，QRS 波群起始 0.03～0.04s 向量改变，而右束支阻滞时，其初始向量是正常的，所以二者互不影响各自心电图特征及二者的诊断。下壁心肌梗死合并右束支传导阻滞时，Ⅱ、Ⅲ、aVF 导联呈梗死图形改变，胸导联显示右束支阻滞图形，QRS≥0.12s。前壁心肌梗死合并右束支传导阻滞时，如果梗死未累及前间隔，室间隔自左向右的除极向量依然存在，V_{3R}、V_1、V_2 导联 QRS 波群仍呈 rSR′型，V_3 导联出现异常 Q 波，肢体导联仍表现右束支传导阻滞图形；如果梗死累及前间隔，室间隔自左向右的除极向量消失，V_1、V_2 导联 r 波消失，呈 QR 型，V_3、V_4 导联有异常 Q 波，Ⅰ、aVL 导联 S 波宽顿，r 波矮小，QRS≥0.12s。正后壁心肌梗死合并右束支传导阻滞时，V_1、V_2 导联呈右束支传导阻滞图形的同时伴有 ST 段弓背样抬高，T 波高耸。

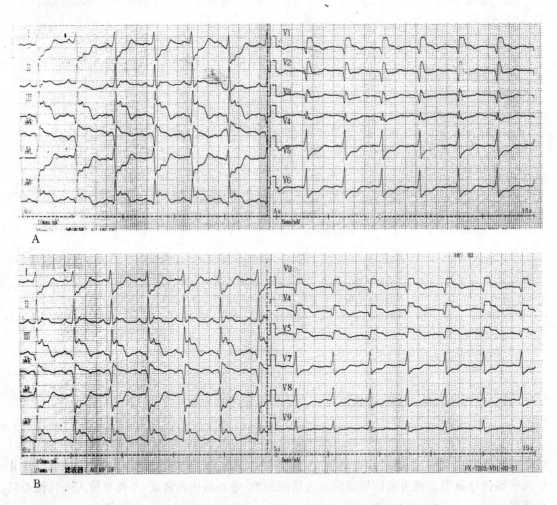

图 19-30　急性下壁、前壁、右心室心肌梗死合并右束支传导阻滞

患者，男性，63 岁。心电图示：Ⅱ、Ⅲ、aVF 导联呈梗死图形改变，V_1、V_2 导联 r 波消失，呈 QR 型，V_3、V_4 导联有异常 Q 波，Ⅰ、aVL 导联 S 波宽顿，r 波矮小。冠状动脉造影示：左冠状动脉 LAD7 段开口 100% 闭塞，LCX_{12} 段弥漫性不规则狭窄 80%，LCX_{13} 段弥漫性不规则狭窄 90%，右冠状动脉 RCA_3 100% 闭塞

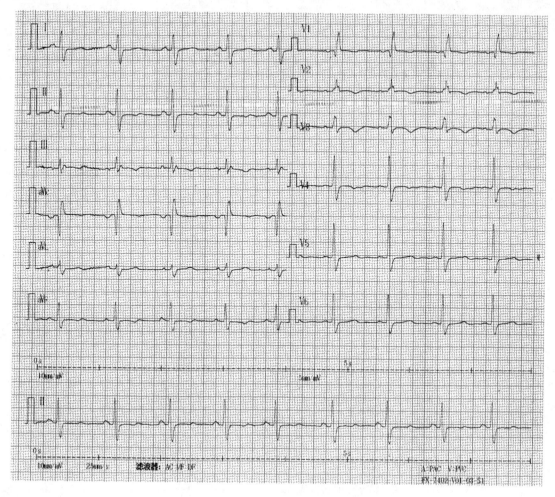

图 19 – 31　急性前间壁心肌梗死合并右束支传导阻滞

患者,女性,56 岁。V_1、V_2 导联呈 qR 型,Ⅰ、Ⅱ、Ⅲ、aVF、V_5、V_6 导联 S 波宽顿,QRS≥0.12s

　　b)合并左束支传导阻滞　左束支传导阻滞和心肌梗死都影响 QRS 波群的起始向量。因此,当两者合并存在时,心电图仅表现出其中之一的图形特点,而另一种心电图改变常常被掩盖。在完全性左束支阻滞合并有心肌梗死时,可以部分或完全掩盖心肌梗死的心电图表现。当然,心肌梗死同样也能使左束支阻滞图形变得不典型。

　　①Ⅰ、aVL V_5 V_6 导联出现异常 Q 波或 R 波上升支有切迹,且伴有 ST – T 的动态变化,提示左束支传导阻滞合并室间隔心肌梗死;

　　②Ⅱ、Ⅲ、aVF 导联均出现异常 Q 波或呈 QS 型,若Ⅱ、Ⅲ、aVF 导联 QRS 波群出现起始部有 0.04 秒的切迹或终末有切迹的 S 波,伴有 ST 段的抬高及深而对称的 T 波时,提示左束支传导阻滞合并下壁心肌梗死(图 19 – 32);

　　③左束支传导阻滞时,右胸导联 ST_{V_1, V_2} 抬高>0.8 mV,或>同一导联 T 波的 1/2,或 ST 段抬高>rS 或 QS 波的深度时,同时伴有 T 波倒置,ST 的演变,提示合并前间壁心肌梗死;

　　④胸前导联 r 波逐渐变小甚至消失或左胸导联出现 rS 型且 S 波粗钝或左胸导联 QRS 波群变成"W"形"M"形,均提示合并前侧壁心肌梗死;

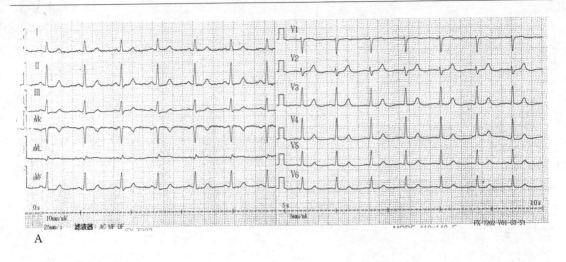

A

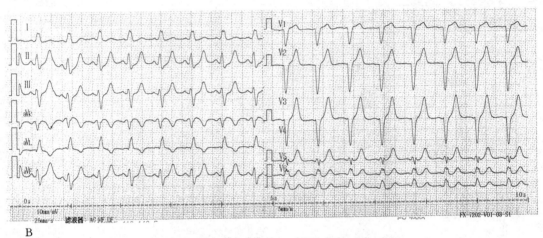

B

图 19 - 32　急性下壁心肌梗死合并左束支传导阻滞

患者,女性,60 岁。A:2011 年 2 月 21 日,心电图:窦性心律:心率:86 次/分,Ⅱ、Ⅲ、aVF 导联 ST 下移 0.05 mV;B:2011 年 3 月 1 日,心电图:窦性心律:心率:97 次/分,左束支阻滞图形表现;Ⅱ、Ⅲ、aVF 导联 QRS 波群终末有切迹的 S 波,伴有 ST - T 改变

　　⑤左束支传导阻滞时,左胸导联出现 ST 段抬高＞0.2 mV,同时又 ST 段的动态演变的过程,可诊断为合并前壁心肌梗死。

　　c)合并左前分支传导阻滞

　　①急性下壁心肌梗死掩盖左前分支传导阻滞:Ⅱ、Ⅲ、aVF 导联典型的左前分支的 r 波消失,变成 QS 型,Ⅱ导联始终无 R 波,肢体导联 QRS 波群电压不降低,同时伴有 ST 抬高或/和 T 波倒置;

　　②左前分支传导阻滞掩盖急性下壁心肌梗死:Ⅱ、Ⅲ、aVF 导联初始均有 r 波,Ⅰ导联初始有 q 波。此时如Ⅲ、aVF、Ⅱ三个导联 r 波依次降低;

　　③若Ⅱ、Ⅲ、aVF 导联 QS 波很深,或Ⅱ、Ⅲ、aVF 导联 rS 波前有小 q 波,r 波出现切迹,aVR 导联的 R 波呈双峰,Ⅱ导联呈 QRS 波群或 rS 型但 r 双峰,上述的表现提示两者并存。

　　d)合并左后分支传导阻滞　左后分支传导阻滞合并急性下壁心肌梗死时,Ⅱ、Ⅲ、aVF 导联出现异常 Q 波,伴有 ST 动态变化或 T 波倒置。

2. 心肌梗死合并梗死周围阻滞

梗死周围阻滞指心肌梗死后,某些有异常 Q 波的导联中的 QRS 波群终末部分增宽。其发生的原因有两种情况:

(1)局限性梗死阻滞　指梗死区内尚有存活的肌肉小岛,或梗死周围心外膜下尚有存活的心肌细胞,该部心肌激动延迟,引起 QRS 波群终末向量指向梗死部位,形成 Qr 或 QR 波。心电图特点有:①可发生在任何部位的心肌梗死,电轴无偏移;②指向梗死区的导联呈 QS 型,邻近部位的导联呈 qR 或 QR 型,且终末 R 波多较迟缓。

(2)分支性梗死周围阻滞　指梗死周围阻滞累及左束支的前后分支,心电图表现出心肌梗死合并分支阻滞:①下壁梗死周围传导阻滞:Ⅱ、Ⅲ、aVF 导联可见梗死波(异常 Q 波或 qR 型),电轴右偏;②高侧壁梗死周围传导阻滞:Ⅰ、aVL、V_5、V_6 导联出现梗死波(qR 型,q≥0.04s),心电轴左偏。

3. 室壁瘤

心肌梗死区心室壁可呈瘤样向外膨出,收缩期的膨出可能更加明显,称为室壁瘤,又称为真性室壁瘤,多发生于左心室前壁心尖部。室壁瘤的体积较大时常引起心功能不全。心电图特点(图 19-33):

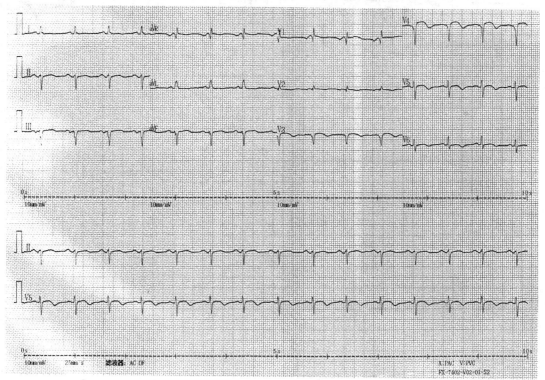

图 19-33　心室壁瘤形成

男性,64 岁。陈旧性前壁心肌梗死,心室壁瘤形成。超声示:左室心尖部圆顿,室壁较薄、活动僵硬,略向右前方膨出,范围:42mm×6mm

(1)ST 段持续抬高>2 个月;

(2)ST 段抬高的幅度≥0.20mV,呈弓背向上型抬高;

(3)ST 段抬高的导联上同时存在坏死性 Q 波或 QS 波,这代表室壁瘤发生的部位。

4.急性心肌梗死合并预激综合征

心电图表现如图 19-34 所示。

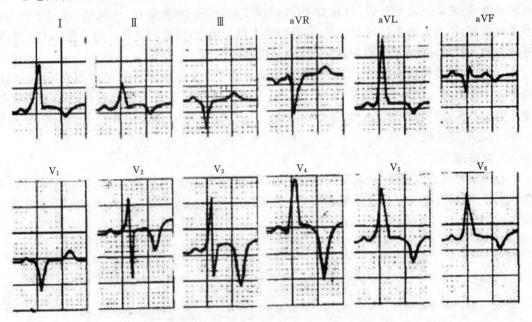

图 19-34　急性心肌梗死合并预激综合征

(1)以 R 波为主的导联出现 ST 段抬高;

(2)以 S 波为主的导联出现高耸的 T 波;

(3)当预激综合征合并有急性心肌梗死时,$T_{II、III、aVF}$倒置。

(4)必要时用深吸气、立位或药物使预激波消失,可显露心肌梗死的波形。

5.安装起搏器病人发生的急性心肌梗死

心电图表现如图 19-35 所示。

(1)患者有临床表现,心电图 ST 段抬高较原起搏心电图的 ST 段抬高明显;

(2)室性期前收缩是可能显露出心肌梗死的图形;

(3)必要时程控起搏器,观察自主心律变化。

七、鉴别诊断

1.ST 段抬高的鉴别

ST 抬高是 ST 段抬高的急性心肌梗死患者心电图上主要改变,但下列情况也可出现 ST 段抬高的变化。

(1)左室高电压(见图 3-7)、高血钾(见图 28-8)或心动过速　左室高电压、高血钾或心动过速时 $T_{I、aVL、V_5}$ 导联高尖,并伴有 ST 段轻度抬高,但 ST 段的形态、正常。

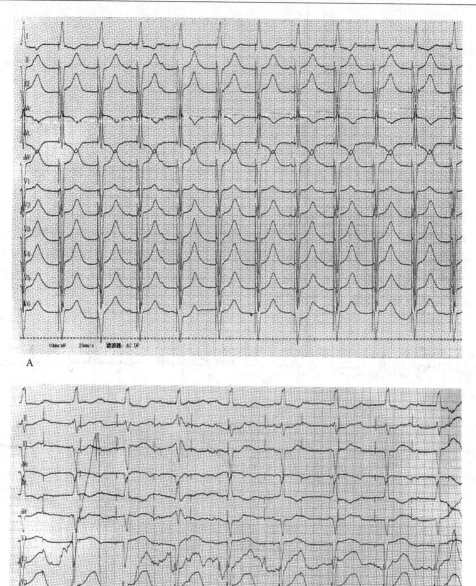

图 19-35 安装起搏器病人发生的急性前壁心肌梗死

男性,68 岁。心电图示:A:心室起搏心律:起搏心率:64 次/分;B:程控起搏器,心电图示:三度房室

传导阻滞,心房率:81 次/分,心室率:34 次/分,$V_1 \sim V_5$ 导联巨大 T 波,伴不定型室内传导阻滞。冠

状动脉造影示:左冠状动脉 LAD7 段开口 100% 闭塞。

（2）变异性心绞痛发作　一过性 ST 段抬高,无病理性 Q 波出现,心绞痛缓解后,ST 段迅速回到基线(见图 18-14)。

（3）急性心包炎　ST 段抬高呈凹面向,<0.4mV～0.5mV。急性期过后 ST 段回到基线,且 ST 段呈普遍性抬高(除外 aVR 导联)(见图 21-1、21-2)。

（4）提早复极综合征　常在 V_2～V_5 及 Ⅱ、Ⅲ、aVF 导联 ST 段抬高明显,呈凹面向上,幅度 0.1～0.6mV,但不伴对应导联 ST 段压低,且 ST 段抬高可持续多年,伴有 T 波高耸;用运动、增加交感神经兴奋等方法加快心率,使 ST 段回降或转正常(见图 3-1)。

（5）低体温　有明显 J 波,呈驼峰样,ST 段抬高,常伴窦性心动过缓、QT 间期延长及寒战。

2. ST 段抬高并有异常 Q 波的鉴别

（1）心室壁瘤　心室壁瘤为心肌梗死的并发症。若心肌梗死后持续 ST 段持续抬高 3 个月,提示心室壁瘤形成。可结合临床病史、超声、CT、MRI 或心室造影可诊断(图 19-33)。

（2）急性肺梗死　肺型 P 波,S_I、Q_{III}、T_{III},电轴偏移,右偏、左偏或不确定,可结合临床表现、胸部 X 线检查等可诊断(图 19-36)。

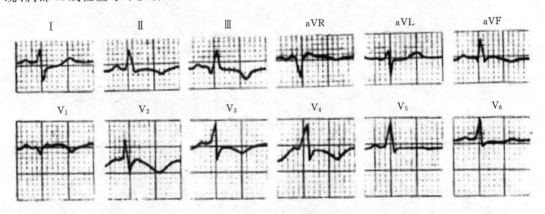

图 19-36　急性肺梗死

心电图示:S_I、Q_{III}、T_{III}

第二十章　心肌炎和心肌病

一、心肌炎

1.心电图表现

(1)窦性心律失常　窦性心动过速常见,窦性停搏和窦房阻滞少见。

(2)房室传导阻滞(一度、二度、三度),左、右束支阻滞。

(3)QRS波群低电压和异常Q波　严重心肌炎时,由于心肌损伤严重出现异常Q波,但缺乏特异性,随病情恢复后消失,恢复正常;由于心肌细胞变性坏死,使其除极向量变小,出现QRS波群的低电压。

(4)ST-T改变　ST段下移,T波低平或倒置,急性重症患者ST段抬高,随病情好转而演变(图20-1)。

(5)Q-T间期延长。

(6)其他心律失常　室性、房性期前收缩常见,其次为心房颤动和室上性和室性心动过速(图20-2)。

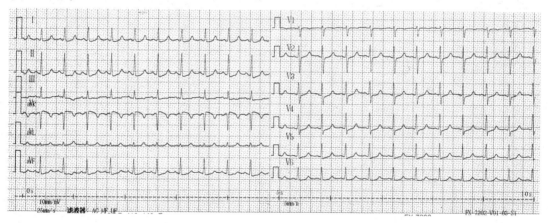

图20-1　心肌炎

患者,男性,17岁。心电图示:窦性心动过速:心率130次/分,多导联ST段下移

2.临床意义

心电图诊断心肌炎有一定价值,有时较之临床症状和其他检查更为敏感。某种情况下可提示心肌炎的病因,如P-R间期明显延长可能为急性风湿性心肌炎。由于心肌炎的心电图改变缺乏特异性,所以必须结合临床作出准确诊断。

3.鉴别诊断

与部分β受体功能亢进者鉴别:

(1)β受体功能亢进者多见于青年女性;ST-T改变程度轻,ST-T改变随心率加快而加重,随心率减慢而减轻;

(2)普萘洛尔试验可鉴别二者。

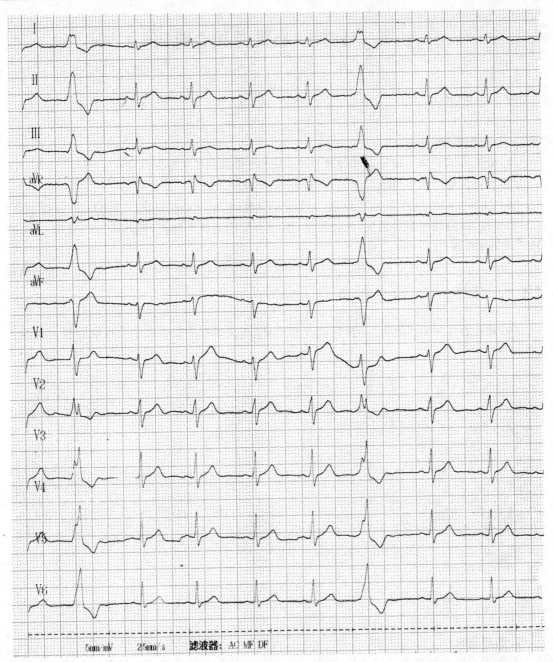

图 20-2　室性早搏

女性,25 岁。心电图示:窦性心律不:心率 87 次/分,频发室性期前收缩

二、心肌病

心肌病是指合并有心脏功能障碍的心肌疾病,可分为原发性和特异性两类;原发性心肌病指原因不明的心肌病,其类型包括扩张型心肌病、肥厚型心肌病、限制型心肌病、致心律失常性

右室心肌病、未分类的心肌病；特异性心肌病指已知原因引起的心肌病或继发于其他系统疾病的心肌病。这里只对一些原发性心肌病的心电图作简单介绍。

1. 扩张型心肌病

扩张型心肌病以心腔扩大为主，心脏普遍扩大、心室壁变薄。其主要病理改变为弥漫性的心肌细胞肥大、变性和退行性变，心肌坏死及纤维化，以至几乎所有扩张型心肌病患者均有心电图改变。

（1）心电图表现（图 20-3，20-4、20-5）

a）心律失常　心房颤动和室性期前收缩最常见，其次房性期前收缩。严重出现室性心动过速和心室颤动。

b）不同程度传导异常　左、右束支阻滞，房室阻滞，有一些病例出现不定型室内阻滞。

c）ST-T 改变。

d）QRS 波群变化　左室肥厚；胸前导联 R 波递增不良，$V_1 \sim V_4$ 导联可出现异常 Q 或 QS 波。部分病例出现肢体导联 QRS 波群低电压，病变晚期出现全导联 QRS 低电压。

e）P 波改变　左房肥大：P 波增宽、切迹，Ptf<-0.04mm·s。

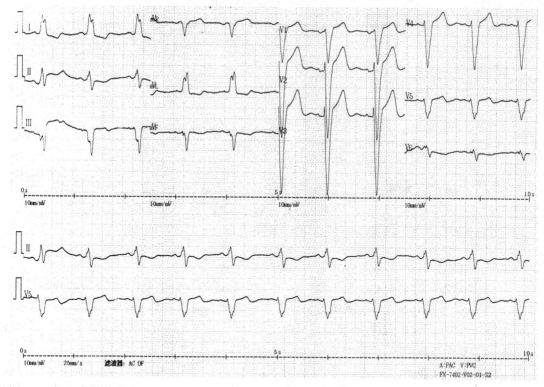

图 20-3　扩张性心肌病

女性，55 岁，扩张性心肌病。心电图示：窦性心律：心率 63 次/分，QRS 波群>0.12s，不定型室内阻滞

（2）临床意义　因少数患者心电图出现特征性改变，而多数患者心电图无特异性改变，所以仅有辅助诊断价值。

（3）诊断　扩张型心肌病的诊断主要依靠超声心电图，少数患者心电图出现特征性改变如胸导联 QRS 波群高电压、肢体导联 QRS 波群相对低电压及胸导联 R 波递增不良三联症或左

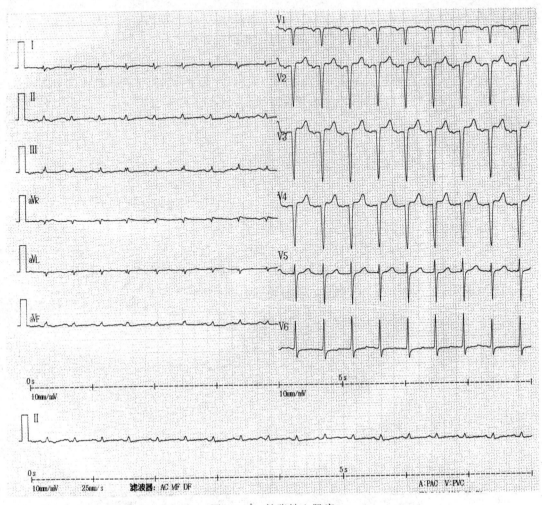

图 20-4　扩展性心肌病

男性,30 岁,扩张性心肌病。心电图示:肢体导联 QRS 波群低电压,$V_1 \sim V_4$ 导联呈 QS,胸前导联 R 波递增不良

束支阻滞伴电轴右偏,大多数患者心电图无特异性改变。

(4)鉴别诊断　与前壁心肌梗死鉴别:扩张型心肌病的发病年龄较轻,无冠心病的易患因素,以心脏的扩张和充血性心力衰竭为主要的临床表现。前壁心肌梗死者,有冠心病的病史,心电图特异性演变、临床表现、心肌酶谱的改变;发病年龄较大者与缺血性心脏病难鉴别,要依靠冠脉造影检查来确诊。

2. 肥厚型心肌病

肥厚型心肌病是以左心室壁肥厚为主,偶尔右心室也可受累。其主要病理改变为心肌细胞极度肥大,排列紊乱。根据心室壁肥厚的范围和程度不同,可将肥厚型心肌病分为三型:①非对称性室间隔肥厚(室间隔肥厚型):占 90%;②对称性左心室肥厚:占 5%;③特殊部位肥厚:以心尖肥厚型最多见,约占 5%。室间隔肥厚型和心尖肥厚型心肌病心电图表现各有一定特点。

(1)心电图表现(图 20-6)

a)ST-T 改变　大多数患者 ST 段水平型或下垂型下移和 T 波倒置。在室间隔肥厚型者,出现异常 Q 波的导联 T 波直立;在心尖肥厚型者,常在左胸导联出现特征性巨大倒置 T 波(达

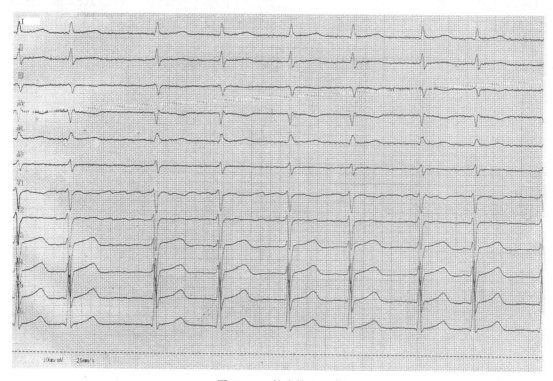

图 20 − 5　扩张性心肌病

男性,64 岁,扩张性心肌病,二尖瓣关闭不全。心电图示:心房颤动:平均心室率 50 次/分,Q − T 间期延长

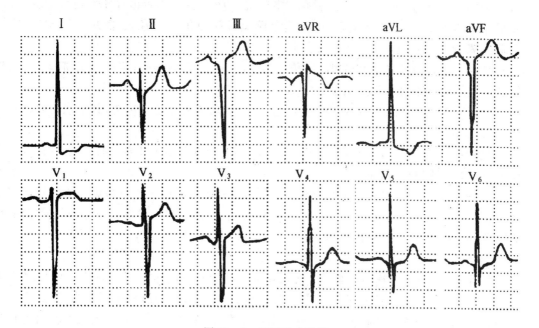

图 20 − 6　肥厚型心肌病

女性,28 岁,肥厚型心肌病。心电图示:Ⅱ、Ⅲ、aVF、V₄～V₆导联出现异常 Q 波且其后 T 波直立,冠状动脉造影正常

1.0mV)，尤以 V_4、V_5 导联，常表现为 $T_{V_4}>T_{V_5}>T_{V_3}$，ST 段显著下移(达 0.5 mV)，ST 段下移、T 波深倒置恒定不变，同时伴有 R 波振幅增高而无异常 Q 波，Q-T 间期延长(图 20-7)。

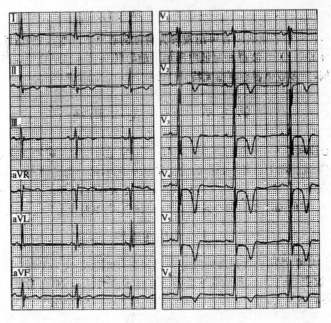

图 20-7　心尖部肥厚型心肌病

男性，74 岁，心尖部肥厚型心肌病。心电图示：V_5 导联高电压，$V_3\sim V_6$ 导联 ST 段下移，Ⅰ、Ⅱ、

aVF、$V_2\sim V_6$ 导联 T 波倒置。超声心电图示心尖部 13mm

b)QRS 波群异常　1/2～2/3 患者有左室肥大，30%～50%患者出现异常 Q 波，此种 Q 波深而窄，深度＞R 波的 1/4，但宽度＜0.04s，出现 Q 波的导联 T 波直立，多见于 Ⅰ、aVL、$V_5\sim$ V_6 导联。V_1 导联 R 波高大和 T 波倒置。

c)传导阻滞　传导阻滞可出现心脏传导系统各部位，其中一度房室传导阻滞和束支阻滞比较多见，但发生率低于扩张型心肌病。

d)心律失常　期前收缩、室上性心动过速、心房颤动和室性心动过速，其中期前收缩最常见，其次心房颤动。

e)P 波异常　主要为左心房肥大，有时 Ⅱ、Ⅲ、aVF 导联可出现高而尖的 P 波，实际是左心房肥大引起的假性"肺型 P 波"。

(2)诊断　心尖肥厚型心肌病的诊断主要靠超声心动图检查及心室造影。心电图大多数无特异性改变，少数患者心电图出现某些特征性改变：如深而窄的异常 Q 波提示室间隔肥厚型心肌病；胸导联出现巨大倒置 T 波，提示心尖肥厚型心肌病。

(3)鉴别诊断

a)室间隔肥厚型心肌病与前侧壁心肌梗死鉴别　①心肌病异常 Q 波深度达到后继 R 波 1/4，但宽度＜0.04s，前侧壁心肌梗死的 Q 波宽度＞0.04s；②心肌病出现异常 Q 波导联，T 直立，ST 段无明显偏移，而前侧壁心肌梗死出现异常 Q 波的导联 T 倒置，ST 呈弓背样抬高；③心肌病的 V_5、V_6 导联出现高 R 波，而前侧壁心肌梗死 V_5、V_6 导联 R 波振幅降低。

b)心尖肥厚型心肌病与前壁或前侧壁无 Q 波型心肌梗死鉴别　①心肌病胸前导联 ST-T 改变长时间稳定不变，而心肌梗死的 ST-T 改变有动态变化，并有一定的演变规律；②心肌

病的 V_5、V_6 导联 R 波增高,而心肌梗死 V_5、V_6 导联 R 波振幅降低。

(4)临床意义　心电图上出现深而窄的 Q 波并伴有同导联 T 波直立,如果是年轻人诊断肥厚型心肌病可能较大,但最终诊断主要靠超声心动图和心血管造影,心电图仅作为辅助诊断。而心律失常的诊断,对治疗有指导意义。

三、致心律失常性右室发育不良

致心律失常性右室发育不良又称致心律失常性右心室心肌病。其主要病理改变为右心室心肌被纤维组织和脂肪组织所替代,临床表现为右心室扩大、心律失常和猝死。

1. 心电图表现

(1)右心房肥大;

(2)右束支阻滞;

(3)$V_1 \sim V_3$ 导联 T 波倒置;

(4)$V_1 \sim V_2$ 导联 QRS 波群时间延长,30%患者心电图有 EpsiLon 波(右心室一部分心肌除极延迟所引起)(图 20-8,20-9);

(5)反复发作室性心动过速为其特点。

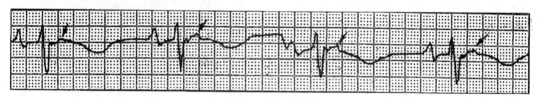

图 20-8　致心律失常性右室发育不良的 Epsilon 波

一位致心律失常性右室发育不良患者心电图示:V_1 导联 ST 段起始波可见到小棘波(箭头示)。纸速 50mm/s、增益 20mm/s

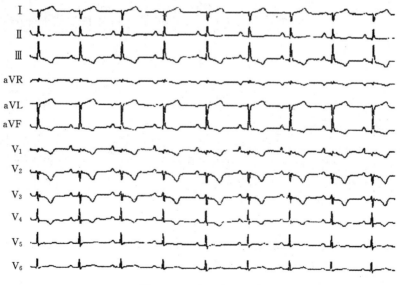

图 20-9　右心室心肌病

心电图示:胸导联 T 波倒置,电轴右偏,V_1 导联可见 Epsiolon 波,QRS 波群时相轻度延长

第二十一章 心包炎

心包是由脏层和壁层构成一圆锥形膜囊,它包绕着心脏和大血管的根部,壁层和脏层之间为心包腔。心包腔内含有少量(<50mL)起润滑作用的液体。多种原因都可引起心包炎症,可来自于心包本身疾病,也可继发于全身性疾病。急性心包感染时,有大量液体渗出,形成心包积液。进入慢性期,心包膜增生、粘连,心脏被坚厚、僵硬的心包所包裹,称为慢性缩窄性心包炎。

一、急性心包炎

1. 心电图表现

心电图表现如图 21-1、21-2、21-3 所示。

(1)P-R 段的变化　除 aVR(偶 V_1)导联外,所有的导联 P-R 段均呈下移>0.08mV,aVR 导联 P-R 段可呈抬高>0.05mV。

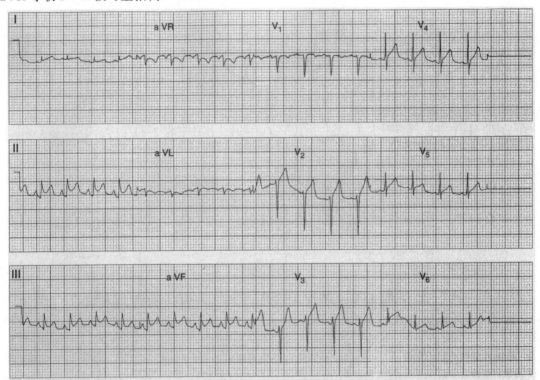

图 21-1　急性心包炎

患者,男性,45 岁。急性心包炎。心电图示:窦性心动过速伴 Ⅱ、Ⅲ、aVF、V_2~V_5 导联 ST 段抬高,aVR 导联 ST 段下移,Ⅱ、Ⅲ、aVF 导联 P-R 段下移,aVR 导联 P-R 段抬高

(2)ST-T 改变　急性期所有面向心外膜的导联均出现 ST 段抬高,面向心室腔的 aVR 导联出现 ST 下移,ST 段抬高呈凹面向上,小于 0.4mV~0.5mV。急性期过后 ST 段回到基

线,T 波变为低平或倒置,病情痊愈心电图可恢复正常,如果转变为慢性心包炎,则 T 波不再恢复正常。

（3）QRS 波群的变化　心包积液量大时常出现 QRS 波群低电压、电交替。

（4）窦性心动过速。

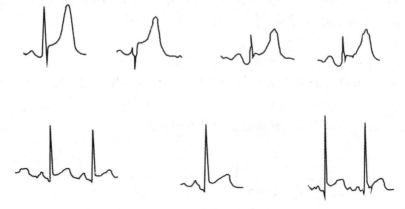

图 21-2　急性心包炎心电图的多种改变

PR 段压低,J 点抬高和弓背向下的 ST 段抬高

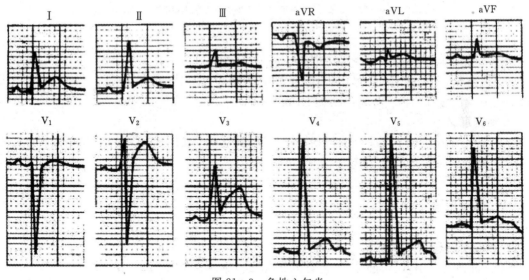

图 21-3　急性心包炎

心电图示:各导联 ST 段呈普遍性抬高（除外 aVR 导联）

2. 鉴别诊断

（1）与急性心肌梗死的鉴别

a）急性心包炎的 ST 段抬高分布广泛,除外 V_1、aVR 导联;而急性心肌梗死,ST 段抬高多局限于数个相关的导联;

b）急性心包炎的 ST 段呈斜直形或弓形,凹面向上;而急性心肌梗死,ST 段抬高呈弓背向上;

c)急性心包炎的 ST 段抬高,一般$<0.4\mathrm{mV}\sim0.5\mathrm{mV}$;而急性心肌梗死,ST 段抬高可高达 $1.0\mathrm{mV}$,甚至呈单向曲线;

d)急性心包炎不出现异常 Q 波,可出现 QRS 波群低电压,而急性心肌梗死,通常出现异常 Q 波,R 波振幅降低;

e)急性心包炎的 ST 降至基线后,T 波方转为倒置,且倒置的程度较浅;而急性心肌梗死,抬高 ST 尚未降至基线之前,T 波即可转为倒置,倒置程度较深。

(2)早期复极综合征

a)ST 段抬高无动态变化,可多年稳定不变;ST 段/T 波比率:<0.25;

b)ST 段抬高的导联 T 波高大直立,且 ST 段/T 波比率:如果<0.25 则提示早期复极综合征(图 21－4);

c)R 波降支与抬高的 ST 段连接部位之间可见到 J 波。

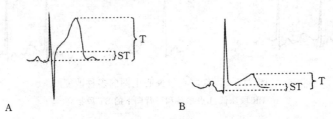

图 21－4　ST 段/T 波比率

以 PR 段为基准,ST 段/T 波比率$\geqslant0.25$ 则提示心包炎(B)如果<0.25

则提示早期复极综合征(A)

(3)高钾血症　ST 段抬高多见于 V_1、aVR 导联,同时 T 波高尖呈帐篷状。

(4)肺栓塞　ST 段抬高多见于Ⅲ、aVR 和右胸导联,持续时间短暂,常有顺钟向转位、电轴右偏、$S_I Q_{Ⅲ} T_{Ⅲ}$等。

3. 临床意义

特征性心电图的动态演变(ST 段抬高→ST 段恢复→T 波倒置→T 波恢复)是诊断急性心包炎主要依据。

二、慢性缩窄性心包炎

1. 心电图表现

(1)P 波改变　增宽、切迹呈“二尖瓣型 P 波”或“肺型 P 波”;

(2)房性心律失常　房性期前收缩、房扑或心房颤动;

(3)QRS 波群低电压;

(4)T 波异常　低平、倒置(图 21－5)。

2. 临床意义

心电图完全正常者罕见。对疑诊慢性缩窄性心包炎患者而心电图正常者需认真考虑。

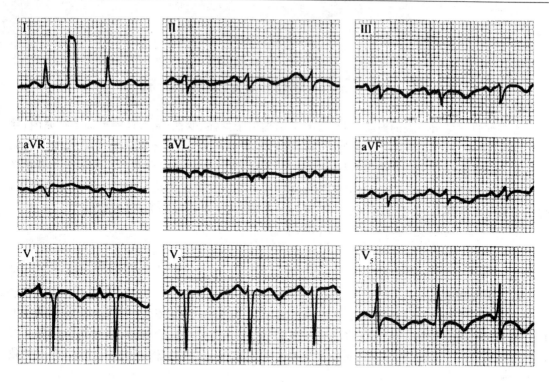

图 21-5　慢性心包炎

第二十二章　慢性心脏瓣膜疾病

心脏瓣膜病是指心脏的瓣膜、瓣环及瓣下结构由于炎症、变性、先天性畸形等多种原因,导致其增厚、粘连、钙化、僵硬,造成瓣膜在开放时打不开形成狭窄,或于关闭时不能合拢形成关闭不全。瓣膜形态或功能的障碍,可引起血流动力学发生改变,最终导致心功能不全。最常受累为二尖瓣,其次为主动脉瓣。心脏瓣膜疾病中心电图改变除二尖瓣狭窄外大多数无特异性,临床诊断主要依靠病史、特征性杂音及超声心动图检查,心电图仅作为辅助诊断。

一、二尖瓣疾病

1. 二尖瓣狭窄

二尖瓣狭窄最常见的病因是由风湿热引起。多见于 20~40 岁青壮年,男女比例为 1 : 1.5~2。其他病因有瓣环钙化,老年人常见的退行性变;先天性发育异常;结缔组织病等。二尖瓣狭窄主要引起左房压力升高,久而久之便引起左房扩大,导致肺动脉压力增高,进而导致右心室的肥大。

(1)心电图表现(图 22-1,22-2)

a)左房增大　P 波时限>0.12s 且呈双相或肢体导联呈双峰;

b)心律失常　房性期前收缩频发或呈多源性,心房颤动;

c)肺动脉高压时右心室肥大,有时表现出右束支阻滞图形;

d)心房颤动合并电轴右偏、I 导联的 P 波≥R 波,均提示二尖瓣狭窄所致的左心房肥大合并右心室肥大。

(2)临床意义　见于慢性风湿性心脏病、先天性发育异常、结缔组织病、退行性病变、多发性骨髓瘤。

2. 二尖瓣关闭不全

二尖瓣关闭不全的病因主要以风湿性心瓣膜炎最常见。单纯二尖瓣关闭不全较少见,大部分为狭窄合并关闭不全。

二尖瓣关闭不全可使左心房收缩时,一部分血流经关闭不全的二尖瓣返流至左心房,而于左心室舒张时接受较正常明显增多的血流,使左房、左室容量负荷增加,其结果导致左房与左室的肥大。

(1)心电图表现(图 22-2)

a)左心室肥大　早期左室高电压,晚期左室肥厚伴劳损;

b)左房增大　P 波时限>0.12s 且呈双相或肢体导联呈双峰;

c)ST-T 改变　ST 段呈水平型或低垂型下移,T 波低平或倒置;

d)电轴左偏。

(2)临床意义　风湿性其中 1/2 合并有二尖瓣狭窄、二尖瓣瓣环异常、腱索异常、乳头肌异常。

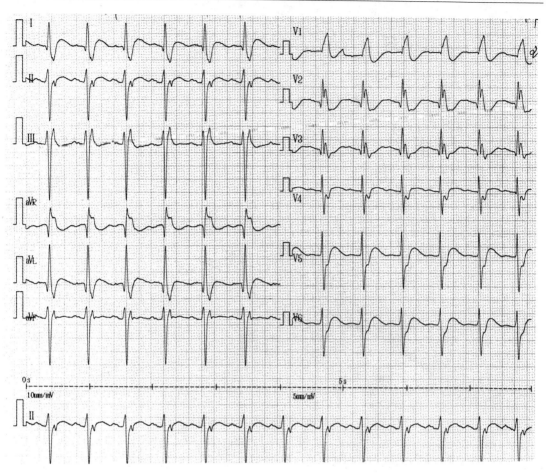

图 22-1　二尖瓣狭窄

男性,72 岁。心电图示:窦性心律;97 次/分,P 波时限>0.12s,左房增大右心室肥大

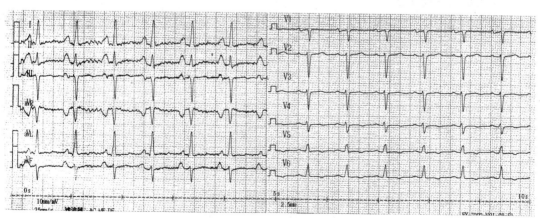

图 22-2　二尖瓣关闭不全

男性,28 岁。心电图示:双侧心房肥大

二、主动脉瓣疾病

1. 主动脉瓣狭窄

主动脉瓣狭窄使左室射血阻力增加,收缩期压力负荷过重,致左心室发生向心性肥厚。

(1)心电图表现(图 22-3)

a)左心室肥大伴劳损;

b)房室传导阻滞、束支阻滞;

c)心律失常　室性期前收缩频发或呈多源性,心房颤动。

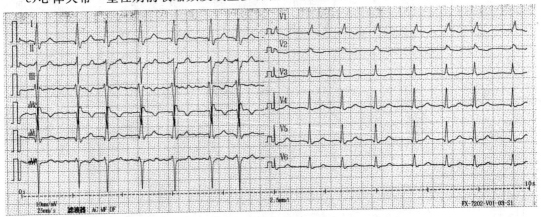

图 22-3　主动脉瓣狭窄

女性,68 岁。心电图示:心房颤动;平均心室率 90 次/分,左室肥厚伴劳损,双束支传导阻滞(左前分支传导阻滞+完全性右束支传导阻滞)

(2)临床意义　风湿性主动脉瓣狭窄、先天性主动脉瓣狭窄、退行性钙化性主动脉瓣狭窄。

2. 主动脉瓣关闭不全

主动脉瓣关闭不全使左心室在舒张期不单接受左心房的血液,还要接受从主动脉返流的血液,使左心室容量负荷过重而导致扩大。主动脉返流量大时,由于舒张压显著降低,可引起冠状动脉供血不足。

(1)心电图表现(图 22-4)

a)左心室肥大伴劳损;

b)室内束支阻滞;

c)心律失常　房性期前收缩和室性期前收缩。

(2)临床意义　见于风心病、先天性畸形、主动脉瓣脱垂、强直性脊柱炎、感染性心内膜炎、退行性主动脉瓣病变、马方综合征等。

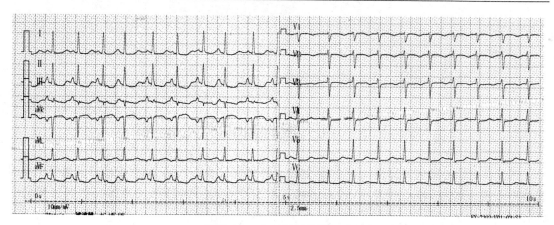

图 22-4　主动脉瓣关闭不全

心电图示:左心室肥大伴劳损:$R_{V_5}+S_{V_1}>4.0mV,R_{aVF}>2.5\ mV$;$ST_{II、III、aVF、V_4\sim V_6}$导联下移 $0.1\sim0.2\ mV$,且 T 波倒置

第二十三章　慢性肺源性心脏病

慢性肺源性心脏病简称慢性肺心病,是由于慢性支气管肺疾病、胸廓疾病或肺血管疾病引起肺循环阻力增加、肺动脉高压,进而引起右心室肥厚、扩大,甚至发生右心功能衰竭的心脏病。

一、心电图表现

心电图表现如图 23-1、23-2、23-3 所示。

(1)右心房肥大　①肺型 P 波:Ⅱ、Ⅲ、aVF 导联 P 波高尖,振幅>0.25mV(或>0.25mV并且$>1/2$R);②P_{V1}起始指数(IPI-V_1:P_{V1}正向部分振幅 mm 和时间 s 的乘积)≥ 0.03mm·s。

(2)右心室肥大　①$V_1 \sim V_6$导联呈 rS 型,表现为重度顺钟向转位(有时 $V_1 \sim V_3$ 导联呈QS,Qr,或 qr 型);②V_1导联 R 波增大呈 qR、R、Rs 型,$R_{V_1}>1.0$mV,$R_{V_1}+S_{V_1}>1.05$mV,V_1导联 R/S≥ 1,V_5导联 R/S≤ 1;③V_1导联呈右束支阻滞图形 rsR′型;④aVR 导联 R/S 或 R/Q≥ 1。

(3)心电轴右偏$\geq +90°$。有时心电轴右偏可达右上象限,多在$-90° \sim -120°$,标准肢体导联出现 $S_ⅠS_ⅡS_Ⅲ$ 图形。少数患者心电轴左偏($-30° \sim -90°$)称为假性电轴左偏。

(4)肢体导联 QRS 波群低电压。

(5)心律失常　以窦性心动过速多见,其次房性期前收缩、室上性心动过速等,心房颤动和房室传导阻滞少见。

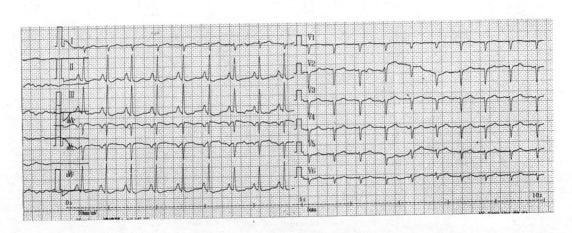

图 23-1　慢性阻塞性肺疾病

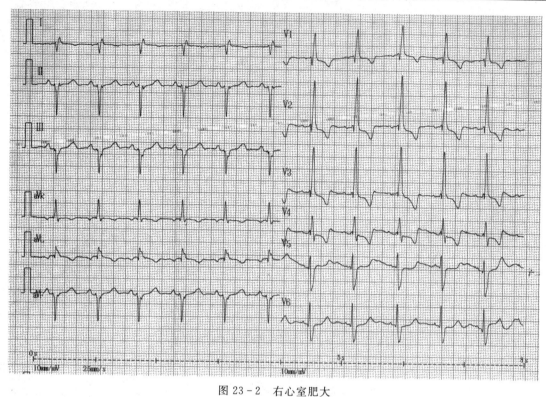

图 23-2　右心室肥大

心电图示：V_1 呈 rsR 型 $R_{V_1} > 1.0mV$，$R_{V_1} + S_{V_5} > 1.2mV$，$R_{aVR} > 0.5mV$ 心电轴右偏

二、心电图诊断标准

1. 主要条件

(1)心电轴右偏≥90°；

(2)重度顺钟向转位 V_5 导联 R/S≤1；

(3)aVR 导联 R/S 或 R/Q≥1；

(4)V_1~V_3 呈 QS、Qr、qr；

(5)V_1 导联 R/S≥1；

(6)$R_{V_1} + S_{V_5} > 1.05$ mV；

(7)肺型 P 波。

2. 次要条件

(1)肢体低电压；

(2)右束支阻滞。

有慢性肺病病史者，心电图具有一条主要条件的即可诊断，二条次要条件的可疑肺心病的心电图表现。

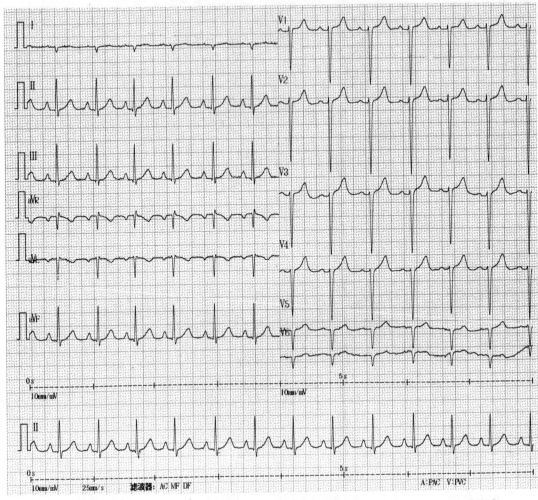

图 23-3　慢性阻塞性肺疾病

患者，男性，肺心病。心电图示：心电轴右偏，重度顺钟向转位 V$_5$导联 R/S≤1

三、临床意义

见于慢性支气管炎、支气管哮喘、肺结核、胸廓畸形、矽肺、支气管扩张、弥漫性肺间质纤维化及结缔组织病等。

四、鉴别诊断

1. 与肺气肿的鉴别

肺气肿时可引起膈肌下移、心脏转位等当心电图可出现下列变化时可诊断为慢性肺心病：

(1)右束支阻滞；

(2)电轴右偏；

(3)aVR、V$_1$导联 R 波增高；

(4)QRS 波群低电压；

(5)顺钟向转位。

2. 与心肌梗死的鉴别

在慢性肺心病患者心电图上，$V_1 \sim V_3$ 导联可出现 QS、qR 或 Qr 型心电图改变，易误诊为前间壁心肌梗死。鉴别点：

(1)低一肋描记 $V_1 \sim V_3$ 导联，如果为肺心病则 q 波或 QS 消失，如果 q 波或 QS 不消失，则为心肌梗死；

(2)加做右胸 V_3R、V_4R 或 V_5R 导联，若 q 波或 QS 波一直存在，提示为肺心病，若 q 或 QS 波消失，则心肌梗死；

(3)心脏转位　肺心病心电轴一般右偏、顺钟向转位，而心肌梗死一般心电轴左偏；

(4)异常 Q 波变化　肺心病的异常 Q 波在疾病加重期比较深，疾病好转期有可能消失，而心肌梗死的 Q 波不会消失；

(5)ST‐T 改变　肺心病 ST‐T 改变是压低，而心肌梗死 ST‐T 改变呈动态演变。

第二十四章　先天性心脏病

一、右位心

1. 镜像右位心

一种先天性畸形，心脏及其他脏器的位置恰似正常位置在镜中的映像。生理上的左心房、左心室及心尖部在解剖上位于右侧，而生理上的右心房和右心室位于左侧。心尖仍由生理的左心室构成。肝脏、阑尾位于左侧、脾脏等位于右侧。不伴有血管畸形占90％以上，患者可无症状，常在查体时发现。伴有其他畸形的可出现相应的症状。

心电图表现如图24-1所示。

(1) Ⅰ导联 P－QRS－T 波群图形倒置，左、右手反接后变为直立。

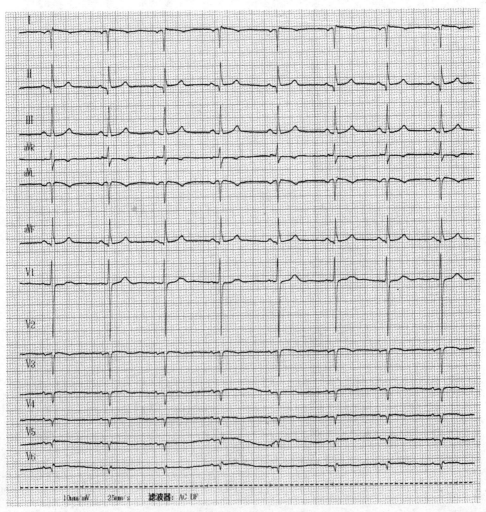

A

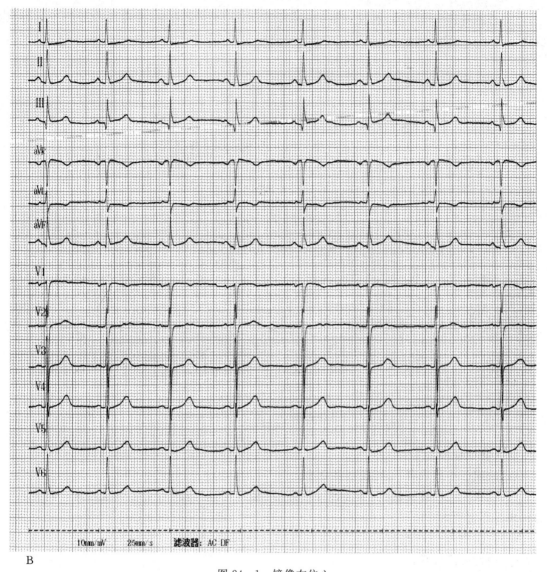

B

图24-1　镜像右位心

A:正常记录的心电图;B:反接左右手及胸导联(V₁~V₆)电极置于 V₂、V₁、V₃ᵣ、V₄ᵣ、V₅ᵣ、V₆ᵣ位置记录的心电图

（2）Ⅱ与Ⅲ导联,aVR、aVL 导联心电图波形互换,aVF 导联图形不变。

（3）V₁-V₆导联均呈 rS 型,S 波逐渐加深。V₃ᵣ、V₄ᵣ、V₅ᵣ、V₆ᵣ和正常 V₃、V₄、V₅、V₆的图形相同。

2. 右旋心

心脏位于右侧胸腔,但心尖指向左侧而心腔间的关系未形成镜像倒转,合并有先天性心脏畸形。心电图表现:

（1）Pᵢ直立,Q 波较深,而 T 波倒置;

（2）Ⅱ、Ⅲ、aVR、aVF 导联无显著变化;

（3）aVL 导联 P 波与 T 波均倒置;

（4）V₁、V₆导联呈逆钟向转位的图形;

（5）心脏右移　由于肺、胸膜或膈的病变而使心脏移位于右侧，心电图Ⅰ导联中无异常变化。

二、房间隔缺损

房间隔在发育的过程中出现的异常，在左、右心房之间仍残留半闭的房间孔。占先心病的10％～20％，是最常见的先心病。房间隔缺损分为原发孔型和继发孔型。

心电图表现如图24-2所示。

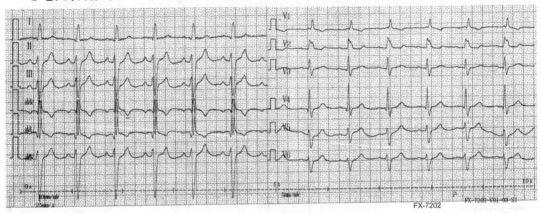

图24-2　房间隔缺损

患儿，13个月，房间隔缺损。心电图示：右心室肥大

1. 继发性缺损

（1）缺损较小的患者，心电图表现正常；

（2）缺损较大的或病程较长的患者，表现为类似不完全性或完全性右束支阻滞。病情加重时出现右心室肥大；

（3）右房肥大；

（4）房性心律失常。

2. 原发性缺损

（1）心电轴左偏　−60°～−140°；

（2）V_1 导联呈 rsR' 型，呈完全性及不完全性右束支阻滞及右心室肥大；

（3）左心室肥大　合并二尖瓣关闭不全出现，70％的患者 V_4～V_6 导联出现 q 波；

（4）P−R 间期延长。

三、室间隔缺损

先天发育不全在室间隔部位存在的异常缺损，占先心病的20％～50％。可分为膜部缺损、漏斗部缺损、肌部缺损3大类型。以膜部缺损最多见，室间隔缺损时由于左室的压力高于右室，心室收缩期存在左向右的血液分流，导致肺循环血流量明显增加，而肺循环到左心的血流明显增加又导致左心负荷加重，所以心电图常常呈右心室收缩期负荷加重及左心室舒张期负荷过重的表现。

心电图表现如图 24-3 所示：

(1)缺损较小时,心电图正常；

(2)左心室肥大 V_5、V_6 导联出现深的 q 波或 Q 波,R 波增高,T 波直立；

(3)双侧心室肥大；

(4)一度房室传导阻滞、房性心律失常、不完全性右束支阻滞。

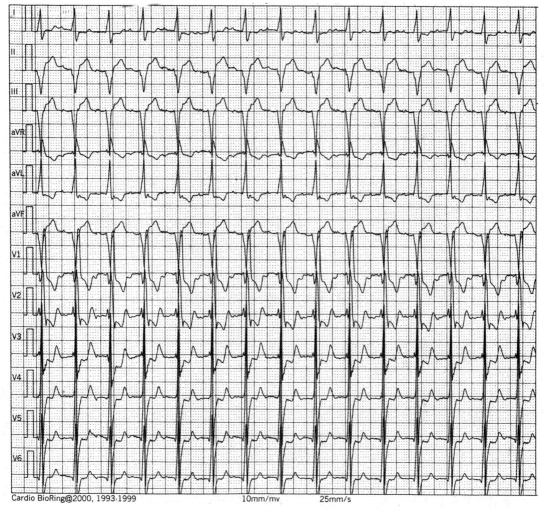

图 24-3 室间隔缺损

8 个月患儿心电图示:双心室肥大。

四、法洛四联症

1868 年法国 Fallot 医生提出本病的 4 种病理变化:肺动脉瓣狭窄、主动脉骑跨、室间隔缺损、右心室肥大。常见的青紫型先心病,占先心病的 10%。

心电图表现如图 24-4 所示:

(1)右心室肥大是本病最主要的心电图表现;

(2)心电轴右偏;

(3)右心房肥大;

(4)Ⅱ、Ⅲ、aVF、V_1、V_2甚至 V_3 导联 ST 段下移,T 波倒置。

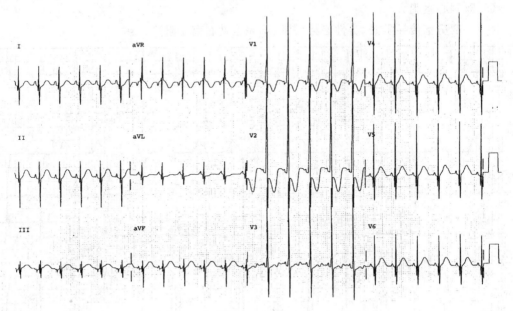

图 24-4　法洛四联症

4 个月患儿心电图示:右心室肥大,心电轴右偏,

五、动脉导管未闭

动脉导管是连接主动脉和肺动脉之间的一根管道,也是胎儿血液循环的重要通道,在胎儿出生后该导管必须及时自行关闭,出生 3 天,80% 的新生儿已经关闭,出生 7 个月后,95% 以上的动脉导管已经关闭,成为一条动脉韧带。动脉导管未闭占先心病的 5%～10%。由于主动脉压高于肺动脉压,未能关闭的动脉导管使得血液不论在收缩期还是舒张期均产生自左向右的分流,结果导致肺循环血流量增加,并造成左心房和左心室回心血量增加,左心负荷加重。少数患者可伴肺血管阻力增高,而引起显著的肺动脉高压,此时左向右分流反而减少甚至发生右向左分流,临床表现发绀,并引起右心室肥大。

心电图表现如图 24-5 所示:

(1)分流少患者,心电图正常;

(2)分流大,左心室肥大伴劳损;

(3)肺动脉高压时,右心室肥大或左、右心室肥大及心律失常。

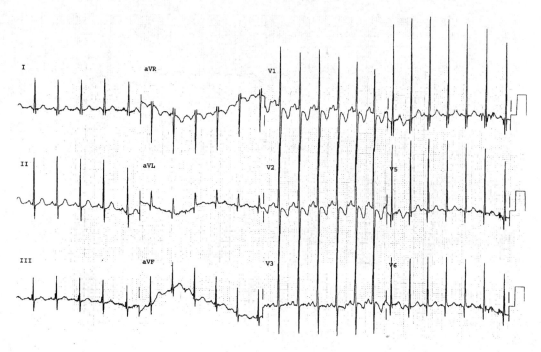

图 24-5　动脉导管未闭

患儿 23 个月,右心房、右心室肥大:V_1 导联高大 R 波,左心室肥大:V_1、V_2 导联 S 波加深,V_5、V_6 导联高大 R 波

六、肺动脉瓣狭窄

肺动脉瓣狭窄独立存在的先天性肺动脉瓣狭窄畸形,占先心病的 25%。肺动脉瓣狭窄使右心室排血受阻,因而右心室压力增高,肺动脉的压力则减低或正常。长时间右心室负荷增加,可引起右心室肥厚,最后发生右心衰竭。在高度狭窄或右心室内压力显著增高的患者,右心房压力也明显地增高并可超过左心房压力,如果此时有房间隔缺损或卵圆孔未闭,则可引起右向左分流。

随狭窄的轻重、右心室内压力的高低而是心电图改变有不同的表现。所以心电图是估计肺动脉瓣狭窄程度的一个重要方法。

心电图表现如图 24-6 所示:

(1)轻度狭窄,心电图可正常,也有心电轴轻度右偏;

(2)中度狭窄,呈不完全性右束支阻滞图形,V_1 导联 R 波明显增高超出正常范围,呈 RS 或 rSR′型;

(3)重度狭窄,心电图出现右心室肥大伴劳损。V_1 导联呈 qR 或 R 型,R 波振幅>2.0mV,伴有 V_1、V_2 导联 T 波倒置,QRS 波群电轴轻度右偏。部分患者 Ⅱ 导联、V_1 导联 P 波高尖,提示右心房扩大;

(4)极重度狭窄时,心电图呈右心室肥大伴多数胸导联 T 波倒置,心电轴右偏。有时右胸导联上出现 Q 波。

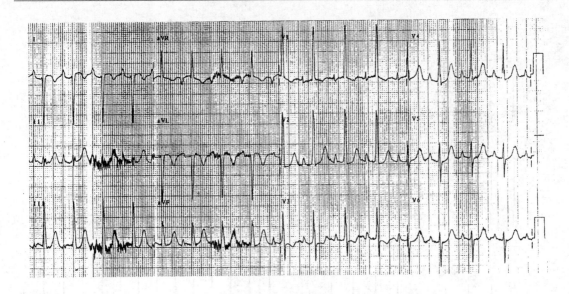

图 24-6　肺动脉狭窄

11 岁患儿心电图：心电轴右偏，右心房肥大，左心房肥大，右心室肥大。V_1、V_2 高大，V_5、V_6 导联 S 加深；Ⅰ度房室传导阻滞

七、主动脉瓣狭窄

可分为先天性和后天性两种。儿科所见的主动脉瓣狭窄多为先天性的血管畸形。占先心病的 3%～6%。后天性多继发于风湿热或动脉粥样硬化。

心电图表现如图 24-7 所示：

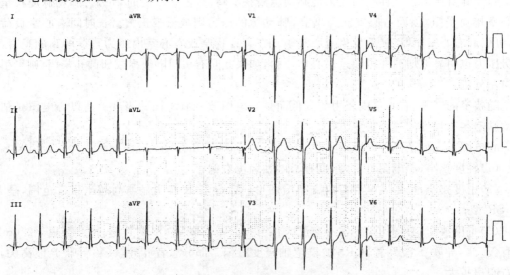

图 24-7　主动脉狭窄

患儿，12 岁。心电图示：左心室肥大

（1）轻度狭窄时，心电图正常；

（2）重度狭窄，心电图表现为左室肥大；

（3）晚期患者心电图表现有双心室肥大、心房肥大、房室阻滞、完全性右束支阻滞。

第二十五章　长 Q-T 间期综合征

一、临床特点

长 Q-T 间期综合征(Long QT Syndrome，LQTS)以体表心电图 Q-T 间期延长，多形性心动过速，而以尖端扭转型室速引起反复性晕厥和心源性猝死为临床特征的一组综合征。晕厥和猝死可发生在睡眠和休息时，也可发生在运动、情绪激动时，晕厥持续的1~2分钟。分为先天遗传性长 Q-T 间期综合征和后天获得性长 Q-T 间期综合征两类。由于多种药物可引起 Q-T 间期延长，使获得性长 Q-T 间期综合征较先天遗传性长 Q-T 间期综合征更为常见。常见的诱发因素有电解质紊乱、抗心律失常药物、有机磷农药中毒、饥饿、中枢神经损伤、心脏神经炎和二尖瓣脱垂。先天性长 Q-T 间期综合征包括常染色体显性遗传和常染色体隐性遗传两种。

二、心电图表现

(1)Q-T 间期延长或 Q-T$_C$ 间期延长(图 25-1)　男性 Q-T$_C$≥0.47s 或女性 Q-T$_C$≥0.48s；

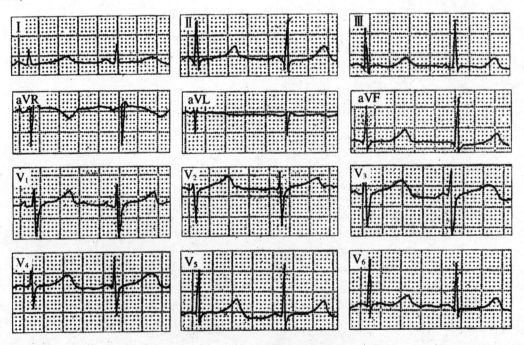

图 25-1　长 Q-T 间期综合征

（2）T 波和 U 波异常　T 波低平或双峰，U 波高大，T－U 融合；

（3）窦性心动过缓，P－R 间期长短交替；

（4）心律失常　室性期前收缩、尖端扭转型室速、室颤等（图 25－2）；

（5）排除各种继发原因引起的 Q－T 间期延长；

（6）家族中有类似病史。

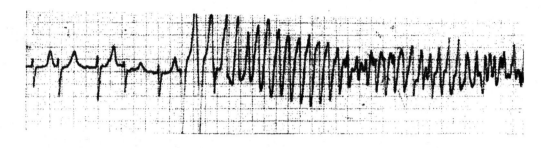

图 25－2　长 Q－T 间期引发生尖端扭转型室速

男，15 岁。心电图示：长 Q－T 间期综合征。且在运动试验过程中发生的尖端扭转型室速

三、诊断标准

长 Q－T 间期综合征的诊断主要根据患者的临床症状、家族史和心电图表现。任何 40 岁以下的人出现发作性晕厥和猝死时均应怀疑其存在长 Q－T 间期综合征，尤其是儿童和年轻人，运动、情绪激动时诱发的晕厥和猝死更提示长 Q－T 间期综合征的可能。长 Q－T 间期综合征的晕厥常被误诊为神经源性晕厥，最易被误诊为癫痫。心电图诊断标准为：女性：$Q-T_c$ <0.43s。男性：$Q-T_c$<0.41s 即可排除长 Q－T 间期综合征，若介于 0.41～0.46s 之间时，应进一步结合病史、临床表现和心电图改变做出诊断。

（1）Holter 能够持续不断地记录心电图，可以动态地观察 Q－T 间期的变化，特别运动状态下的 Q－T 间期和 $Q-T_c$ 的变化，对长 Q－T 间期综合征的诊断和治疗，比体表心电图更具有诊断价值。

（2）基因诊断长 Q－T 间期综合征目前仍不能普及，主要用做研究，大约 50％～60％长 Q－T间期综合征可用现代方法检测出其基因类型，由于目前还没有将所有的长 Q－T 间期综合征基因类型鉴别完，所以，基因诊断阴性也不能排除长 Q－T 间期综合征，而且已知基因的突变检测也十分费时耗力，因此，基因普查检测仍不能应用于临床。

目前长 Q－T 间期综合征的诊断标准仍根据 1993 年国际长 Q－T 间期综合征协作组的建议（表 25－1）。

表 25 - 1　长 Q - T 间期综合征临床诊断标准

	心电图及临床表现	计分	备注
心电图标准	$Q-T_c>0.48$	3	排除药物或其他疾病对心电图指标的影响 Q - T_c 间期采用 Bazett 公式,即 $Q-T_c=QT/\sqrt{RR}$
	$0.46\sim0.47$	2	
	0.45(男性)	1	
	尖端扭转型室速	2	若尖端扭转型室速与晕厥同时存在,计分只取两者之一
	T 波交替	1	
	3 个导联有切迹型 T 波	1	
	心率低于同龄正常值	0.5	
临床病史	晕厥与体力或精神压力有关	2	若某家族成员同时具备临床病史中的 1、2 两项,计分只取两者之一
	与体力或精神压力无关	1	
	先天性耳聋	0.5	
家族史	家族中有确定的长 QT 综合征患者	1	LQTS 计分≥4 分
	直系亲属中有 30 岁以下发生的不解释的心性猝死	0.5	
评分标准	≤1 分:长 QT 综合征诊断的可能性小		
	2~3 分:临界性		
	≥4 分:长 QT 综合征诊断的可能性大		

第二十六章　Brugada 综合征

Brugada 综合征是以心电图 $V_1 \sim V_3$ 导联的 J 波、ST 段抬高、T 波倒置三联症，并且这种心电图的改变导致发生多形性室速或室颤引起晕厥或猝死，但患者的心脏结构正常。其发生与定位在 3 号染色体的心脏钠通道 SCN5A 的基因突变有关。

一、临床表现

患者的临床表现为室速室颤和猝死。猝死是首发并且是唯一的临床表现。多数病例的猝死发生在睡梦中，部分患者猝死发生前可有迷走神经或交感神经张力的突然升高，部分患者在室颤发生后一周有交感神经紧张度的异常增高，而部分患者存在精神紧张和酗酒等刺激因素。

多发生于青壮年男性，40％有家族史，为染色体显性遗传。猝死事件的发生率高达 75％，30％患者最终发生心源性猝死。心室程序刺激或药物可诱发室速或室颤的发生。埋藏式心律转复除颤器(ICD)对绝大多数有症状的患者有积极的治疗作用。

二、心电图表现

(1) $V_1 \sim V_3$ 导联的 J 点和 ST 段抬高，但不伴有对应导联的 ST 段压低。

(2) ST 抬高的形态可分为：

a) 穹窿型，常见(图 26-1)。

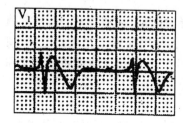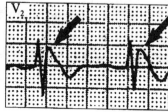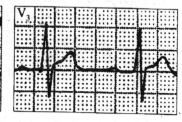

图 26-1　Brugada 综合征穹窿型 ST 段改变

b) 马鞍型，少见(图 26-2)。

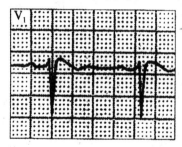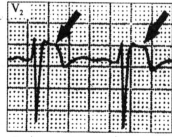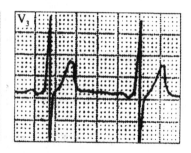

图 26-2　Brugada 综合征马鞍型 ST 段改变

c)混合型。

(3)T 波倒置。

(4)不同程度的类右束支阻滞,加做 $V_1 \sim V_3$ 导联上一肋心电图,以上改变常更加明显。此种 ST 段抬高不伴有对应导联的 ST 段压低。

(5)Brugada 综合征患者特征性心电图具有:间歇性,上述心电图改变时有时无,间歇性出现,往往导致漏诊。具有多变性,不同次的心电图记录中,特征性心电图改变的程度可能不同。还具有隐匿性,即平时从不出现典型的心电图表现,因此需要静脉注射钠通道阻滞剂,如普鲁卡因胺、卡尼等药物,可诱发 $V_1 \sim V_3$ 导联特征性 ST 段抬高和类右束支阻滞等改变。此方法可用于对 Brugada 综合征患者家族中心电图正常者进行普查,以发现间歇性 Brugada 综合征患者。

三、特征性心电图的发生机制

1. J 点和 ST 段抬高的发生机制

心室复极的早期,由于 SCN5A 的基因突变或错位引起内向钠电流(I_{Na})减少和瞬时外向钾电流(I_K)明显升高,导致心室外膜与内膜之间 I 的电位差明显增大,产生 J 点和 ST 段抬高。由于心室外膜与内膜之间 I 离子流电位差由大逐渐缩小,因此,J 点和 ST 段抬高也由明显抬高逐渐下降,并延续至 T 波,与倒置的 T 波融合,形成 Brugada 综合征的特征性心电图。

2. 右胸前导联的 ST 段特征性心电图改变的机制

$V_1 \sim V_3$ 导联的 J 点和 ST 段抬高为 Brugada 综合征的特征性心电图,其根本机制是右心室基底部的心外膜与心内膜之间 I 的电位差最明显,,显著高于右心室心尖部和左心室,所以,其特征性的心电图表现仅出现在 $V_1 \sim V_3$ 导联。

3. 类右束支阻滞心电图的发生机制

Brugada 综合征心电图可出现室内阻滞,其希普系统的传导时间延长(平均 65ms,正常值为 $30 \sim 55$ms,大于 55ms 为延长),其室内阻滞可能与右束支的传导明显慢于左束支有关,使心电图出现典型或不典型的右束支阻滞。右束支传导延缓的原因与上述离子流的特征变化和右心室基底部的这种变化十分相关。

4. 心室颤动和心性猝死的机制

Brugada 综合征室颤发生机制属于 2 相折返。某一个期前收缩可促进 2 相折返的发生,其与跨壁的复极离散度增大有关,同时也与触发机制有关。当心室局部的某一部位内外膜离子流和电位差明显增大时,可引起相邻部位 2 相折返。反复快速的 2 相折返,可以导致心室颤动。

四、鉴别诊断

1. 与早期复极综合征鉴别

(1)导联变化在 $V_3 \sim V_5$;

(2)J 波与 ST 段的分界明显;

(3)ST 段抬高呈凹面向上。

2. 与致心律失常性右室发育不良鉴别

(1)EpsiLon 波；

(2)发生的室速呈单形性；

(3)超声显示右室扩张或室壁瘤。

第二十七章　其他疾病

一、脑出血

脑出血(intracerebral hemorrhage,ICH)是指原发性非外伤性脑实质内出血,占急性脑血管病的 20%～30%。急性期病死率为 30%～40%。

心电图表现(图 27-1、27-2、27-3):

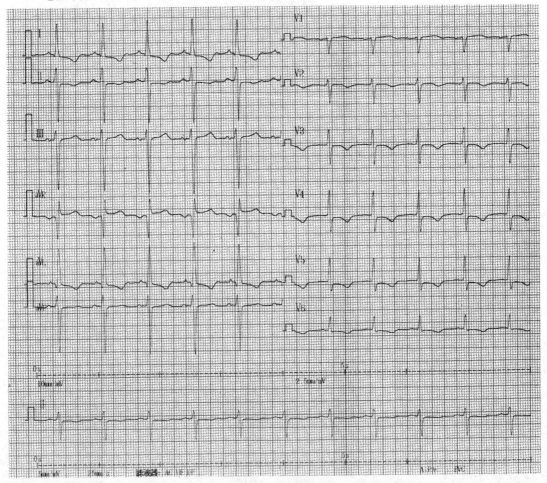

图 27-1　脑干出血

女性,65 岁,高血压病 7 年。心电图示:左前分支传导阻滞,左室肥厚伴劳损,Q-T 间期延长

(1)不伴颅内高压者,心电图正常;

(2)伴有高血压者可有左室高电压或左室肥厚伴劳损;

(3)伴有颅内高压者可有以下心电图表现:

a)窦性心动过缓;

b)Q－T 间期延长；

c)ST 段压低，T 波倒置，U 波改变；

d)P－R 间期延长；

e)P 波高尖或双峰；

f)心律失常：室性期前收缩、多形性或尖端扭转型室速、房性期前收缩等。

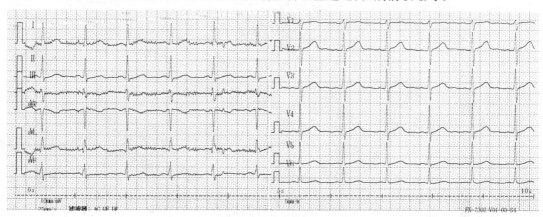

图 27－2　脑干出血

男性，50 岁。心电图示：T 波基底部宽阔

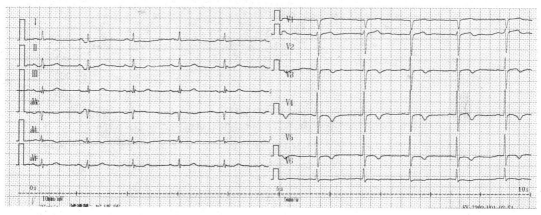

图 27－3　蛛网膜下腔出血

男性，55 岁。心电图示：V₃～V₆导联 T 波倒置

二、胆心综合征

胆心综合征是指胆道疾病，尤其胆囊结石所引起的冠状动脉供血不足，心脏电活动失调及心电图异常，而心肌自身无器质性病变的临床综合征。

心电图表现(图 27－4)：

(1)ST 改变：胸导联可见 T 波高尖的同时 ST 段抬高；

(2)T 波倒置；

(3)窦性心动过缓，严重者出现窦性停搏；

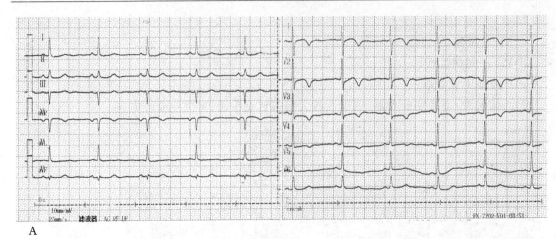

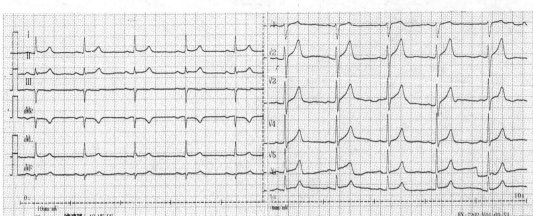

图 27-4　胆心综合征

男性,38 岁,胆石症。心电图示:A:2011 年 7 月 18 日,胆石症急性发作时:窦性心律:心率 63 次/分,Ⅱ、Ⅲ、aVF、$V_2 \sim$ V_6 导联 ST-T 改变;B:2011 年 7 月 19 日,该患者胆囊切除后心电图:窦性心律:心率 60 次/分,ST-T 恢复正常

三、尿毒症

慢性肾衰竭晚期称之为尿毒症(uremia)。此时肾小球滤过率减少至正常的 10% 以下,血肌酐大于 707μmol,肾衰的临床表现和血生化异常十分突出。

心电图表现:

(1)左心室肥大或左心室肥大伴劳损;

(2)心律失常　室性期前收缩、房性期前收缩;

(3)各种传导阻滞;

(4)Q-T 间期延长;

(5)心包炎的心电图表现　QRS 波群低电压、ST 段抬高、T 波低平或倒置。

四、甲状腺功能亢进症

甲状腺功能亢进症(hyperthyroidism,简称甲亢)是指由多种病因引起甲状腺激素(thyroid hormone,TH)分泌过多,导致以神经、循环、消化等系统兴奋性增高和代谢亢进为主要表现的一种临床综合征。

心电图表现:

(1)窦性心动过速,最常见;

(2)25%患者伴 ST-T 改变(图 27-5);

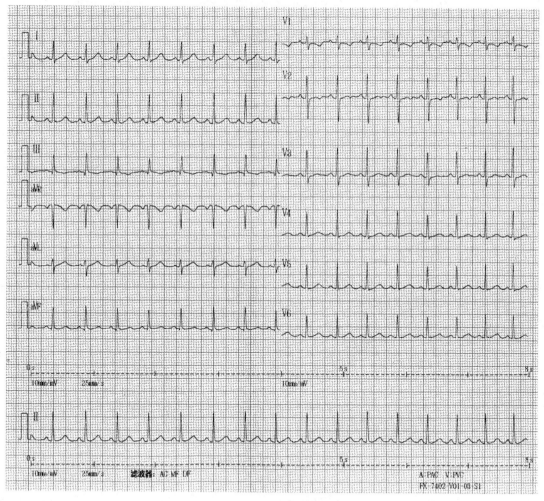

图 27-5　甲状腺功能亢进

女性,39 岁,甲状腺功能亢进。心电图示:窦性心动过速:心率 121 次/分,P-R 间期<0.12s

(3)10%～25%患者出现心律失常:房性期前收缩、心房颤动;

(4)P-R 间期缩短;

(5)P 波振幅增高;

(6)左前分支传导阻滞或右束支阻滞。

(7)甲亢长期存在,可引起甲亢性心脏病。心电图可表现为右心室肥大、左心室肥大或全心肥大。

五、甲状腺功能减退症

甲状腺功能减退症(hypothyroidism,简称甲减),是由多种原因引起的甲状腺激素(TH)合成、分泌或生物效应不足所致的一种临床综合征。

心电图表现:

(1)窦性心动过缓,心律不齐,窦房阻滞;

(2)QRS波群低电压;

(3)P－R间期延长,少数出现严重的室性心律失常;

(4)Q－T间期延长;

(5)T波低平或倒置;

(6)U波增大,倒置(图27－6)。

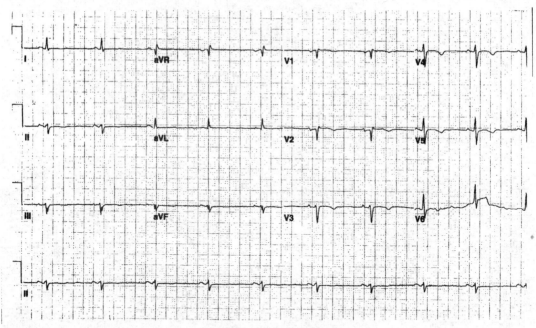

图 27－6　甲状腺功能减退症

女性,57岁,黏液性水肿。心电图示:窦性心动过缓伴肢体导联低电压和多导联T波改变。血清促甲状腺激素:19.88IU/mL

六、原发性甲状旁腺机能亢进

甲状旁腺机能亢进(primary hyperparathyroidism,PHPT)是由于甲状旁腺本身病变引起的甲状旁腺素(parathyroid hormone,PTH)的合成与分泌过多所引起的一系列病变,累及机体多个器官。其主要的临床表现为反复发作的肾结石、消化性溃疡、精神改变和广泛的骨损害,严重者可发生骨折。PTH可刺激骨再建,导致高钙血症、低磷血症和血碱性磷酸酶升高。

心电图表现:

(1)Q-T间期缩短;

(2)严重高钙血症者,T波增宽,并且导致Q-T间期延长(图27-7);

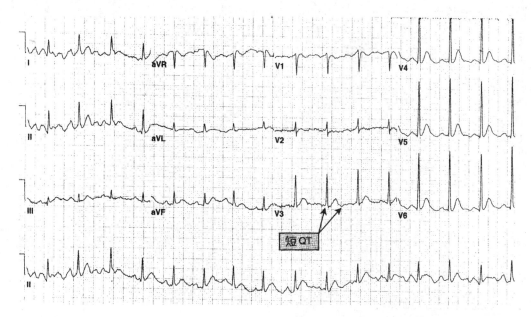

图27-7　甲状旁腺机能亢进

84岁,女性。甲状旁腺机能亢进病史。心电图示:窦性心律,左心室肥大,Q-T间期缩短。血钙17.2 mg/dL

七、甲状旁腺机能减退症

甲状旁腺机能减退症(hypoparathyroidism)是由于甲状旁腺素(PTH)分泌过少而引起的一组临床症状,表现为低钙血症、高磷血症、血清免疫活性PTH(IPTH)减少甚至测不到和神经肌肉兴奋性增高。

心电图表现(图27-8):

(1)Q-T间期延长;

(2)各种心律失常　窦性心律失常(窦性心动过缓、窦性心律不齐,偶有窦房阻滞和窦性停搏),房室传导阻滞,严重者发生室性心律失常;

(3)P-R间期延长;

(4)T波低平或倒置,ST段下移;

(5)QRS波群低电压;

(6)U波增大,有时U波倒置。

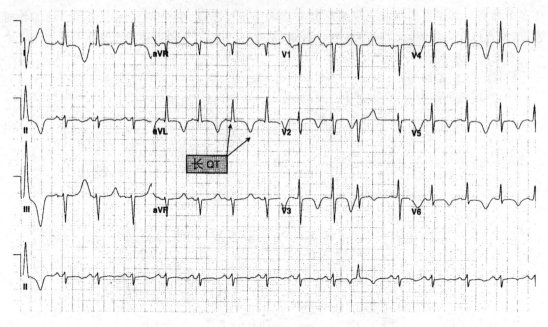

图 27 - 8　甲状旁腺机能减退

男性,53 岁,甲状旁腺机能减退,血钙:4.9 mg/dl。心电图示:窦性心律伴偶发异位搏动,多导联 ST - T 改变,Q - T 间期延长

八、流行性出血热

流行性出血热是由病毒引起的一种传染性疾病,临床表现主要有发热、出血、低血压、肾功损害等。

心电图表现:

(1)窦性心律失常　窦性心动过速,窦性心动过缓;

(2)传导阻滞　二度房室传导阻滞、完全性或不完全性右束支传导阻滞;

(3)房性、室性期前收缩、阵发性室上性心动过速、心房颤动;

(4)ST - T 改变　ST 段压低,T 波低平或倒置,少尿期或无尿期 T 波高尖;

(5)QT 间期延长;

(6)QRS 波群低电压;

(7)多尿期可出现 U 波异常。

九、流行性脑脊髓膜炎

流行性脑脊髓膜炎简称流脑,是由脑膜炎双球菌感染脑膜或脑脊膜,临床主要表现为高热、头痛、喷射状呕吐、颈项强直等。

心电图表现:

(1)窦性心动过速,伴有脑疝时出现窦性心动过缓;

(2)各种传导阻滞;

(3)ST－T 改变；

(4)QT 间期延长；

(5)U 波异常；

(6)QRS 波群低电压。

十、胸部挫伤

胸部挫伤是受外力冲击而造成胸部软组织损伤,严重者引起胸内脏器损伤。

心电图表现：

(1)可出现正常心电图；

(2)窦性心动过速,室上性心动过速、室性心动过速,心室颤动；

(3)ST－T 改变　　ST 段抬高或压低,T 波低平或倒置；

(4)完全性或不完全性右束支传导阻滞；

(5)QRS 波群低电压。

十一、气胸

气胸是由于自发性发生,或由于疾病、外伤、手术、诊断、治疗性操作不当等引起的气体进入胸膜腔,造成积气状态,导致胸膜腔内压力增高,静脉回流受阻,产生不同的心、肺功能障碍。

心电图表现：

(1)窦性心动过速或窦性心动过缓；

(2)ST－T 改变；

(3)各种类型期前收缩；

(4)异常 Q 波,R 波递增不良；

(5)QRS 波群低电压；

(6)顺钟向转位。

十二、大量胸腔积液

大量胸腔积液是任何因素造成胸膜腔内液体渗出增多或再吸收减少,出现大量液体集聚在胸膜腔。患者主要临床表现是呼吸困难、胸痛、心悸等。

心电图表现：

(1)窦性心动过速；

(2)QRS 波群低电压；

(3)右侧大量胸腔积液 $V_1 \sim V_3$ 导联呈 QS 型；

(4)左侧大量胸腔积液时,可表现为顺钟向转位；

(5)T 波低平或倒置。

十三、肺栓塞

肺栓塞(pulmonary embolism,PE)是以各种栓子阻塞肺动脉系统为其发病原因的一组疾病或临床综合征的总称,包括肺血栓栓塞症、脂肪栓塞综合征、羊水栓塞、空气栓塞等。虽然在诊断或排除肺栓塞方面没有特异性心电图的表现,但心电图对肺栓塞的诊断提供一定的依据。

心电图表现:

(1)窦性心动过速,最常见;

(2)心律失常　一度房室传导阻滞、房性早搏、室性早搏、心房颤动、心房扑动;

(3)右束支传导阻滞;

(4)$S_I Q_{III} T_{III}$;

(5)电轴偏移　右偏、左偏或不确定;

(6)ST 段改变　下移;

(7)T 波倒置;

(8)肺型 P 波;

(9)QRS 波群异常　肢体导联低电压、aVR 导联 R 波增宽,V_1、V_2 导联 S 波顿挫。

十四、肺动脉高压

肺动脉高压是肺血管床的血压异常升高,可以呈急性或慢性经过。

心电图表现(图 27 - 9):

(1)肺型 P 波;

(2)右心室肥大伴劳损;

(3)右束支传导阻滞;

(4)ST - T 改变。

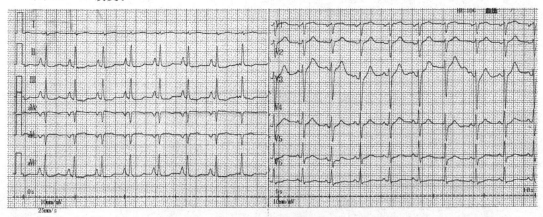

图 27 - 9　肺动脉高压

男性,65 岁,原发性肺动脉高压,心电图示:$P_{II,III,aVF} > 0.25mV$

十五、类风湿性关节炎

类风湿性关节炎(rheumatoid arthritis,RA)是一种以慢性破坏性关节病变为特征的全身性自身免疫病。以双手、腕、膝、踝和足关节的对称性多关节炎为主。30%以上的患者出现心脏受累,表现为心包炎、心肌炎和心脏瓣膜病变。

心电图表现:

(1)ST 改变　抬高或压低;

(2)T 波倒置;

(3)房室传导阻滞;

(4)各种心律失常。

十六、系统性红斑狼疮

系统性红斑狼疮(systemic lupus erythematosus,SLE)是自身免疫介导的、以免疫性炎症为突出表现的弥漫性结缔组织病。好发于生育年龄女性,多见于15～45 岁。系统性红斑狼疮的心脏表现包括心包炎、心肌炎和心肌梗死。心脏并发症的发生于免疫复合物在心脏结构的沉积有关。

心电图表现(图 27-10):

(1)窦性心动过速;

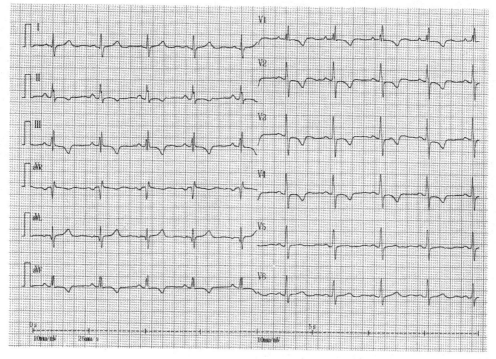

图 27-10　系统性红斑狼疮

女性,42 岁,系统性红斑狼疮。心电图示:窦性心律:心率 71 次/分,右束支传导阻滞,ST-T 改变

(2)ST-T 改变　ST 段抬高或压低,T 波低平或倒置;

(3)PR 间期缩短;

(4)心律失常　房性心律失常多见;

(5)房室传导阻滞,束支阻滞。

十七、急性风湿热

急性风湿热是上呼吸道非化脓性链球菌感染所致的并发症,多发生于5～10岁儿童。

心电图表现(图 27-11):

(1)窦性心动过速;

(2)快速房性心律失常;

(3)房室传导阻滞;

(4)P-R 间期延长;

(5)Q-T 间期延长。

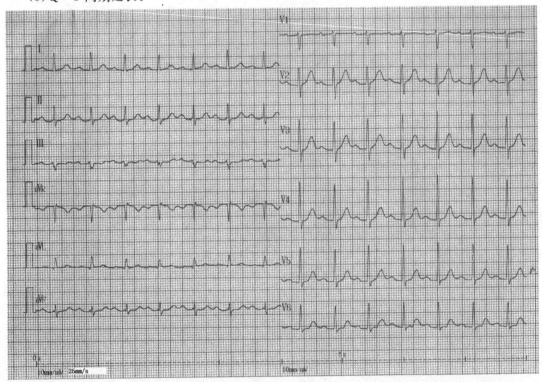

图 27-11　急性风湿热

女性,21岁,急性风湿热。心电图示:P-R 间期延长(0.24s)

十八、糖尿病

糖尿病(diabetes mellitus)是由遗传和环境因素共同作用而引起的一组以糖代谢紊乱为

主要表现的临床综合征。胰岛素分泌、胰岛素作用或两者同时存在的缺陷引起碳水化合物、脂肪、蛋白质、水和电解质等代谢紊乱，临床以慢性（长期）高血糖为主要的共同特征，常出现心血管、肾、眼及神经系统并发症，其中心血管并发症已成为糖尿病死亡的主要原因。冠心病的发病率为非糖尿病人群的 3～4 倍，糖尿病的全部死因中约 30% 是急性心肌梗死。32% 的糖尿病伴有心脏自主神经改变。高血压也是糖尿病并发症之一，多数因伴发肾小球病变而导致肾功能不全。

心电图表现：

(1)窦性心动过速；

(2)窦性心动过缓；

(3)ST - T 改变；

(4)各种心律失常　房室传导阻滞、束支阻滞、房性早搏、室性早搏等；

(5)QT 间期延长；

(6)心肌梗死；

(7)左心室肥厚。

第二十八章　药物和电解质对心电图的影响

一、洋地黄制剂

1997 年公布的 DIG 研究显示地高辛(digoxin)可明显改善心衰患者的症状,提高运动耐量,减少住院率。所以,洋地黄制剂在心衰的药物治疗中占有重要的地位。但是,临床上应用洋地黄制剂时发生过量或中毒十分常见,原因是洋地黄的治疗剂量与中毒剂量非常接近。洋地黄制剂治疗心衰的药理作用:通过抑制心肌细胞膜 $Na^+ - K^+ - ATP$ 酶,使细胞内 Na^+ 升高、K^+ 降低,Na^+ 与 Ca^+ 交换,使细胞内 Ca^+ 升高,从而发挥正性肌力作用;应用洋地黄制剂后,心排血量增加,肾血流量增加,降低交感神经张力,使周围血管扩张,总外周阻力降低;降低 RAS (肾素－血管紧张素系统)活性,减轻醛固酮的水钠潴留作用及兴奋迷走神经、降低窦房结自律性,减慢窦性心律,能使房室交界区的有效不应期延长,传导减慢,从而减慢心房扑动、心房颤动时的心室率。

1. 洋地黄效应的心电图表现

(1)Q - T 间期缩短。

(2)ST 段下斜形下移。

(3)T 波低平、双向或倒置。T 波双向是在以 R 波为主的导联呈负正双向;以 S 波为主的导联呈正负双向。

(4)ST - T 融合,下斜型的 ST 段与负正双向或倒置的 T 波融合形成一形似鱼钩状的形态,典型时呈鱼钩样改变(图 28 - 1)。

2. 洋地黄效应心电图变化的临床意义

洋地黄效应心电图变化仅标志着患者应用过洋地黄,并不表示洋地黄中毒,更不是停用洋地黄的指标。

3. 洋地黄中毒的心律失常表现(图 28 - 2)

(1)室性心律失常包括室性期前收缩、室性心动过速、室性自主性心律、心室颤动;

(2)房性心律失常包括房性心动过速伴房室传导阻滞、房性期前收缩、心房扑动、颤动;

(3)房室交界性心律失常包括房室交界性逸搏、房室交界性心律、非阵发性交界性心动过速;

(4)房室传导阻滞;

(5)窦性心动过缓、窦房阻滞、窦性停搏。

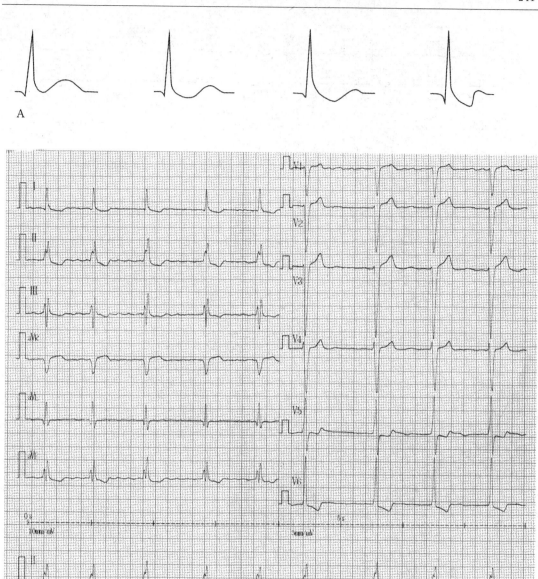

图 28-1　洋地黄引起 ST-T 变化

A:逐渐形成特征性的 ST-T 改变(鱼钩型);B:患者,男性,67 岁,风心病。患者服用地高辛一周心电图示:心房颤动,平均心室率 70 次/分,Ⅰ、Ⅱ、aVF、V₅、V₆导联出现下垂型下移

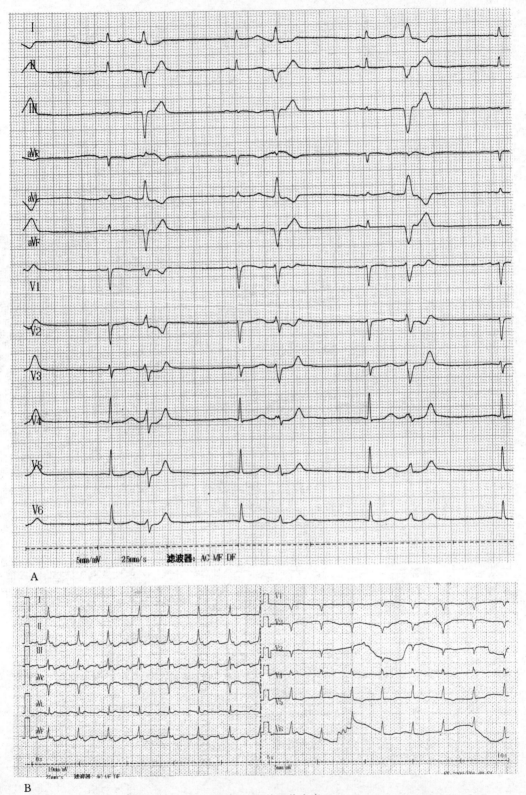

图 28 - 2　洋地黄中毒

A:心电图示:室性早搏二联律;B:心电图示:非阵发性房性心动过速伴 2∶1 房室传导阻滞

二、奎尼丁

奎尼丁属于 I_A 类抗心律失常药物。用于抑制异常自律性的心律失常及控制由折返引起的房性和室性早搏、心房扑动、心房颤动及室性心动过速等。

1. 奎尼丁治疗剂量时的心电图表现

(1)ST-T 改变　ST 段压低或水平型延长，T 波低平、倒置、双相或增宽；

(2)Q-T_c间期延长；

(3)U 波增高。

2. 奎尼丁中毒时心电图表现

(1)QRS 波群时限增宽；

(2)QT$_c$间期显著延长；

(3)各种阻滞　房室传导阻滞、束支阻滞、房内阻滞；

(4)窦性心律失常　窦性心动过缓、窦房传导阻滞、窦性停搏；

(5)室性心律失常　室性期前收缩、室性心动过速或尖端扭转型室速、心室颤动。

三、普鲁卡因酰胺

普鲁卡因酰胺为 I_A 类抗心律失常药物，但以室性心律失常疗效较好。心电图表现：

(1)QRS 波群时限增宽，电压降低；

(2)T 波低平或倒置；

(3)QT 间期延长，U 波增高；

(4)各种心律失常　房室传导阻滞、室性期前收缩、室性心动过速或尖端扭转型室速、心室颤动或心室停搏。

四、苯妥英钠

苯妥英钠为 I_B 类抗心律失常药物，适用于洋地黄中毒引起的房性、室性心律失常。心电图表现：

(1)P-R 间期缩短；

(2)Q-T 间期缩短；

(3)各种心律失常　窦性心动过缓、房室传导阻滞、心室颤动或心室停搏。

五、普罗帕酮

普罗帕酮为 I_C 类抗心律失常药物，对各种期前收缩、心动过速有较好的疗效。心电图表现：

(1)窦性心动过缓；

(2)P-R 间期延长；

(3)QRS 波群增宽；

(4)各种阻滞　束支阻滞、房室传导阻滞甚至窦性停搏。

六、β-受体阻滞剂

β-受体阻滞剂属Ⅱ类抗心律失常药物。其通过抑制 β-肾上腺素能受体而起作用，β-受体被阻滞后，细胞内钙离子浓度下降。β-肾上腺素能受体有三种亚型，β_1-受体主要位于心脏。β_2-受体主要位于支气管、小动脉和子宫平滑肌，并参与调节胰腺、肝脏和脂肪组织的胰岛素分泌、肝糖原和脂肪的分解。β_3-受体的功能不详。阻滞 β_1-受体可以降低心肌细胞的自律性、减少心肌收缩力和延缓冲动传导速度。β_2-受体的阻滞则可使易感者的支气管痉挛、外周血管收缩、低血糖和高血钾。

心电图表现：

(1)窦性心动过缓，甚至窦性停搏；

(2)房室传导阻滞　常见一度房室传导阻滞，严重可引起二度和三度房室传导阻滞、交界性心律和右束支阻滞，室内传导阻滞；

(3)QRS 波群增宽；

(4)QT 间期延长；

(5)室性心律失常：室性心动过速和尖端扭转型室速。

七、乙胺碘呋酮

乙胺碘呋酮属Ⅲ类抗心律失常药物，是一种广谱抗心律失常药，临床上用于各种类型心律失常的治疗。其主要的作用是延长动作电位时间及有效不应期，推迟复极，对心脏传导系统有抑制作用。

心电图表现：

(1)心动过缓，严重窦性停搏；

(2)P-R 间期延长；

(3)QRS 波群延长；

(4)T 波增宽或切迹；

(5)Q-T 间期延长；

(6)U 波增高；

(7)各种阻滞　束支阻滞、房室传导阻滞；

(8)室性心律失常　室性期前收缩、室性心动过速或尖端扭转型室速、心室颤动。

八、钙离子通道拮抗剂——维拉帕米

钙离子通道拮抗剂通常用于治疗高血压和快速性心律失常。药理作用是血管平滑肌舒张，降低心脏收缩力，减缓心脏冲动的传导，并且抑制窦房结和房室结自主去极化，属于Ⅳ类抗心律失常药物。临床上作用后的主要表现是：血压下降，心动过缓，或传导阻滞。

心电图表现：

(1)窦性心动过速；

(2)窦性心动过缓；

(3)窦性停搏或交界性心动过缓；

(4)房室传导阻滞(图28-3)。

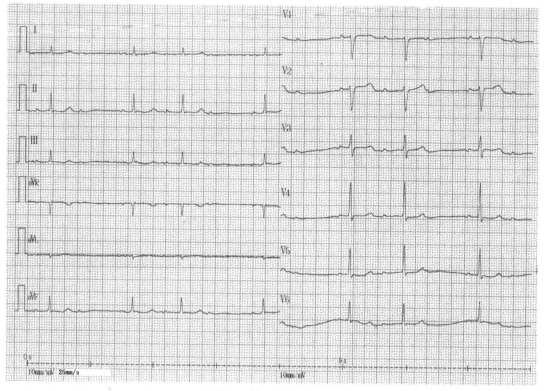

图28-3　房室传导阻滞

使用维拉帕米中毒，心电图示：二度Ⅰ房室传导阻滞

九、其他作用于心脏的药物

可乐定(中枢性抗高血压药)、血管紧张素转换酶抑制剂(血管舒张剂)、伊布利特、索他洛尔、溴苄胺(Ⅲ类抗心律失常药物)。可乐定的药理作用是通过抑制中枢神经系统的交感神经而发挥降血压作用；血管紧张素转换酶抑制剂主要作用通过抑制血管紧张素Ⅱ的产生，血管紧张素转换酶(ACE)抑制剂扩张血管，减少循环血容量。Ⅲ类抗心律失常药物的作用是延长复极，从而延长心肌的动作电位时程。

心电图表现：

(1)窦性心动过速；

(2)窦性心动过缓；

(3)QT间期延长；

(4)尖端扭转型室速；

(5)房室传导阻滞(一度、二度、三度),严重者窦性停搏;

(6)ST 段下移;

(7)T 波低平、倒置。

十、阿托品

阿托品又称胆碱能受体阻滞剂。

心电图表现:

(1)窦性心律失常　窦性心动过缓、窦性心动过速;

(2)干扰性房室脱节;

(3)严重可出现三度房室传导阻滞。

十一、抗精神病药物及锂制剂

1.抗精神病药物

抗精神病药物作用主要有镇静,不良反应有昏迷、癫痫发作及锥体外系的表现,还可引起严重的心血管系统反应。

心电图表现(图 28-4):

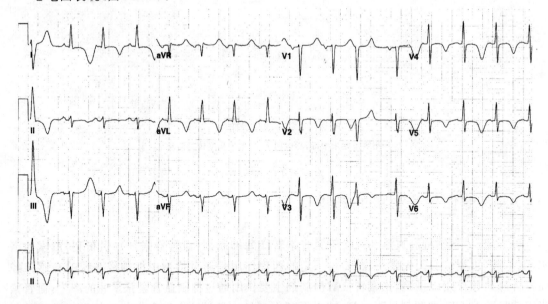

图 28-4　抗精神病药物中毒

患者,女性。精神分裂症。使用抗精神病药物,记录心电图示:窦性心律:63 次/分,Ⅰ、Ⅱ、aVF、$V_4 \sim V_6$ 导联 ST 段下移及 T 倒置,Q-T 间期延长

(1)窦性心动过速;

(2)Q-T 间期延长;

(3)QRS 波群增宽;

（4）尖端扭转型室速。

2. 锂制剂

锂制剂是治疗躁狂症的特效药物。锂中毒对心脏的作用主要表现是窦房结功能不全。

心电图表现（图 28－5）：

（1）T 波低平或倒置；

（2）窦性心动过缓、窦性停搏；

（3）室性心律失常：室性早搏和室颤。

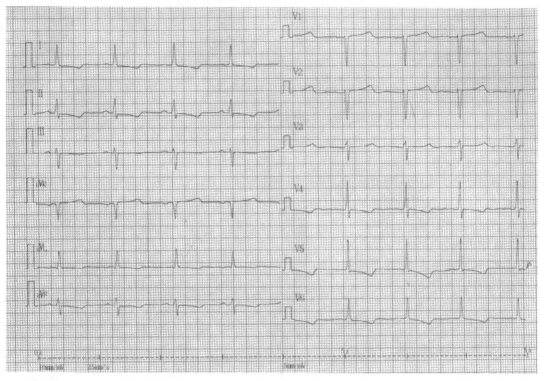

图 28－5　锂中毒

一例锂浓度为 4.5mmol/L 的患者心电图示：窦性心动过缓及广泛的 T 倒置

十二、三环类抗抑郁药物（TCAs）

三环类抗抑郁药物可以引起严重的神经、心血管毒性反应。

心电图表现：

（1）窦性心动过速；

（2）QRS 波群增宽；

（3）右束支传导阻滞；

（4）Q－T 间期延长。

十三、其他钠通道阻滞剂

心脏 Na^+ 通道阻滞剂的作用是膜稳定作用、局部麻醉作用和奎尼丁样作用。Na^+ 通道阻滞剂是由一组不同的药物组成,如卡马西平、氟卡尼、可卡因、苯海拉明等。所以这些药物中毒时可有不同的临床表现。这些药物不仅影响心脏 Na^+ 通道,还可影响其他心脏离子通道,如 Ca^+ 内流通道和 K^+ 外流通道。因此,这些药物能引起心电图异常和心律失常。

心电图表现:

(1)QRS 波群增宽;

(2)室性心律失常;

(3)过缓心律失常。

十四、可卡因和其他拟交感神经药

拟交感神经药(如多巴酚丁胺、去甲肾上腺素、肾上腺素、可卡因、多巴胺等)是那些可引起或模拟增加肾上腺素能活动的药物。其能够通过增加肾上腺素能的刺激作用继而引起心电图的改变。可卡因不仅有局部麻醉作用,而且还有增加肾上腺素能刺激。可卡因的不良反应有脑血管、胃肠道及心肌缺血和梗死。

心电图表现:

(1)室性心律失常:室性早搏和室颤;

(2)窦性心动过速;

(3)QRS 波群增宽;

(4)Q-T 间期延长;

(5)房室传导阻滞;

(6)心房颤动。

十五、阿霉素

抗生素类化疗药。

心电图表现:

(1)窦性心动过速;

(2)ST-T 改变　ST 段压低,T 波低平;

(3)肢体导联低电压;

(4)房性期前收缩、室性期前收缩。

十六、有机磷杀虫药

有机磷杀虫药为常见的农药,每年约有 10 万以上农药中毒患者,其中有机磷杀虫药占 80% 以上。

心电图表现(图 28 - 6):

(1)窦性心律失常　窦性心动过速、窦性心动过缓;

(2)Q - T 间期延长;

(3)ST - T 改变　ST 段压低,T 波低平或倒置;

(4)各种心律失常　房性期前收缩、室性期前收缩,阵发性室上性心动过速或室性心动过速,房颤,严重可出现尖端扭转型室速、猝死。

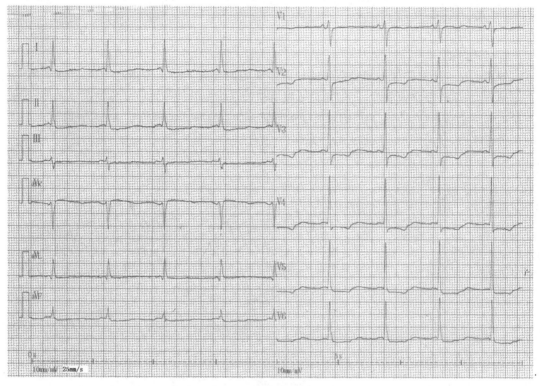

图 28 - 6　有机磷农药中毒

心电图示:窦性心律:心率 67 次/分,多导联 ST - T 改变及 QT 间期延长

十七、茶碱类

茶碱类是目前治疗哮喘的有效药物。

心电图表现:

(1)窦性心动过速;

(2)室性期前收缩;

(3)ST - T 改变　ST 段压低,T 波低平或倒置;

(4)偶有心室颤动或猝死。

十八、利尿剂

利尿剂是心力衰竭中常用药物,也是唯一最充分控制心衰液体潴留的药物。利尿剂分为

排钾和潴钾两大类。

1. 排钾利尿剂

低血钾是这类利尿剂主要的副作用,低钾血症心电图表现见电解质紊乱。

2. 潴钾利尿剂

潴钾利尿剂,可能产生高钾血症,高钾血症心电图表现见电解质紊乱。

十九、电解质紊乱

1. 高钾血症

钾离子是一个维持细胞间稳态平衡的主要细胞内阳离子。正常情况下体内 98% 的钾存在细胞内,细胞外液含钾极少,一般血清浓度反映的是细胞外钾浓度。正常情况下人体钾摄入与排出保持动态平衡,体内 90% 的钾离子由肾脏排泄。正常血清钾浓度为 3.5~5.5mmol/L,当血清钾浓度＞5.5mmol/L 时为高钾血症。

(1)心电图表现(图 28-7、28-8):

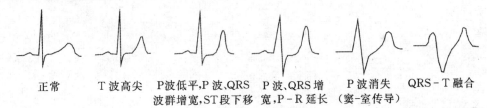

| 正常 | T 波高尖 | P波低平,P波、QRS
波群增宽,ST段下移 | P 波、QRS 增
宽,P-R 延长 | P 波消失
(窦-室传导) | QRS-T 融合 |

图 28-7　不同水平高血钾引起心电图改变的示意图

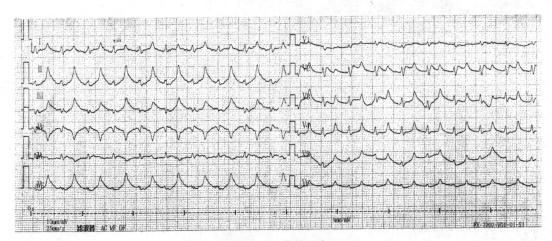

图 28-8　高钾血症

患者,男性,挤压伤。血清钾 7.2 mmol/L。各导联 T 波高尖,呈帐篷状

a)血钾＞5.5mmol/L:T 波高尖,呈帐篷状。Q-T 间期缩短。

b)血钾＞6.5mmol/L:QRS 波群时间增宽。P-R 间期延长。

c)血钾＞7.0mmol/L:QRS 波群时间增宽。P 波振幅降低,时间延长。

d)血钾＞8.0mmol/L:QRS 波群时间增宽。P-R 间期延长,R 波降低 S 波增深。ST 下移或 QRS 波群呈 QS 型。

e)＞8.5mmol/L：窦室传导。

f)＞10mmol/L：QRS 波群显著增宽，心室率缓慢而规则，T 波振幅降低圆顿，QRS 波群与 T 波融合形成正弦曲线，引起室颤或停搏。

（2）临床意义　见于急、慢性肾功能不全、溶血性疾病、输血过多、大面积烧伤、挤压综合征、急性胰腺炎、急性严重中毒、酸中毒、肾上腺功能不全。

（3）鉴别诊断　与心动过缓、脑血管意外、心内膜下心肌缺血及神经精神异常等情况下直立高耸的 T 波鉴别：测量 Q－Tc，高钾时 Q－Tc 缩短，其他情况 Q－Tc 正常或延长。

2. 低钾血症

当血清钾浓度＜3.5mmol/L 时为低钾血症。

（1）心电图表现（图 28－9）：

a)U 波增高，其振幅＞0.1mV。有时 U 波与 T 波等高呈驼峰状，有时 U 波高度＞T 波；

b)T 波低平、切迹、平坦甚或倒置；

c)T－U 融合；

d)ST 段下移超过 0.05mV；有时下移的 ST 段与有切迹的 T 波及直立明显的 U 波形成形似蚯蚓状的曲线—蚯蚓状改变；

e) Q－T 间期延长；

f)各种心律失常出现，如窦性心动过速、室性早搏、房性心动过速、尖端扭转型室性心动过速等。

（2）鉴别诊断　与 Q－T 间期延长：可测量 a VL 导联的 QT 间期或测量 V_2 或 V_3 导联 QT 间期。

（3）临床意义　见于心衰、慢性肾脏疾病、碱中毒、长期腹泻、肠瘘、胃或肠管引流、洗胃、长期应用葡萄糖液或激素、周期性麻痹、肾上腺皮质功能亢进、原发性醛固酮增多症。

3. 高钙血症

钙离子主要存在于细胞外液，细胞内含量极少。正常人血清钙浓度一般为 2.25～2.75mmol/L。血清钙的高低主要影响心肌细胞动作电位 2 相的时程，从而影响心肌细胞的复极过程。正常血钙值：2.25～2.75mmol/L。

当血清钙浓度＞2.75mmol/L 时为高钙血症。

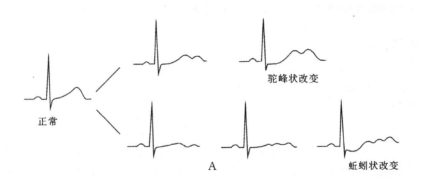

正常　　A　　驼峰状改变　　蚯蚓状改变

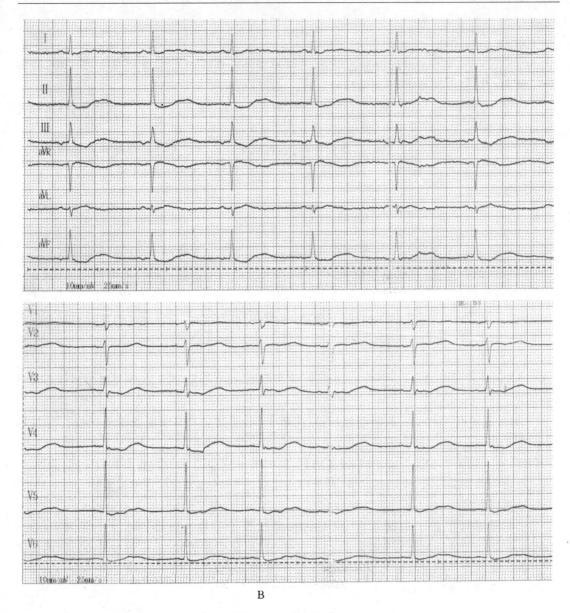

B

图 28-9　低钾血症

A：不同水平低血钾引起心电图改变的示意图；B：患者男性，45 岁。血清钾 1.8 mmol/L，U 波增高，T-U 融合

（1）心电图表现（图 28-10）：

a）ST 段缩短或消失；

b）T 波低平或倒置；

c）Q-T 间期缩短；

d）U 波出现；

e）严重高钙血症时 QRS 波群增宽，P-R 间期延长，出现二度或完全性房室阻滞。

（2）临床意义　见于甲状旁腺功能亢进、骨转移性癌、多发性骨髓瘤、肾上腺皮质功能亢进、指端肥大症等。

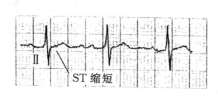

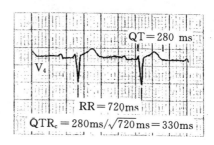

Ⅱ导联

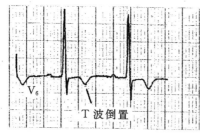

V₆导联

图 28-10　高钙血症心电图表现

4.低钙血症

当血清钙浓度＜1.75mmol/L 时为低钙血症。

(1)心电图表现(图 28-11)：

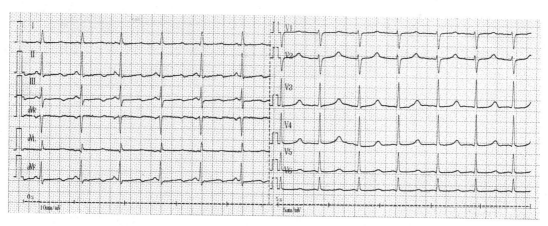

图 28-11　低钙血症

男性,42 岁。慢性肾功能不全。心电图示:窦性心律:心率 77 次/分,Ⅰ、Ⅱ、Ⅲ、aVL、aVF、V₂～V₆导联 ST 水平型延长伴 Q-T 间期延长

a)ST 段平直延长；

b)T 波直立无增宽,但当血钙严重降低时,T 波变为平坦甚至倒置；

c)Q-T 间期延长,但 Q-T。很少超过正常的 140％。

(2)临床意义　见于慢性肾功能衰竭、肾小管性酸中毒、甲状旁腺功能减退、甲状腺部分切

除术后、急性胰腺炎、骨质疏松症、肝性昏迷、严重呕吐、长期腹泻或钙盐摄食过少等。

5. 高镁血症

镁离子是一种主要的细胞内阳离子。它参与多种酶介导的反应,调节各种激素的平衡。在维持细胞离子平衡方面,镁离子作用非常大。正常血清镁浓度为 0.8～1.0mmol/L。

当血清镁浓度>1.03mmol/L 时为高镁血症。

(1)心电图表现:

a)P－R 间期延长;

b)QRS 波群增宽;

c)T 波增高;

d)各种心律失常。

(2)临床意义　见于急性或慢性肾上腺皮质功能低下、糖尿病酸中毒、多发性骨髓瘤、病毒性肝炎、脱水、低温麻醉过程中或之后、大量服用含镁药物等。

6. 低镁血症

当血清镁浓度<0.8mmol/L 时为低镁血症。

(1)心电图表现

a)T 波高而尖;

b)严重时,P－R 间期延长,QRS 波群增宽,ST 段下移,T 波切迹、顿挫、低平或倒置;

c)各种心律失常。

(2)临床意义　见于大量使用利尿剂,胃肠引流、吸收不良综合征、原发性醛固酮增多症、肾小管酸中毒、进食少、长期腹泻等。

7. 高钠血症

人体钠的 60% 存在于细胞外液,,10% 存在于细胞内液,其他存在于骨髓中。体内的钠来源于食物,经肠道吸收,经肾脏 95% 排出体外。血清钠多以氯化钠的形式存在,其作用是保持细胞外液容量、维持渗透压及酸碱平衡,并维持肌肉、神经应激性。正常血清钠值:135～147mmol/L。

当血清钠浓度>147mmol/L 时为高钠血症。

(1)心电图表现:

a)轻度时心电图正常;

b)严重时 QRS 波群时限缩短。

(2)临床意义

见于机体摄入过多、原发性醛固酮增多症、库欣综合征、长期使用激素、相对性高钠,水入量不足、应用抑制 ADH 药物。

8. 低钠血症

当血清钠浓度<135mmol/L 时为低钠血症。

(1)心电图表现:

a)轻度时心电图正常;

b)严重时 QRS 波群增宽,并出现与高钙时相似的心电图表现。

(2)临床意义　摄入不足、机体丢失过多、稀释性低钠、长期使用利尿剂等。

9. 酸碱平衡紊乱

(1)心电图表现：

a)碱中毒时,可引起 T 低平和 Q-T 间期延长；

b)酸中毒伴低钾血症时可出现高尖 T 波,类似高钾血症的 T 改变；

c)各种心律失常,如室性期前收缩、阵发性房性心动过速或室性心动过速等。

(2)临床意义　见于各种原因引起的酸中毒或碱中毒。

第四篇　心电图技术

第二十九章　心电图其他相关导联

一、S₅导联

在常规导联 P 波显示不清楚时,采用此导联使心房波 P 波显示较清楚,来分析心律失常。连接方式是探查电极正极置于胸骨右缘第 3 肋间,负极置于胸骨柄处,构成此导联。

二、心房导联

能清楚显示 P 波,用于分析心律失常。连接方式是探查电极正极置于胸骨右缘第 3 肋间,无干电极与中心电端连接,构成此导联。

三、食管导联

把食管电极经鼻腔或口腔送入到食管内,利用食管与左心房紧密相邻的关系,记录心电图的方式称为食管导联心电图。食管导联心电图的 P 波大而清楚,在诊断心律失常方面很有价值。

四、头胸导联

头胸导联又称为 HC 导联,负极的电极置于右前额,正极电极置于胸背腰腹或其他部位,能够较好显示右心室病变特别在右心室心肌梗死、右心房肥大、右心室肥大、心律失常中应用有一定意义。

五、FranK 正交导联

采用互相垂直的 X、Y、Z3 个导联,分别显示左右、上下、前后 3 个轴上的心电图。

X 导联电极的正极置于左腋中线第 5 肋间,负极置于右腋中线第 5 肋间;Y 导联电极的正极置于左腿,负极置于左后颈;Z 导联的正极置于前正与 X 轴同一水平,负极置于后脊柱与 X 轴同一水平。

六、VE 导联

心律失常和心肌梗死时加做此导联。电极置于胸骨剑突处,无干电极与中心电端连接组成。

第三十章 动态心电图

动态心电图(ambulatory electrocaidiography,AECG)是指连续记录24小时或更长时间的心电图。可提供受检者24小时的动态心电活动信息,临床广泛用于诊断心律失常、无症状性心肌缺血的无创性心血管疾病检查的有效工具。

一、适应范围

动态心电图可以获得受检者日常生活状态下连续24h甚至更长时间的心电图资料,因此常可检测到常规心电图检查不宜发现的一过性异常心电图改变。还可以结合分析受检者的生活日志,了解患者的症状,活动状态及服药等与心电图变化之间的关系。其临床应用范围如下:

(1)诊断心律失常;

(2)心肌缺血诊断和评价;

(3)检出一些心脏病患者的恶性室性心律失常,可对病情和预后作出有价值的估计;

(4)对抗心律失常药物疗效的评价;

(5)起搏器功能评定、故障的发现;

(6)分析心率变异性;

(7)分析QT间期的离散度,对严重室性心律失常有一定的预测价值;

(8)医学科学研究和流行病学调查。

二、选择导联

目前多采用双极导联,电极一般均固定在身体胸部。导联的选择应根据不同的检测目的而定,常用导联及电极放置部位如下:

1. CM_5导联

正极置于左腋前线、平第5肋间处(即V_5位置),负极置于右锁骨下窝中1/3处。该导联对检出缺血性ST下移最为敏感,且记录到的QRS波群振幅最高,是常规使用的导联。

2. CM_1导联

正极置于胸骨右缘第4肋间(即V_1位置)或胸骨上,负极置于左锁骨下窝中1/3处。该导联可清楚地显示P波,分析心律失常时用此导联。

3. CM_{aVF}导联

正极置于左腋前线肋缘,负极置于左锁骨下窝中1/3处。该导联主要用于检测左室下壁的心肌缺血改变。

4. CM_2或CM_3导联

正极置于V_2或V_3的位置,负极置于右锁骨下窝中1/3处。怀疑患者有变异性心绞痛(冠状动脉痉挛)时,宜联合选用CM_3和CM_{aVF}导联。

无关电极可放置胸部的任何部位,一般置于右胸第 5 肋间腋前线或胸骨下段中部。

12 导联动态心电图系统电极放置部位与运动负荷试验的电极放置部位相同(见图 31 -1)。

RA:位于右锁骨中线第 2 肋;

LA:位于左锁骨中线第 2 肋;

LL:位于左锁骨中线第 7 肋;

RL:位于右锁骨中线第 2 肋;

CM_1:位于胸骨右缘第 4 肋;

CM_2:位于胸骨左缘第 4 肋;

CM_3:位于 CM_2 和 CM_4 连线的中间点;

CM_4:位于左锁骨中线第 5 肋;

CM_5:位于左腋前线第 5 肋;

CM_6:位于左腋中线第 5 肋;

三、仪器的基本结构

动态心电图仪主要由记录系统和回放分析系统组成。

1. 记录系统

包括导联线和记录器。导联线一端与固定在受检者身上的电极相连,另一端与记录器连接。记录器有磁带式和数字固态式记录器等类型。记录器佩戴在受检者身上,可以连续记录和储存 24h 或更长时间的两通道或三通道心电信号。今年,12 导联动态心电图系统已应用于临床。

2. 回放分析系统

主要由计算机系统和心电分析软件组成。回放系统能自动对磁带或固态记录器记录到的 24h 心电信号进行分析。分析人员通过人机对话对计算机分析的心电图资料进行检查、判定、修改和编辑,打印出异常心电图图例以及有关的数据和图表,作出诊断报告。

四、正常动态心电图

动态心电图采集记录的心电活动的节律、频率、心律失常、ST 段及 T 波改变的检测分析及诊断评价基本上是参照和依据常规心电图的检测分析方法及诊断评价标准进行的,但又有其自身的特点。

目前,动态心电图的正常参考值以一些某一特定年龄组健康人群(其中亚临床状态的心脏病患者不能除外)。

1. 心律与心率

正常人均为窦性心律。不论是三通道动态心电图双极导联还是 12 导联动态心电图各导联的窦性 P 波应与常规心电图或常规 12 导联心电图相似。成人 24h 平均心率 59～80 次/分,女性高男性 5～10 次/分,老年人最快心率一般<130 次/分;动态心电图检测中常可见在安静

状态下心率＞100 次/分的窦性心动过速,夜间睡眠时的心率明显减慢,一般为 40～60 次/分,但最慢不低于 40 次/分(最慢窦性心率多发生在清晨 4～6 时)。

2. 心律失常

正常人的动态心电图可见多种心律失常。

(1)窦性心律失常

a)窦性心律不齐　同一时段统一状态下,相邻的窦性 P－P 间期长度相差＞0.12s 为窦性心律不齐。窦性心律不齐在动态心电图中较常见,其中青年人更多见,老年人少见。

b)窦性心动过缓、窦性停搏及窦房传导阻滞　正常人在夜间睡眠中心率多可减慢至 40～60 次/分,窦性心动过缓在运动员和体力劳动者中比较常见,但是窦性频率不低于 40 次/分,活动时心率明显增快,24h 窦性心搏总数不少于 80000 次,心率＜40 次/分,持续时间在 1min 以上可诊断为窦房结功能不良。在各年龄组正常人的动态心电图中均可见到偶发的窦性停搏,多发生在睡眠中,停搏时间在 1.5～2.0s。如果成年人或老年人出现＞2.0s 窦性停搏为异常。大于 2.0s 的窦性停搏及窦房传导阻滞在老年人中发生率分别为 0.7% 和 0.9%。

c)窦性心动过速　某一时段窦性心率＞100 次/分可诊断为窦性心动过速,24h 窦性数＞140000 次可诊断为持续性窦性心动过速。正常人在活动、进食、情绪激动或精神刺激时可出现窦性心动过速,状态窦性心率一般＜100 次/分。

(2)室上性心律失常　动态心电图检查中,约 50%～75% 的正常人可发生室上性心律失常,发生率可随年龄增长而增多,老年人可发生房性和交界性早搏,短阵房性心动过速,发生率为 90%。正常人房性早搏一般＜100 次/24h,各年龄段均可发生短阵室上性,老年人较多见。正常人极少发生心房扑动或心房颤动。

(3)室性心律失常　动态心电图检查中,约 50% 的正常人可发生室性早搏,发生率与相关。正常人室性早搏一般＜100 次/24h 或 5 次 h,极少发生室性,睡眠可出现加速性自主心律。

(4)房室传导阻滞　正常人在动态心电图检查中可短暂的一度或二度房室阻滞,其发生率为 2%～8%。多发生在夜间睡眠时并可伴有窦性心动过缓。

3. ST 段及 T 波改变

正常人的动态心电图中很少出现 ST 改变。有研究报告正常人在动态心电图检查中可因体位改变而产生的 ST 段改变和由于剧烈运动及心动过速而继发的上斜型 ST 段下移;有的年轻人可在心动过缓时出现伴有 T 波直立、高尖的 ST 段抬高,可持续数小时。

4. 心率变异性

目前的动态心电图机多配有心率变异性(heart rate variability,HRV)分析软件,可动态心电图进行长程(24h)或某一时段进行 HRV 时域或频域分析。表 30－1 和表 30－2 列出目前国内外 HRV 检测分析常用的 HRV 的时域及频域分析指标,其正常范围可作为动态心电图 HRV 分析正常范围的重要参考。

表 30 - 1　　长程(24h)HRV 时域分析常用指标正常参考值

指标	定义	单位	正常范围(x±SD)
SDNN	全部窦性心搏 RR 间期的标准差	ms	145±39 (<100ms 为轻度降低,<50ms 为明显降低)
SDANN	全部窦性心搏每 5 分钟 RR 间期平均值的标准差	ms	12±35
RMSSD	相邻窦性心搏 RR 间期差值的均方根	ms	27±12
HRV 三角指数	全部窦性心搏 RR 间期总数除以 RR 期间直方图的高度	ms	37±15 (<20ms 为中度降低,<15ms 为明显降低)

表 30 - 2　　短程(5min/安静平卧状态)HRV 频域分析常用指标正常参考值

指标	定义	频率范围	单位	正常范围(x±SD)
总功率	所选时段内 RR 间期的变异		ms^2	3466±1018
LF(低频)	LF 范围内的功率	0.04～0.15Hz	ms^2	1170±416
HF(高频)	HF 范围内的功率	0.15～0.4Hz	ms^2	975±203
LFnorm	标化的 LF 功率		nm	54±4
HFnorm	标化的 HF 功率		nm	54±4
LF/HF	LF 与 HF 的比值			1.5～2.0

　　研究表明,年龄多心率变异性有一定影响,老年人心率变异性的时域及频域分析指标均低于年轻人。

5. Q-T 间期及 Q-T 间期离散度

　　(1)Q-T 间期　多数动态心电图机具有 Q-T 间期检测分析功能,可以每一次心搏的 Q-T 间期进行检测,还对某一时段或 24 全程的和 Q-T 间期作统计分析,计算出 Q-T 间期平均值、最小值、最大值、标准差等指标。

　　(2)Q-T 间期离散度(QTd) Q-T 间期离散度指常规 12 导联心电图中同一次心搏的最大 Q-T 间期与最小 Q-T 间期的差值。QTd 的检测必须以 12 导联心电图同步记录,检测同一次心搏最大 Q-T 间期与最小 Q-T 间期的差值为方法和条件。12 导联动态心电图能长时程(24h 或更长时间)同步连续理论近似常规 12 导联的心电图,能满足 QTd 检测的技术。先进的 Q-T 间期和 QTd 计算检测分析技术,可对 12 导联动态心电图每一次心搏各导联的 Q-T 间期进行精确测量,并计算出每一次的 Q-Td,还可绘制出反应 Q-Td 动态变化 Q-Td 趋势图。近年来有许多研究认为 Q-Td 是评价复极同步程度的重要指标,Q-Td 增大对发生致死性心律失常有一定的预警价值。国内外采用 12 导联同步心电图目测法和计算机自动测算 Q-Td 的研究认为,Q-Td 的正常范围为 35～50ms;Q-Td<50ms 为正常,50～65ms 为可疑,>65ms 为异常,≥80m 则对室性心律失常有的价值。

五、分析注意事项

（1）告诉患者记录器事件按钮的正确使用方法，保护好导联线和电极等。应要求患者在佩戴记录器检测过程中做好日志（工作、休息、活动、进餐、服药、激动事件、睡眠等），按时间记录其活动状态和有关症状。患者不能填写者，应由医务人员代写。不论有无症状都应认真填写记录。一份完整的生活日志对于正确分析动态心电图资料具有重要参考价值。

（2）指导患者正确的活动方式，尽量以下肢运动为主，减少扩胸运动和耸肩动作，不要抱小孩或者胸前放置其他物品，尽量不打手机，远离电磁辐射等干扰心电信号的环境。

（3）动态心电图常受监测过程中患者体位、活动、情绪、睡眠等因素的影响，有时在生理与病理之间难以划出明确的分界线。因此，对动态心电图检测到的某些结果，尤其是 ST‑T 改变，还应结合病史、症状及其他临床资料综合分析以作出正确的诊断。

（4）动态心电图属于回顾性分析，并不能了解患者即刻的心电图变化。由于导联的限制，尚不能反映某些异常心电图改变的全貌。对于心脏房室大小的判断、束支传来阻滞、预激综合征的识别以及心肌梗死的诊断和定位等，仍需要依靠常规 12 导联心电图检查。12 导联动态心电图系统的应用可以部分弥补这方面的不足。

第三十一章 心电图运动负荷试验

心电图运动负荷试验（ECG exercise test）是发现早期冠心病的一种检测方法，虽然与冠状动脉造影结果对比有一定比例的假阳性与假阴性，但由于其方法简便实用、无创、安全，一直被公认为是一项重要的临床心血管疾病检查手段。

一、运动负荷试验的生理和病理基础

生理情况下，运动时为满足肌肉组织需氧量的增加，心率相应加快，心排出量相应增加，而必然伴随心肌耗氧量增加，冠状动脉血流量增加。当冠状动脉发生病变而狭窄到一定程度时，患者在静息状态下可以不发生心肌缺血，但当运动负荷增加伴随心肌耗氧量增加时，冠状动脉血流量不能相应增加，即引起心肌缺氧，心电图上可出现异常改变。心肌耗氧量与心率快慢、心室大小、室壁张力、室内压力增加速度及心室射血时间有关。在临床上，一般以心率或心率与收缩期血压的乘积来反映心肌耗氧量情况。

二、运动负荷量的确定

运动负荷量分为极量与亚极量两档。极量是指心率达到自己的生理极量的负荷量。这种极量运动量一般多采用统计所得的各年龄组的预计最大心率为标准。最大心率粗略计算法为：220～年龄数；亚极量是指心率达到85％～90％最大心率的负荷量，在临床上大多采用亚极量负荷试验。例如，55岁的受检者最大心率为：220－55＝165次/分，亚极量负荷试验的心率为：165×85％＝140次/分。

三、心电图运动负荷试验方法

目前采用踏车运动试验和平板运动试验两种方法。

1. 踏车运动试验（bicycle ergometer test）

让患者在装有功率计的踏车上作踏车运动，以速度和阻力调节负荷大小，负荷量分级依次递增。负荷量以 kg·m/min 计算，每级运动3分钟。男性由300kg·m/min开始。每级递增300kg·m/min；女性由200kg·m/min开始，每级递增200kg·m/min. 直至心率达到受检者的预期心率。运动前、运动中及运动后多次进行心电图记录，逐次分析作出判断。

2. 平板运动试验（treadmill test）

这是目前应用最广泛的运动负荷试验方法。让受检者在活动的平板上走动，根据所选择的运动方案，仪器自动分级依次递增平板速度及坡度以调节负荷量，直到心率达到受检者的预期心率，分析运动前、中、后的心电图变化以判断结果。近年的研究表明：无论何种运动方案，达到最大耗氧值的最佳运动时间为8～12min，延长运动时间并不能增加诊断标准性，强调运动方案的选择应根据受检者不同具体情况而定。

运动试验前应描记受检者卧位和立位12导联心电图并测量血压作为对照。运动中通过监视器对心率、心律及 ST-T 改变进行监测,并按预定的方案每 3 min 记录心电图和测量血压一次。在达到预期亚极量负荷后,使预期最大心率保持 1～2 min 再终止运动。运动终止后,每 2 min 记录 1 次心电图,一般至少观察 6 min. 如果 6 min 后 ST 段缺血性改变仍未恢复到运动前图形,应继续观察至恢复。图 31-1 为运动试验的电极放置部位。经典的 Bruce 运动方案和 Bruce 修订方案见表 31-1 和表 31-2。对年龄较大者亦选用 Bruce 修订方案。

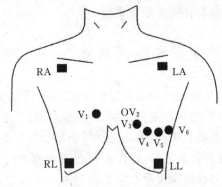

图 31-1　运动试验 12 导联电极放置部位示意图

表 31-1　经典的 Bruce 运动方案分级标准

级别	时间(min)	速度(km/h)	坡度(°)
1	3	2.7	10
2	3	4.0	12
3	3	5.4	14
4	3	6.7	16
5	3	8.0	18
6	3	8.8	20
7	3	9.6	22

表 31-2　Bruce 修订方案分级标准

级别	时间(min)	速度(km/h)	坡度(°)
1	3	2.7	0
2	3	2.7	5
3	3	2.7	10
4	3	4.0	12
5	3	5.4	14
6	3	6.7	16
7	3	8.0	18

四、心电图运动负荷试验适应证和禁忌证

1. 适应证

(1)不明原因的胸痛；

(2)检查出隐性冠心病；

(3)检出痛性缺血发作；

(4)检出不稳定高血压；

(5)判断冠心病的预后；

(6)判断心肌梗死的预后；

(7)评估抗心律失常药物的疗效；

(8)给心肌梗死患者制定运动处方；

(9)给心肌缺血患者选择运动方式和运动量。

2. 禁忌证

(1)绝对禁忌证

a)急性心肌梗死 2 周内；

b)不稳定型心绞痛；

c)急性心肌炎、心包炎、风湿热、感染性心内膜炎；

d)严重主动脉瓣或瓣下狭窄；

e)急性或严重的充血性心力衰竭,心源性休克；

f)高血压患者的收缩压>200mmHg；

g)严重的未控制的心律失常；

h)肺栓塞；

i)任何急性或严重疾病；

j)运动能力障碍或患者不同意。

(2)相对禁忌证

a)年龄大于 70 岁或体弱或活动受限者；

b)严重贫血；

c)肺动脉高压；

d)较轻的主动脉及瓣下狭窄；

e)其他严重心脏病；

f)显著心律失常；

g)洋地黄用药期或中毒,电解质紊乱；

h)酒后或服用止痛药、镇静剂、雌激素等。

五、运动试验结果的判断

1. 阳性的诊断标准

a)ST 段在 J 点后 0.08s 出水平型或下斜型压低≥0.10mV,若静息时心电图已有压低,则

运动中或运动后在原来压低水平上,再下移≥0.10mV,持续≥1分钟;

　　b)ST段在J点后0.08s出凸面向上型抬高≥1.0mV;

　　c)运动中及运动后出现典型的心绞痛症状;

　　d)运动中诱发急剧收缩压下降>10mmHg;

　　e)运动诱发T波高耸或运动中及运动后发生急性心肌梗死。

2. 可疑阳性

　　a)ST段水平型或下斜型压低在,在0.05~0.10mV,持续≥1分钟;

　　b)ST段在J点后0.06s出压低≥0.15mV或ST段斜率<1mV/s,持续至少1分钟;

　　c)孤立性U波倒置。

3. 阴性的诊断标准

凡是不能满足上述阳性和可疑标准的均为运动试验阴性。

六、运动试验终止的指征

1. 绝对指征

　　a)患者要求;

　　b)增加运动负荷时出现血压和(或)心率降低,收缩压≥10mmHg;

　　c)明显症状和体征　　出现极度体力衰竭、苍白、皮肤湿冷、发绀、剧烈的心绞痛或胸痛、意识混乱、眩晕、黑曚、缺血性跛行等;

　　d)严重心律失常　　室性心动过速、心室扑动或心室颤动等;

　　e)严重ST段压低　　水平型或下斜型压低≥0.30mV,ST段抬高≥0.10mV;

　　f)T波高耸怀疑心肌梗死超急性期;

　　g)仪器故障。

2. 相对指征

　　a)出现明显胸痛、头晕、显著疲劳、极度紧张等;

　　b)显著ST改变　　水平型或下斜型压低≥0.20mV,上斜型压低≥0.30mV;

　　c)显著高血压,血压≥220/110mmHg;

　　d)在Bruce方案3级时,收缩压升高<20mmHg;

　　e)引起频繁室性期前收缩或多源性和成对室性期前收缩;

　　f)阵发性室上性心动过速;

　　g)运动引起任何室内阻滞。

第三十二章 心电图药物负荷试验

一、阿托品试验

(1)方法

a)1分钟内静脉注射阿托品(0.04mg/kg);

b)记录1、2、3、4、5、10、15、20分钟心电图,观察窦性心律变化情况;

c)一般2~3分钟心率最快。

(2)禁忌证

a)前列腺肥大;

b)青光眼;

c)高温季节。

(3)结果判断

a)阴性:用药后窦性心率≥90次/分;

b)阳性:用药后窦性心率≤90次/分;出现交界性心律;出现窦性心动过缓、窦房阻滞或窦性停搏;诱发心房颤动。

(4)评价

a)阿托品试验阴性,不能完全排除病窦综合征;

b)阿托品试验阳性,也不一定是病窦综合征。

二、普萘洛尔试验

(1)方法　检查者,前3天停止使用影响ST－T改变的药物(如洋地黄、利尿剂、? 一受体阻滞剂等)。

a)口服普萘洛尔试验　服药前记录12导联心电图。检查者口服普萘洛尔20mg,分别记录服药后30分钟、1h、2h的12导联心电图,与用药前心电图比较分析。

b)静脉注射普萘洛尔试验　注射前记录12导联心电图。静脉注射普萘洛尔5mg,5分钟注射完,记录注射药物后5分钟、10分钟、25分钟的12导联心电图,与用药前心电图比较分析。

(2)适应证　临床上青、中年女性疑有自主神经功能紊乱,伴窦性心动过速、心悸、气短、失眠、多汗等,同时心电图有T波低平、倒置、ST段压低者。

(3)禁忌证

a)严重心脏病合并心力衰竭者;

b)严重窦性心动过缓;

c)窦房阻滞;

d)慢性肺部疾病;

e)糖尿病;

f)严重低血压；

g)妊娠；

h)肝功能不全。

(4)结果判断

a)阳性：用药后 ST 段恢复到等位线，T 波由用药前的低平或倒置变为直立。可能与交感神经张力增高有关。

b)阴性：用药后 ST－T 异常无变化，提示可能存在心肌病变。

(5)评价　普萘洛尔试验是鉴别器质性与功能性 ST－T 改变。但也有假阳性，必须结合临床与其他的检查结果。

三、异丙肾上腺素试验

(1)方法

a)记录 12 导联心电图；

b)静脉注射 5%～20% 葡萄糖 20ml 后，再次记录 12 导联心电图；

c)静脉滴入 0.2mg 异丙肾上腺素加入 5%～10% 葡萄糖液 200mL，速度为 1～2mL/min，直到出现缺血型 ST－T 改变、胸痛或心率＞130 次/分。

(2)禁忌证　近期发作心绞痛、急性心肌梗死、快速心律失常、明显心功能不全、血压＞150/100mmHg。

(3)结果判断　阳性：ST 段压低≥0.1mV。出现典型心绞痛。

四、多巴酚丁胺试验

(1)方法　静脉注射多巴酚丁胺首剂 $5\mu g/(kg\cdot min)$，每隔 3 分钟增加 $5\mu g/(kg\cdot min)$，极量 $30\sim405\mu g/(kg\cdot min)$，出现以下指征停药：

a)ST 压低≥0.2mV；

b)出现心绞痛；

c)收缩压下降＞15mmHg；

d)出现显著的副反应或心律失常；

e)达到年龄预测最大心率的 80%；

f)严重高血压。

(2)不良反应　头痛、恶心、心律失常等。

(3)结果判断　阳性：出现典型心绞痛或 ST 段压低≥0.10mV。

五、心脏固有心率测定

(1)方法

a)普萘洛尔 0.2mg/kg，以 1mg/min 的速度静脉注射，10 分钟后静脉注射阿托品 0.04mg/kg，2 分钟内注射完；

b)普萘洛尔 5mg,阿托品普萘洛尔 2mg,混合后静脉 5 分钟注射完,用药后 5～10 分钟内心率最快、稳定即为实测的窦房结固有心率;

c)用药前记录 12 导联心电图,用药后每隔 2 分钟记录一次心电图,了解心率。

(2)正常值和阳性标准

a)固有心率实测值:正常值(101±11)次/分。阳性:≤80 次/分,固有心率实测值随年龄增加而降低;

b)固有心率计算公式

固有心率估计值＝117.2－0.53×年龄;

固有心率估计值＝120.3－0.588×年龄;

固有心率估计值＝118.1－0.57×年龄。

(3)评价

a)病态窦房结综合征患者,固有心率多≤80 次/分;

b)固有心率随年龄增大而降低;

第三十三章　经食管心房调搏

经食管心房调搏是利用食管和心房之间紧密相邻的特殊解剖学关系,应用程序刺激的方法,在食管内无创起搏心脏,达到检查、治疗和研究心律失常目的。

一、操作步骤

1. 患者准备

(1)检查前向患者解释:检查的过程、目的、注意事项及配合,必要的体检和相关的检查、询问病史等。

(2)检查前48h停用抗心律失常的药物,如果终止心动过速,不受限制。

2. 检查设备的状态

使所有检查设备处于备用状态。

3. 插管方法

(1)患者在插管时可取仰卧位或坐位。

(2)食管电极导管在检查前用75％乙醇浸泡30分钟。插管前用生理盐水冲洗,并在导线前端1～2极的部位涂无菌液体石蜡。

(3)电极导管从鼻前孔插入,为了顺利插入鼻孔,在通过生理弯曲时,将鼻孔外的电极导管向头顶方向上抬。

(4)为了减少导管通过咽部时的阻力,送电极导管时,一边让患者做吞咽动作,同时送导管。对于咽部敏感的患者,可让患者口含水,电极导管经咽部出现阻力时,令患者吞水,检查者迅速将电极导管送入食管。或用吸管连续喝水,同时送入食管电极导管。

4. 心电图记录

(1)检查前,常规记录12导联心电图及食管导联心电图。

(2)检查中,一般选用V_1导联心电图检测和记录。

(3)记录纸速选用25mm/s,必要时可将纸速改为50mm/s或100mm/s;如果P波不清楚,可增加记录器敏感度为20mm/mV。

5. 食管心电图的记录方法

(1)单极食管心电图记录法　用1根两端均为鳄鱼夹的连线,一端与食管电极导管连接,另一端接胸导联,并记录相应胸导联。

(2)双极食管心电图记录法　用2根两端均为鳄鱼夹的连线与标准导联相连接,食管电极导管的头端电极为正极,2极与相应导联线的负极连接。同样如果将正负极反接,就可得到类似镜像的双极食管心电图,此时,P波与QRS波群的极向可能相反,有利于心动过速时P波与QRS波群的辨认。

6. 食管电极定位

(1)心电图机任意一个胸导联用鳄鱼夹与食管电极导线的任意一极连接,食管心电图:P波正负双相,正相波略高于负相波。

(2)食管电极定位方法

a)经验定位 根据患者身高进行定位。如男性的电极导管深度从鼻前孔深度 35～40cm，平均 37 cm，女性 33～37cm，平均 35 cm。到达相应的深度后，同时观察食管心电图。

b)食管心电图的定位 电极导管送入食管后，不同的水平位置可以记录到形态不同的食管导联心电图，如心房上区：P 波倒置；心房区：P 波正负双相，振幅高；过渡区：P 波正负双相，振幅低；心室区：P 波直立，振幅低。

c)起搏定位 用高于自身心率 10～20 次/分的起搏频率进行食管心脏起搏，稳定而有效夺获心房后，一边起搏一边降低电压或在一定范围内移动起搏电极导管的位置，寻找最佳起搏位置。

7. 注意事项

(1)检查前 48h 停用抗心律失常药物。

(2)准备好急救药品和体外除颤器。

(3)心脏刺激仪充好电量。

(4)插管时注意：如患者出现呛咳，立即拔管，重插，防止误入气管；插管中如果出现明显阻力时，不可过力猛插，立即拔管，重插。

(5)为防止病窦综合征患者在检查过程中出现阿一斯综合征，所以当患者出现晕厥，或发现较长间歇时，随时按起搏键，进行 72 次/分的保护性起搏。

(6)检查中紧急情况的处理：如果诱发房颤：而患者房室传导正常，观察数分钟一般可自行恢复，但持续时间较长时，可用洋地黄；对预激综合征患者，诱发平均心室率大于 180 次/分房颤，且 QRS 波群宽大畸形，临床症状恶化时，立即电复律。旁路电生理检查时：可能诱发房室折返性心动过速，且心室率极快，立即采取措施终止。如果心房调搏时诱发室性心动过速，应用抗室性心律失常的药物。

二、适应证和禁忌证

1. 适应证

(1)疑有病态窦房结综合征；

(2)疑有窦房结和房室结传导功能障碍；

(3)预激综合征或隐匿旁路；

(4)室上性心动过速；

(5)心房扑动终止。

2. 禁忌证

(1)食管病变；

(2)持续性心房颤动。

三、临床应用

1. 窦房结功能的测定

包括窦房结恢复时间试验（SNRT）、窦房传导时间（SACT）、窦房结有效不应期（SNERP）、心脏固有心率（IHR）。

(1)窦房结功能检查的各项正常值

a)窦房结恢复时间(SNRT)　＜1500ms；

b)窦房结总恢复时间(TSNRT)　＜5800ms；

c)校正窦房结恢复时间(CSNRT)　＜550ms；

d)窦房结恢复时间指数(SNRTi)　1.6；

e)窦房传导时间(SACTp)期前刺激法　150ms；

f)窦房传导时间(SACTc)连续刺激法　120ms；

g)窦房结不应期　330～430ms。

(2)窦房结功能的测定的临床意义

a)在窦房结功能的测定中窦房结恢复时间的临床意义较大。当 SNRT＞2000ms 时,可提示有病窦综合征。

b)窦房传导时间测定临床意义有限,因受影响因素较多。

2. 房室结前传功能的测定

(1)正常值　房室结前传文氏点≥130 次/分；2：1 阻滞点≥170 次/分。

(2)临床意义

a)文氏点低于 130 次/分,2：1 阻滞点低于 170 次/分,常见原因：①房室阻滞；②隐匿性房室结传导功能低下；③迷走神经张力增高；④房室结存在双径路,并且由房室结双径路中慢径路传导,所以使文氏点下降；⑤药物影响。

b)房室结加速传导　起搏频率大于 200 次/分,但房室结传导仍然保持 1：1 下传。

3. 心脏传导系统不应期的测定

(1)传导系统不应期正常值

a)窦房结　有效不应期：330～430 ms；

b)心房　相对不应期：240～370 ms,有效不应期：170～360 ms,功能不应期：240～270 ms；

c)房室结　相对不应期：400～630 ms,有效不应期：230～430 ms,功能不应期：330～500 ms；

d)右束支　有效不应期：230～480 ms；

e)左束支　有效不应期：200～450 ms。

(2)临床意义

a)心律失常发生机制研究；

b)药物对不应期的影响检测。

4. 房室结双经路的诊断

5. 对不完全显性预激诊断及旁路定位

6. 诊断和治疗室上性心动过速

(1)诱发室上性心动过速；

(2)终止室上性心动过速。

四、并发症

(1)插入起搏导管时引起鼻腔黏膜损伤、出血；

(2)较强刺激或刺激器漏电可引起食管痉挛。大于 30V 的较强刺激或刺激器漏电可引起食管痉挛，患者可出现胸骨后剧痛，但此时心电图正常，叮以通过食管镜可见食管黏膜充血、水肿。但还要和冠状动脉痉挛鉴别，冠状动脉痉挛时往往伴有心电图改变。

附录一　正常 P−R 间期的最高限度表

心率(次/分)	70 以下	71～90	91～110	111～130	130 以上
成年人	0.20	0.19	0.18	0.17	0.16
14～17 岁	0.19	0.18	0.17	0.16	0.15
7～13 岁	0.18	0.17	0.16	0.15	0.14
1.5～6 岁	0.17	0.165	0.155	0.145	0.135
0～1.5 岁	0.16	0.15	0.145	0.135	0.125

附录二　自Ⅰ、Ⅲ导联查心电轴表

Ⅲ＼Ⅰ	−10	−9	−8	−7	−6	−5	−4	−3	−2	−1	0	1	2	3	4	5	6	7	8	9	10
−10	240	242	244	246	248	251	254	257	261	265	−90	−84	−78	−72	−66	−60	−53	−47	−41	−35	−30
−9	238	240	242	244	247	249	252	256	260	264	−90	−83	−77	−70	−63	−56	−49	−42	−36	−30	−25
−8	236	238	240	242	245	247	251	255	259	263	−90	−82	−75	−68	−59	−51	−43	−37	−30	−24	−19
−7	234	236	238	240	243	245	249	253	257	262	−90	−81	−73	−64	−55	−45	−37	−30	−23	−17	−13
−6	232	234	235	237	240	243	246	251	256	261	−90	−80	−70	−60	−49	−39	−30	−22	−16	−11	−7
−5	229	232	233	235	237	240	244	248	254	260	−90	−77	−65	−53	−41	−30	−19	−14	−9	−4	0
−4	226	228	230	231	234	236	240	244	251	258	−90	−74	−58	−43	−30	−19	−11	−5	−1	3	6
−3	223	225	226	228	230	232	235	240	246	255	−90	−68	−50	−30	−15	−7	−1	4	8	11	13
−2	220	221	222	223	224	227	230	234	240	250	−90	−54	−30	−10	−1	6	11	13	16	18	19
−1	215	216	217	218	219	220	222	225	230	240	−90	−30	−2	8	14	18	20	21	22	23	24
0	210	210	210	210	210	210	210	210	210	210	0	30	30	30	30	30	30	30	30	30	30
1	206	204	203	202	200	198	194	187	178	150	90	60	50	44	42	40	39	38	37	36	35
2	199	197	195	193	190	185	179	168	150	124	90	70	60	52	50	47	45	43	42	41	40
3	192	190	188	184	180	173	163	150	132	112	90	75	66	60	56	52	50	48	46	44	43
4	186	184	179	175	169	161	150	137	120	106	90	78	70	65	60	56	54	52	50	48	47
5	180	176	172	166	159	150	139	127	114	103	90	80	74	68	64	60	57	55	53	51	49
6	173	169	161	158	150	141	130	120	110	100	90	82	76	71	67	63	60	58	56	54	52
7	167	162	157	150	143	134	125	116	107	99	90	83	77	73	69	66	63	60	58	56	54
8	161	156	150	144	136	129	120	112	105	98	90	83	79	75	71	68	65	62	60	58	56
9	155	150	145	138	131	125	116	110	103	97	90	84	80	76	73	70	67	64	62	60	58
10	150	145	140	135	127	120	114	108	101	96	90	85	81	77	74	71	68	66	64	62	60

注：如Ⅰ、Ⅲ导联电压超过表内数字，则均折半后查表

附录三　自 R–R 间期推算心率及 Q–T 时限表

R–R(s)	每分钟心率（次/分）	Q–T 时限最高值(s)		R–R(s)	每分钟心率（次/分）	Q–T 时限最高值(s)	
		男	女			男	女
0.30	200	0.24	0.25	1.14	53	0.46	0.49
0.32	187	0.25	0.26	1.16	52	0.47	0.49
0.34	176	0.26	0.27	1.18	51	0.47	0.50
0.36	167	0.26	0.27	1.20	50	0.48	0.50
0.38	158	0.27	0.28	1.22	49	0.48	0.51
0.40	150	0.27	0.29	1.24	48	0.48	0.51
0.42	143	0.28	0.30	1.26	48	0.49	0.51
0.44	136	0.29	0.30	1.28	47	0.49	0.51
0.46	130	0.29	0.31	1.30	46	0.49	0.52
0.48	125	0.30	0.32	1.32	45	0.50	0.52
0.50	120	0.31	0.32	1.34	45	0.50	0.53
0.52	115	0.31	0.33	1.36	44	0.51	0.53
0.54	111	0.32	0.34	1.38	43	0.51	0.54
0.56	107	0.32	0.34	1.40	43	0.51	0.54
0.58	103	0.33	0.35	1.42	42	0.52	0.54
0.60	100	0.34	0.35	1.44	41	0.52	0.55
0.62	97	0.34	0.36	1.46	41	0.52	0.55
0.64	94	0.35	0.36	1.48	40	0.53	0.56
0.66	91	0.35	0.37	1.50	40	0.53	0.56
0.68	88	0.36	0.38	1.52	39	0.53	0.56
0.70	86	0.36	0.38	1.54	39	0.54	0.57
0.72	83	0.37	0.39	1.56	38	0.54	0.57
0.74	81	0.37	0.39	1.58	38	0.55	0.57
0.76	79	0.38	0.40	1.60	37	0.55	0.58
0.78	77	0.38	0.40	1.62	37	0.55	0.58
0.80	75	0.39	0.41	1.64	37	0.55	0.58
0.82	73	0.39	0.41	1.66	36	0.56	0.59
0.84	71	0.40	0.42	1.68	36	0.56	0.59
0.86	70	0.40	0.42	1.70	35	0.56	0.59

R－R(s)	每分钟心率（次/分）	Q－T 时限最高值(s)		R－R(s)	每分钟心率（次/分）	Q－T 时限最高值(s)	
		男	女			男	女
0.88	68	0.41	0.43	1.72	35	0.57	0.60
0.90	67	0.41	0.43	1.74	34	0.57	0.60
0.92	65	0.42	0.44	1.76	34	0.58	0.61
0.94	64	0.42	0.44	1.78	34	0.58	0.61
0.96	63	0.42	0.45	1.80	33	0.58	0.61
0.98	61	0.43	0.45	1.82	33	0.58	0.62
1.00	60	0.43	0.46	1.84	33	0.58	0.62
1.02	59	0.44	0.46	1.86	32	0.59	0.62
1.04	58	0.44	0.46	1.88	32	0.59	0.62
1.06	57	0.45	0.47	1.90	32	0.60	0.63
1.08	56	0.45	0.47	1.92	31	0.61	0.63
1.10	55	0.45	0.48	1.94	31	0.61	0.63
1.12	54	0.46	0.48	1.96	31	0.61	0.64

参考文献

[1] 龚玲. 心率:一个独立的危险因子——现有的证据及基本机制[J]. 心血管病学进展, 2009,30(4):634-638.

[2] 耿强. 平板运动试验在冠心病诊断及预后评价方面的研究进展[J]. 心血管病学进展, 2009,30(2):331-333.

[3] 林治湖,郭继鸿,朱力华,等. "心电图标准化和解析的建议"专家解读[J]. 临床心电学杂志,2009,18(4):241-259.

[4] 吴士尧,陈鑫. 冠心病患者 Tp-e 间期与复杂性室性心律失常关系的研究[J]. 心电学杂志, 2010,29(1):5-8.

[5] 吴学勤,王延林,杨玲,等. 心向量图与心电图的 Q-T 间期离散度比较分析[J]. 心电图杂志, 2010,29(1):9-11,17.

[6] 王啸澜,潘永兴,田英平,等.重症哮喘院前急救中肾上腺素的应用[J].中国急救医学, 2007,27(7):753-754.

[7] Guidelines for the Management of Spontaneous Intracerebral Hemorrhage in Adults: 2007 Update[J]. Stroke 2007;38;2001-2023.

[8] 蔚百彦,李强. 120-CCU 模式对急性心肌梗死患者溶栓治疗的探讨[J]. 陕西医学杂志, 2003,32(5):462-463.

[9] 王吉耀,廖二元,胡品津. 内科学[M]. 北京:人民卫生出版社,2005.

[10] 陈文彬,王友赤. 诊断学[M]. 北京:人民卫生出版社,2002.

[11] 黄宛.临床心电图学[M].北京:人民卫生出版社,1992.

[12] 全国卫生专业技术资格考试专家委员会. 心电学技术[M].北京:人民卫生出版社,2009.

[13] 王志坚,支江平. 简明心电图教程[M].北京:人民军医出版社,2006.

[14] 段宝祥. 门急诊心电图手册[M].江苏:江苏科学技术出版社,2007.

[15] 张承宗,吴士彬. 实用临床心电图教学图谱[M].天津:天津科学技术出版社,1998.

[16] 潘大明. 心电图学教程[M].浙江:浙江大学出版社,2008.

[17] 秦永文,徐晓璐. 新编心电图诊断学[M].上海:上海科学技术生出版社,2005.

[18] 郭继鸿. 新概念心电图[M].北京:北京大学医学出版社,2007.

[19] Theodore C. Chan, et al. 刘元生译. ECG in Emergency Medicine and Acute Care(急诊与急救心电图学)[M].北京:北京大学医学出版社,2006.

[20] 党瑜华.异常心电图图谱[M].北京:人民卫生出版社,2005.

[21] 2006 年欧洲心脏协会心律失常指南.

[22] 2005 年 AHA 心肺复苏指南.

[23] 2006 年 ACC/AHA/ESC 房颤指南.

[25] Dorian P, Cass D, Schwartz B, et al. Amiodarone as compared with lidocaine for shock-resistant ventricular fibrillation[J]. N Engl J Med., 2002,346:884-890.

[26] 蔚百彦. 实用院前急救学[M].西安:西安交通大学出版社,2010.